国家古籍整理出版专项经费资助项目

中原历代中医药名家文库

主编 许敬生

中医名家珍稀典籍校注丛书

太平圣惠方校注 1

〔宋〕王怀隐 等编

田文敬 孙现鹏 牛国顺

邱彤 王学超 校注

河南科学技术出版社

·郑州·

图书在版编目(CIP)数据

《太平圣惠方》校注. 1 /(宋)王怀隐等编;田文敬等校注.
—郑州:河南科学技术出版社,2015.10
ISBN 978-7-5349-7685-8

Ⅰ.①太… Ⅱ.①王… ②田… Ⅲ.①食物疗法-验方
②《太平圣惠方》-注释 Ⅳ.①R247.1

中国版本图书馆CIP数据核字(2015)第062794号

出版发行:河南科学技术出版社
地址:郑州市经五路66号 邮编:450002
电话:(0371)65788613 65788629
网址:www.hnstp.cn
策划编辑:李喜婷 马艳茹
责任编辑:邓 为 高 杨 赵振华
责任校对:柯 姣
封面设计:张 伟
版式设计:若 溪
责任印制:朱 飞
印 刷:河南省瑞光印务股份有限公司
经 销:全国新华书店
幅面尺寸:185 mm×260 mm 印张:24.25 字数:300千字
版 次:2015年10月第1版 2015年10月第1次印刷
定 价:138.00元

序

河南省地处中原，是中华民族优秀文化发祥地，从古及今，中原大地诞生许多杰出之士，他们的文化精神和伟大著作，一直指引着中华民族科学文化的发展与进步。老子、庄子、张衡、许慎、杜甫、韩愈等伟大思想家、科学家、文字学家、诗人、文学家在中国文化史上，做出伟大贡献。诞生于南阳的医圣张仲景两千年来以其《伤寒论》《金匮要略》一直有效地指导着中医理论研究与临床实践。中原确为人杰地灵之地。

河南省诞生许多著名中医学家，留下大量优秀中医著作。北宋淳化三年编成之《太平圣惠方》卷八收录《伤寒论》，为孙思邈所称“江南诸师秘仲景要方不传”残卷秘本，可觇辗转传抄于六朝医师手中的《伤寒论》概貌。《伤寒补亡论》作者郭雍，从父兼山学《易》，事载《宋元学案·兼山学案》，以治《易》绪余，精究宋本《伤寒》，其书可补宋本方剂之不足、条文之缺失，可纠正《伤寒卒病论》“卒”字之讹，谓“卒”是“杂”字俗写而讹者，郭书对研究考证宋本《伤寒论》甚为重要。从书所收诸家之作，大多类此。

中医发展，今逢盛世。河南科学技术出版社高瞻远瞩，不失时机地将河南省历代中医药名家著作精选底本，聘请中医古代文献专家许敬生教授担任主编，组织一批专家教授进行校勘注释予以出版，这对于继承和发展中医药事业具有重大意义。本书汇集之作，皆为中医临床及理论研究必读之书。读者试展读之，必知吾言之不谬。

振兴中医，从读书始。

北京中医药大学
钱超尘

2014年1月1日

前　言

中原是华夏文明的主要发祥地，光辉灿烂的中原古代文明造就了丰富多彩的中医药文化。

中州自古多名医。在这块土地上，除了伟大的医圣张仲景之外，还产生了许多杰出的医学家。早在商代初期，就有商汤的宰相伊尹著《汤液经》发明了汤剂，伊尹是有莘国（今河南开封县，一说是嵩县、伊川一带）人。早期的医方大家、晋代的范汪是颍阳（今河南许昌）人，他著有《范汪方》。较早的中医基础理论著作《褚氏遗书》的作者、南朝的褚澄是阳翟（今河南禹州）人。唐代的针灸和中药名家甄权是许州扶州（今河南扶沟县）人，寿103岁。唐代名医张文仲为高宗时御医，是治疗风病的专家，曾著《疗风气诸方》，为洛州洛阳（今河南洛阳）人。对痨病（结核病）提出独到见解，著有《骨蒸病灸方》一卷的崔知悌是许州鄢陵（今河南鄢陵）人。中国现存最早的食疗专著《食疗本草》的作者、唐代的孟诜是汝州（今河南汝州）人。北宋著名的医方类书《太平圣惠方》的作者王怀隐是宋州睢阳（今河南商丘）人。宋代著名的儿科专家阎孝忠是许昌（今河南许昌）人，他为恩师编写《小儿药证直诀》一书，使儿科大师钱乙的学说得以传世。北宋仁宗时，“校正医书局”中整理古医书的高手有好几位河南人。如撰《嘉祐本草》的掌禹锡为许州郾城（今河南漯河市郾城区）人，完成《重广补注黄帝内经素问》的孙兆、孙奇，均为卫州（今河南卫辉）人。北宋医家王贶是考城（今河南兰考）人，著有《全生指迷方》，《四库全书提要》评价说："此书于每证之前，非惟详其病状，且一一详其病源，无不辨其疑似，剖析微茫，亦可为诊家之枢要。"北宋末期的著名医家、《鸡峰备急方》（又称《鸡峰普济方》）的作者张锐是郑州（今河南郑州）人。南宋的伤寒大家、《伤寒补亡论》的作者郭雍是洛阳（今河南洛阳）人。南宋法医学家郑克是开封（今河南开封）人，他著的《折狱龟鉴》是与宋慈的《洗冤集录》齐名的一部法医著作。金元四大家之一、攻下派的代表金代张子和是睢州考城（今河南兰考县，一说民权县）人。元代名医滑寿祖籍是襄城（今河南襄城县）人，他著有《读素问钞》《难经本义》，对《黄帝内经》和《难经》的研究做出了巨大贡献；他著的《诊家枢要》和《十四经发挥》分别是诊断学专著和针灸专著，均在中医发展史上占有光辉的一页。明太祖朱元璋的五皇子朱橚，就藩在开封，为周定王，他著的《救荒本草》，以河南的灾荒为背景写成，开创了对野生可食植物的研究，对后世产生了深远影响。著名的医史专家、明代的李濂是祥符（今河南开封）人，他的《医史》十卷，是我国首次以"医史"命名的医学史专著，书中为张仲景、王叔和、王冰等人补写了传记。清代名医、《嵩崖尊生书》的作者景日昣，是登封（今河南登封）人。清代温病学家的北方代表人物、《寒温条辨》的作者杨栗山是中州夏邑（今河南夏邑）人。清代著名的植物学家吴其濬，是河南固始县人，他撰写的《植物名实图考》和《植物名实图考长编》，不仅是植物学的名著，也是继《本草纲目》后最重要的本草类著作，对世界医学曾产生过重要影响。还有很多很多，不再一一列举。《周易·系辞上》曰："子曰：'书不尽言，言不尽意'。"这些著名的医家，犹如璀璨的群星，照亮了中医学发展的历史道路。

粤稽往古，从火祖燧人氏点燃华夏文明之火，改变了先民的食性，到酒圣杜康发明酿酒，促进了医药的发展；从殷墟甲骨文到许慎的《说文解字》，作为中医药文化载体的汉字，其发展过程中的主要阶段得以确立和规范；从伏羲制九针，岐黄论医道、创立岐黄之学，到伊尹著《汤液经》，创中医汤剂；从道圣老子尚修身养性、庄子倡导引养生，到医圣仲景论六经辨证而创经方，确立辨证论治法则，成为中医学术的核心思想和诊疗模式，中医的经典著作《黄帝内经》《伤寒杂病论》《神农本草经》等纷纷问世；从佛教于汉代传入中国，直到禅宗祖庭少林寺融禅、武、医于一体而形成禅医文化，这一切均发生在中原大地。

寻根溯源，我们深深感到正是光辉灿烂的中原文明，孕育了中华瑰宝——中医药文化。经过几千年的历史积淀，中医药文化在中原文明的沃土中生根开花、发展壮大，并从儒、道、释及华夏文明的多个领域中汲取精华和营养，逐渐在九州大地兴旺发达，一直传到五洲四海，为华夏文明增添了绚丽的色彩，为人类的健康做出了杰出的贡献。作为后人，作为中医药文化的传承者，我们不能忘记，这是我们的历史，这是我们的根脉。

中原古代医药名家留下的宝贵著作，积淀了数以千年的中医精华，养育了难以计数的杏林英才。实践证明，中医的成才之路，除了师承和临证以外，读书也是最基本的路径。

为了保护和传承这笔宝贵的文化财富，让广大读者顺利阅读这些古籍，并进一步深入研究中原医学，我们组织了一批中医专家和从事中医文献研究的专家，整理编写了这套《中原历代中医药名家文库·典籍部分》。计划出版40余部，首批校注出版19部，随后陆续整理出版。此套丛书，均采用校注的形式，用简化字和现代标点编排，每本书前都有对该书基本内容和学术思想的介绍及校注说明，在正文中随文出校语、做注释，注文力求简明扼要，以便读者阅读。

对中医古籍的整理研究，既是对中医学术的继承，又是对中医学术的发展；既是对前人经验的总结，又是对后人运用的启示；既可丰富基础理论，又可指导临床实践。其意义深远，不可等闲视之。为了“振兴中医”和实现“中原崛起”这伟大的历史使命，我们这些生于斯长于斯的中原中医学子，愿意尽绵薄之力。当然，由于水平有限，难免会出现一些缺点和错误，恳请学界同道和广大读者批评，以便我们及时修正。

此套丛书得以付梓，要诚挚感谢河南科学技术出版社的汪林中社长、李喜婷总编、马艳茹副总编等领导和医药卫生分社的同志们，是他们的远见卓识和辛勤劳作玉成了此事。承蒙著名中医文献专家、北京中医药大学钱超尘教授在百忙中为本套丛书作序，深表谢意。时值辞旧迎新之际，祝愿我们的中医事业永远兴旺发达。

许敬生

2014年1月5日

于河南中医学院金水河畔问学斋

原书作者及书籍内容和学术价值简介

（一）王怀隐生平

王怀隐，北宋睢阳（今河南商丘县）人，宋代著名医家，生卒年代不详。王氏原为道士，精医药，住京城建隆观。太平兴国元年（976年），宋太宗赵炅诏命还俗，授命为尚药奉御，为皇室医药保健服务，后晋升至翰林医官使。太平兴国三年（978年），宋太宗为了整理历代医家的经验，令由翰林医官使王怀隐，副使王祐、郑奇，医官陈昭遇等收集宋太宗亲验方，医官院和医官所藏秘方，以及历代医书所载之方，编撰《太平圣惠方》一书。历时14年，于淳化三年（992年）完成。

（二）王怀隐轶事

宋太宗登基前，曾病便秘，且不肯服用大黄行便，使众太医束手无策。是时，有人推荐王怀隐为其诊治，王怀隐诊毕，只开了一味紫菀，嘱其研服。服毕，大便得通，太宗甚奇，问其故。怀隐曰："大肠为传道之官，与肺相表里，千岁肺气浊而不降，故传导之职不行，紫菀能清肺气，肺气清则便自通行。"又一贵妃恶梦惊醒，语之无声，急请怀隐诊治。怀隐诊其脉极软而沉细，心脉时动而不宁，应是惊气入于心络而成喑。方以密陀僧三分研末，以清茶调服。良久，贵妃开口能言。怀隐又予“平补镇心丹”以调养，方以朱砂、龙齿镇惊定志，枣仁、远志、茯苓养心安神，五味子收敛心气，熟地、麦冬补养心血，再加人参、甘草补益心气，融镇惊定志、养心安神于一炉。贵妃服毕，病愈如常人。

王怀隐研读《神农本草经》，对书中所载枸杞能“坚筋骨，耐老，除风去虚劳，补精气”的功效尤为重视，“雪雯茅堂钟磐清，晨斋枸杞一杯羹”的诗句更是记载了枸杞食疗养生的作用。王怀隐在《太平圣惠方》中亦记载了一则有关枸杞的传说。传说有位使者在去河西的途中，见到一青年女子正在痛打一位须发皆白的老人。使者责问之，青年女子语出惊人：“他是我曾孙，我叫他服用自家的良药防衰抗老，他不听，现在老态龙钟，还要人照顾，因此揍他。”使者忙问是何药，女子笑道：“此药，春采叶，名天精草；夏采花，名长生草；秋采子，名枸杞子；冬采根，名地骨皮。常服可延年益寿。”《太平圣惠方》中有这样的记载：枸杞子30克、粳米60克，煮粥食用，对头晕目眩等有奇效。目前，人们用枸杞的根、叶、果加工成枸杞酒、枸杞茶、枸杞饭等，作为食疗保健佳品，皆源于王怀隐的《太平圣惠方》。

“浮小麦”一名最早见于《太平圣惠方》，其性味甘、凉，具有镇静、止汗、生津液、养心气等功效。相传宋代太平兴国年间，雨过天晴，王怀隐到后院查看晾晒的中药材，发现一堆又瘦又瘪的蛀小麦，便问伙计是从何而来，伙计回复说是城南张大户送来的。怀隐欲言，却忽来一病人，向怀隐言说其娘子近来常常发怒，哭笑无常，整日心神不宁，严重时还伤人毁物，望为其诊治。王怀隐切其脉，诊为脏躁症。方以甘草、小麦、大枣三味药，意用汉末医圣张仲景

《金匮要略》之“甘麦大枣汤”。那病人临别时，又告之常夜间盗汗，汗液常湿透衣衫。王怀隐示意先治脏躁证，次治其他。三日后，那妇人偕丈夫拜谢王怀隐，语其病已全除。王怀隐甚奇，问其盗汗一症在否。妇人回曰：“诸症全无。”王怀隐暗自思忖：“难道甘麦大枣汤也有止盗汗的作用？”后有意以此方治其盗汗证病人，由于用的是成熟饱满的小麦，结果均不见效。怀隐甚惑，于是遍查方书以求答案。当此之时，店堂伙计与张大户的争吵声惊动了王怀隐。伙计手握一把张大户送来的小麦说：“这样的小麦我怎能收？你别以为做药就可以将就些，这瘪麦子你拿回去吧！”王怀隐听罢，忽忆起上次那妇人所用的小麦就是张大户送来的瘪麦子，于是即忙上前道：“张老兄，你这麦子是？”未等先生说完，张大户便红着脸诉出了实情：“这是漂浮在水面上的麦子，我舍不得丢弃，我估计治病用大概可以吧，因此送来了。”王怀隐听罢，从中似乎悟出了什么，因是长年送药的老主顾，于是便吩咐伙计：“暂且收下吧，须另放一处，并注明‘浮小麦’三个字。”自此，王怀隐将浮小麦试治盗汗、虚汗证，果然药到病除，随手而愈。久之，王怀隐逐渐认识到浮小麦的功效。后来编著《太平圣惠方》时将浮小麦的功效记入该书。“浮小麦”从此流行于世，为历代医家沿用至今。

（三）《太平圣惠方》的内容及特点

《太平圣惠方》是宋代第一部官修方书。当时由于五代战乱，方书散佚，宋太宗赵炅执政后，钦命翰林医官王怀隐等负责搜集前代有效验方并加以整理，始自太平兴国三年(978 年)至淳化三年(992年)，前后历时 14 载编成，共 100 卷，约 280 余万字。该书所收方剂，包括两汉以来迄于宋初时各代名方。宋太宗并有《御制太平圣惠方序》刊于书首。《太平圣惠方》“采众家之长，集医著之精”，全面收集翰林医官院方、御医所献家传经验方、民间医疗验方、时方及外来药品和少数民族用药经验作为补充，并对宋以前历代医家学术思想、治疗经验、用药特点进行总结；以《千金要方》和《外台秘要》为蓝本，采用“脏腑病证”分类方法和“先论后方”的编写体例，每门首列巢元方《诸病源候论》的有关理论，次列方药，以证统方，以论系证。由于各门按类分叙各科病证的病因、病理、证候，以及方剂的宜忌、药物的用量，方随证设，药随方施，临床应用颇方便实用，收方内容涉及五脏病证、内、外、骨伤、金创、胎产、妇、儿、丹药、食治、补益、针灸等。同时，本书非常注重保持所引资料的原貌，保留医道的完整性。该书有关伤寒和杂病部分，保存了宋代校正张仲景《伤寒论》和《金匮要略》以前文字的较原始面貌，“是反映了宋校以前《伤寒论》原貌的一个确切资料”，可称之为“淳化本《伤寒论》”。《太平圣惠方》对后世方剂学的影响很大，今人所用的很多方剂和药物的选择和配伍，以及后世的中成药的选方、制作等，不少出自此书，效验尤佳。它既是各家验方的汇编，又是一部综合性的医学巨著，对文献研究和中医临床实践均有重要价值。这是继《备急千金要方》《千金翼方》《外台秘要》之后又一部方书巨著，对后世产生了很大影响。

（四）《太平圣惠方》的学术价值

1. 重视脏腑疾病

《太平圣惠方》中“脏腑疾病”置于所载各种疾病之首，这是有别于前人的。表明随着医学的发展，对中医理论的研究愈加深入，对脏腑疾病也愈加重视。该书对“脏腑疾病”的论述特别详尽，包括脏腑的生理病理、虚实寒热、主证诸方，均作了记载。计有13种肝胆病方、14种心与小肠疾患、18种脾与胃疾患、14种肺与大肠疾患、16种肾与膀胱疾患。以肝脏为例，计有：治肝虚补肝诸方、治肝实泻肝诸方、治肝气不足诸方、治肝脏中风诸方、治肝风筋脉拘挛诸方、治肝风筋脉抽掣疼痛诸方、治肝壅热头目不利诸方、治肝气逆面青多怒诸方、治肝风毒流注入脚膝筋脉疼痛诸方、治肝风冷转筋诸方、治胆虚诸方、治胆虚不得睡诸方、治胆虚多睡诸方。然后又根据每一类型中所呈现的不同症状，施以不同的治法，如“治肝虚补肝诸方”中记述：治肝气虚寒，两胁胀满，筋脉拘急，腰膝小腹痛，面青，口噤，宜服补肝柏子仁散方；治肝气虚寒，两胁下满，筋急，不得太息，四肢厥逆，心腹疼，宜服补肝白茯苓散方；治肝脏虚寒，胸膈气滞，四肢厥逆，两胁疼痛，宜服补肝细辛散方；治肝脏虚寒，头目昏疼，四肢不利，胸膈虚烦，宜服补肝防风散方；治肝脏风虚，胸膈不利，视物不明，心烦头眩，宜服补肝薯蓣散方；治肝虚，头目不利，心膈多烦，筋脉急痛，宜服补肝菊花散方；治肝虚寒，面色青黄，胸胁胀满，筋脉不利，背膊酸疼，羸瘦无力，宜服补肝柏子圆方。对治疗其他脏腑疾病均有详细记载。

《太平圣惠方》中对五脏用药亦加以明确归类，肝脏用药有蕤仁等28种，心脏用药有麦冬等23种，脾脏用药有黄芪等25种，肺脏用药有款冬花等26种，肾脏用药有肉苁蓉等21种。这种归类方法，对后世医家有很大影响。金代易水学派的代表张元素（字洁古）很可能是在它的启发下，总结出了著名的“脏腑标本寒热虚实用药式”。此外，本书还总结出95种病的通用药，也是值得重视的。

2. 重视妇婴疾病诊治

《太平圣惠方》集妇、儿科文献之大成，其内容充分体现着重视妇儿、关爱生命的思想。书中引录孙思邈“夫生民之道，莫不以养小为大，若无于小，卒不成大”的论述，从小儿初生拭口到节乳食、适寒温、多游戏、慎太饱及忌厚热等方面分别进行引证和阐发。书中汇集了北宋以前大量的中医儿科文献和民间防治儿科疾病的经验，首倡惊风学说，最早提出脐烙法处理小儿脐带，详载小儿食疗。并将儿科的生理病理、临床诸症详列其中，博而不杂，简赅精当，促进了后世儿科医学的发展。同时，《太平圣惠方》中大量篇幅对妇人疾病进行阐述，使妇科通过官府的认可而进入主流医学。从卷第六十九至卷第八十一，用了13卷的内容对妇人常见的内科疾病及特有的经、带、胎、产和乳房疾病进行了详细论述，并指出对于处在不同生理阶段的女性患同种疾病，或出现同种症状，虽然所选方剂相同，但组方的药物却不尽相同的用药原则。《太平圣惠方》中所体现的关爱幼小、重视妇弱的人文关怀思想，对后代医学伦理学的发展产生了广泛的影响。

3. 反对巫术，倡导医学

作为北宋初年由官方编纂的医学书籍《太平圣惠方》，它所体现的反巫倡医思想亦是十分宝贵的。对于古籍中有关灸疗时间的禁忌，提出了“通人达士，岂拘此哉”的新观点。还有孕妇忌灸等，也很有现实意义。书中收录了诸多关于传染病治疗的经验；对以养生保健为主的食疗方、补益方进行了明确归类和补充；指出了要清心少思寡欲、外不劳形、内无损志、动静适宜等保气全神之法。虽然书中列有神仙卷和丹药卷，其中亦不乏含有部分迷信思想，但是瑕不掩瑜，在当时的历史条件下，《太平圣惠方》中所体现的信医不信巫的思想，对普及医学知识、倡导健康良好的生活方式提供了较为科学的方法，不仅提高了人们对医学知识的认知水平，还对医学诸多方面的发展起到了有力的推进作用。

4. 重视医德和医术的修养

历代医家虽然非常重视医德和医术的修养，但其著作中设立专篇加以论述者却不多见。《备急千金要方》里有“大医习业”和“大医精诚”两篇。后人认为，这是该书的一大特点。继孙思邈之后，设立专篇阐述医德医术的修养者，当属《太平圣惠方》了。王怀隐等在此书中对前人有关医德医术的认识进行了高度概括。在卷首“叙为医”中强调，为医之道必德术并重，既要具备扎实的理论基础和临证遣方用药技能，还应“常怀拯物之心”以“救含灵之苦”。指出：“夫为医者，先须谙《甲乙》、《素问》、《明堂针经》、俞穴流注、本草药对、三部九候、五脏六腑、表里虚实、阴阳盛衰、诸病方论，并须精熟。然后涉猎诗书，该博释老，全之四教，备以五常。”从而详细阐述了为医之道既要学懂各种医理，又要善于融会贯通，并达到精通娴熟的程度。同时还要博学旁通，运用相近或相关学科知识，通晓诗、礼、哲学等。更要“明希夷恬淡之门，达喜舍慈悲之旨，傥尽穷其大体，即自得其重玄，譬犹测影用圭，乾坤不能逃其数，宣疑设卦，倚伏洞可究其源，奚异通神，无殊造圣”。书中还强调“服勤以求，探赜无厌，忽恣道听”。更不能“自持己长，炫耀声称，泛滥名誉”。这是为医悬壶必须具备的道德修养。“叙为医”对于医者的境界有明确的论述：“心中未了，指下难明，欲别死生，深为造次，故曰：医者意也，非常之意尔。是以上医医国，中医医人，下医医病。又曰：上医听声，中医察色，下医诊脉。又曰：上医疗未病，中医疗欲病，下医疗已病。”因此，要当一个高明的医生，达到听声察色，疗未病的医术标准，就必须“洞明物理、晓达人情”，具有“悟造化之变通，定吉凶之机要，视表知里”的医道修养，并有较高的医疗水平，才能达到“用药有准，则厥疾必瘳”的临床效果。“若能留心于斯，具而学之，则为医之道，尽善尽美，触事皆通矣”。这是继孙思邈“大医精诚”“大医习业”之后首设专篇阐述医德、医术及医家修养的医药学著作。这些论述至今仍具有重要的现实意义，今天仍有效法学习之必要。

5. 重视食疗，倡养生保健

进入宋代，上至皇家贵族，下至平民百姓，以饮食养生，以饮食治病，成为人们的普遍要求。王怀隐作为道士，非常重视“食治”，认为“安人之本，必资于食。食能排邪而安脏腑，精神爽志，以资血气”。把养生的论述，重点着落在药饵和食疗上。所以，《太平圣惠方》也为后世留下了非常宝贵的古代养生保健的经验。《太平圣惠方》广集汉唐以来各家方书和民间医疗经验。卷第九十四列神仙服饵共40法，其中所选食药，多为抗衰老食药；卷第九十七列有药茶专篇，收集药茶方8首；卷第九十八列补益药50多种;卷第九十六、卷第九十七专列“食治门”，对中风、三消、水肿、咳嗽、烦热、霍乱、心腹痛、痢疾、五痔五淋、妊娠、产后、小儿、养老、眼痛、耳鸣耳聋、骨蒸劳、五劳七伤、虚损羸瘦、脾胃气弱不下食、脚气、腰脚疼痛等28种疾病，介绍了将各种营养丰富的食物调制成粥用以治病的方法。如消渴病人饮牛奶，水肿病人吃“鲤鱼粥”或“黑豆粥”，咳嗽病人吃“杏仁粥”，痢疾病人吃“细鱼粥”等。特别是对妇儿老弱等特殊群体，设计了专门的食疗方法。这些食养、食疗方药，多为后世医家所引用。《太平圣惠方》不但重视食疗，亦强调情志疗法的重要性，如卷第九十八“补益方”曰:“若能清虚静泰，少私寡欲，动静随宜，保气全神，深根固蒂。悟厚味之损性，知一过之害生，爱憎不感于情，忧喜不留于意，泊然无惑，而体气和平，故使形神相亲，表里俱济也。”如果“耳聆繁溃之声，目乱玄黄之色，思虑役其智，嗜欲乱其真”，那么既不能御气以全身，也不能靠药补而延寿。然而，如能“固性命之基，饵补益之药，即何异江河欲竭，引别派以还流，灯烛将残，假他油而更朗，固有益矣”。所以，只有静泰、寡欲、气平，再结合补益、摄生才能达到保健强身、益寿延年的目的。该书正是基于这种保健养生思想，对补益方的临床应用进行了非常详细和具体的论述。单“补益方”中就收载方剂135首，每首方剂均详列方药、制法及适应证。其中补骨脂丸下就列有7种不同的变方，与不同的症状相对应，如“补暖脾肾虚冷，壮腰脚，益颜色，补骨脂丸方”；“治脏腑久冷，腰膝疼痛，脾胃虚弱，荣卫不调，四肢无力，补中强志，助力充肌，补骨脂丸方”，等等。由此可见，该书是以保健抗衰、增强体质和防治疾病为重点，强调治养结合，从而达到防病治病、保健抗衰之目的。

6. 保留宋本《伤寒论》原貌，为研究仲景学说提供了又一门径

该书有关伤寒和杂病部分，保存了宋代校正张仲景《伤寒论》以前文字的较原始面貌。在宋金时期，《伤寒论》传本并未固定，社会上尚流传着多种不同传本。通过对内容编次、有关条文及个别文字的比较，发现《太平圣惠方》中的伤寒部分与《金匮玉函经》中的伤寒部分为一个流传系统，且继承了《脉经》本和《千金翼方》本，而与同时代的宋本《伤寒论》不同。《太平圣惠方》卷第八收录了《伤寒论》398条条文中的149条，其中有8条条文不见于宋本《伤寒论》；《太平圣惠方》所引录条文与宋本《伤寒论》相应条文对照有不少新方或方名不同，所出现的新方和异名方与《千金要方》类似。《太平圣惠方》卷第八中载有“三方一法”，即神丹丸方、甘遂散方、六味青散方、蒸法出汗。成无已《注解伤寒论》卷三对神丹、甘遂仅记载方名，而《太平圣惠方》对组成、制剂进行了详细记载，另有六味青散方。此3方亦应为仲景方。中医文献大家钱超尘认为《太平圣惠方·卷八》是淳化本《伤寒论》，是六朝传本。孙

思邈云:“江南诸师秘仲景要方不传。”此本即六朝江南诸师秘传本之一，北宋淳化三年(992 年)收录于《太平圣惠方》卷八，故名淳化本《伤寒论》。

综上所述，《太平圣惠方》是一部理论联系实际，具有理、法、方、药完整体系的医方著作，总结了唐宋时期广大人民的医疗经验，是各家验方的汇编，同时又是一部综合性医学巨著，对祖国医学的发展做出了重要贡献，很有临床实用价值，影响极大。

编者

二〇一三年一月

校注说明

目前能见到的有日本永正十一年甲戌（1514 年）抄本、清光绪抄本、日本抄本，据宋绍兴十七年（1147 年）刻本残卷复制本，据日本多纪元德、多纪元简校注江户写本复制本。

本次校注以日本多纪元德、多纪元简校注江户写本复制本为底本，以日本抄本为主校本（简称“日本抄本”）。参校本有日本永正抄本（简称“永正抄本”）、清光绪抄本（简称“抄本”）、人民卫生出版社 1958 年本（简称“人卫本”）。

本书校注方法如下：

（1）原书为手抄竖排本，今用简体横排，并采用现代标点符号。

（2）原书通假字、古字或前后用字不一者，一般予以训释，版蚀湮灭之处，据校本补出，异体字径改为正体字，不再出注。

（3）底本与校本不一致，而错讹、脱漏、衍文、倒文者，一般不在原文中改正，而出校记说明。无法确定者则存疑。

（4）对文中一些疑难字词，简略注释，一般不出书证；采用汉语拼音和直音相结合的方法注音。

校注者

2013 年 3 月

御制[1]《太平圣惠方》序

朕闻皇王治世，抚念为本。法天地之覆载，同日月以照临；行道德而和惨舒[2]，顺寒暄[3]而知盈缩；上从天意，下契[4]群情；冈惮焦劳[5]，以从人欲。乃朕之愿也！且夫人禀五常，药治百病，能知疾之可否，究药之征应[6]者，则世之良医也。至如风雨有不节之劳，喜怒致非理之患，疾由斯作，盖自物情。苟[7]非穷达其源，窥测其奥，徒烦服食以养于寿命，消息[8]可保于长生矣。自古同今，多乖摄治。疾之间起，积之于微；势非[9]已形，求诸服饵；方既弗善，药何救焉？《书》曰："药不瞑眩，厥疾弗瘳[10]。"诚哉是言也！旦[11]如人安之道，经络如泉。或驰骋性情，乖类形体，莫知伤败，致损寿龄。盖由血脉荣枯，肌肤盛弱，贪其嗜欲，不利机关[12]，及至虚羸，不防他故。四时逆顺，六气[13]交争，贤者自知，愚者未达。是以圣人广兹[14]仁义，博爱源深，故黄帝尽岐伯之谈，虢君信越人之术。揆度[15]者明于切脉，指归[16]者探乎幽玄。论之则五音自和，听之则八风[17]应律。譬犹影响，无不相从，求妙删繁，备诸方册。讨寻精要，演说无所不周；诠诂简编，探赜[18]悉闻尽善；莫不考秘密，搜隐微。大矣哉，为学乃至于此耶！则知天不爱其道，而道处其中；地不爱其宝，而宝舍[19]其内。夫医者，意也。疾生于内，药调于外。医明其理，药效如神。触类而生，参详变易。精微之道，用意消停。执见庸医，证候难晓。朕昔自潜邸[20]，求集名方异术玄针，皆得其要。兼收得妙方千余首，无非亲验，并有准绳，贵在救民，去除疾苦。并偏于翰林医官院，各取到经乎家传应效药方，合万余道。令尚药奉御[21]王怀隐等四人，校勘编类。凡诸论证，并该其中；品药功效，悉载其内。凡候疾之深浅，先辨虚实，次察表理，然可依方用药，则无不愈也。庶使天高地浓，明王道之化成[22]；春往秋来，布群黎之大惠。昔炎帝神农氏，长于姜水，始教民播种，以省[23]煞[24]生。尝味草木，区别药性，救夭伤之命，延老病之生。黔首[25]日用而不知，圣人之至德也。夫医道之难，昔贤犹病[26]。设使诵而未能解，解而未能别，别而未能明，明而未能尽，穷此之道者，其[27]精勤明智之士欤！朕尊居亿兆[28]之上，常以百姓为心，念五气之或乖，恐一物之失所，不尽生理[29]，朕甚悯焉！所以亲阅方书，俾令撰集，冀溥[30]天之下，各保遐年[31]，同我生民，跻于寿域。今偏[32]勒成一百卷，命曰《太平圣惠方》。仍[33]令雕刻印版，遍施华夷[34]，凡尔生灵，宜知朕意。

【校注】

① 御制：指帝王所作。此序为宋太宗赵炅所作。

② 惨舒：语出汉·张衡《西京赋》："夫人在阳时则舒，在阴时则惨，此牵乎天者也。"本指心情忧悒和舒畅，此指严峻和宽舒。

③ 寒暄：指冷暖。

④ 契（qì 讫）：相合。

⑤ 罔惮焦劳：没有畏惧和忧愁。惮，怕，畏惧。劳，忧愁。

⑥ 征应：应验。

⑦ 苟：如果，假使。

⑧ 消息：斟酌。此谓斟酌用药。

⑨ 非：永正抄本作"兆"，义长可从。

⑩ 药不瞑眩，厥疾弗瘳：语出《尚书·说命上》意谓服用药物后，如果没有出现瞑眩反应，则疾病不能治愈。

⑪ 旦：永正抄本作"且"，义长可从。

⑫ 机关：此指人体关节。

⑬ 六气：自然气候变化的六种现象。指阴、阳、风、雨、晦、明。

⑭ 兹：通"滋"。滋长。

⑮ 揆度（duó 铎）：揣度，估量。

⑯ 指归：主旨；意向。

⑰ 八风：古者八音谓之八风，八音是我国古代乐器的总称，即金、石、丝、竹、匏、土、革、木八种不同音质的乐器。

⑱ 探赜（zé 择）：探究深奥。

⑲ 舍：放置。

⑳ 潜邸：谓太子尚未即位。

㉑ 尚药奉御：官名，负责管理医药事务的官。

㉒ 化成：教化成功。

㉓ 省（xǐng 醒）：省悟；反省。

㉔ 煞：通“杀”。

㉕ 黔首：平民，老百姓。

㉖ 病：缺点；不足。

㉗ 其：指示代词，相当于“那”“那个”“那些”。

㉘ 亿兆：指庶民百姓。

㉙ 生理：养生的道理。

㉚ 溥：广大，普遍。

㉛ 遐年：长寿。遐，长久。

㉜ 偏：通“编”。

㉝ 仍：于是；乃。

㉞ 华夷：汉族与少数民族。泛指各族人民。

目　　录

卷第一

叙为医

夫清浊形分，阴阳位设，四时序矣，万物生矣。滋味既兴，疾恙斯作。神农尝之百草，黄帝立以九针。岐伯、雷公备论诊脉，华他[①]、扁鹊广著群书。分弦钩毛石[②]之功，定君臣佐使之用。立神圣功巧[③]，判虚实浮沉。迩后伎[④]士分镳[⑤]，名医接踵，皆穷玄奥，尽播声光。自古迄今，更相祖述[⑥]。道符济国，志在救人也。夫为医者，先须谙《甲乙》《素问》《明堂》《针经》、俞穴流注、本草药对、三部九候、五脏六腑、表里虚实、阴阳盛衰、诸家方论，并须精熟。然后，涉猎诗书，该博[⑦]释老，全之四教[⑧]，备以五常，明希夷[⑨]恬淡之门，达喜舍[⑩]慈悲之旨。傥[⑪]尽穷其大体，即自得其重玄[⑫]。譬犹测影用圭[⑬]，乾坤不能逃其数；宣[⑭]疑设卦，倚伏[⑮]洞可究其源。奚异通神，无殊造圣。是以学者必须傍采典籍，邈[⑯]审妍媸[⑰]，服勤以求，探赜无猒[⑱]，勿恣道听，自恃已[⑲]长，炫耀声称，泛滥名誉。

心中未了，指下难明，欲别死生，深为造次[⑳]。故曰：医者意也，非常之意尔。是以上医医国，中医医人，下医医病。又曰：上医听声，中医察色，下医诊脉。又曰：上医疗未病，中医疗欲病，下医疗已病。夫如是，则须洞明物理[㉑]，晓达人情。悟造化[㉒]之变通，定吉凶之机要。视表知里，诊候处方常怀极物[㉓]之心，普救含灵[㉔]之苦。苟用药有准，则厥疾必瘳。若能留心于斯，臭[㉕]而学之，则为医之道尽善尽美，触事皆通矣！

叙诊脉法

夫脉者，医之大业也。既不深究其道，何以为医者哉？是以古之哲医，寤寐俯仰，不与常人同域。造次[26]必在于医，颠沛必在于医。故医者必能感于鬼神[27]，通于天地。可以济众，可以依凭。若与常人混其波澜[28]，则庶[29]事隳[30]坏，使夫物类，将何仰焉？由是言之，学者必当并[31]弃俗情，凝心于此，则和鹊[32]之功，因兹可得而致也。

《经》曰[33]：诊脉之法，常以平旦阴气未动，阳气未散，饮食未进，经脉未盛，络脉调匀，气血未乱，乃可诊脉。视其五色，察其精明，观五脏有余不足，六腑强弱，形之盛衰，可以决生死之要也。

凡人禀形气，有中适、有躁静、各各[34]不同。气脉潮动，亦各随其性韵[35]。故呼而脉再至，吸而脉再至，呼吸之间复一至，合为五至，此为中适者也。春秋中，日夜正等，其呼而脉至多，吸而脉至少，或吸而脉至多，呼而脉至少，此则不同，为冬夏日夜长短之异也。凡气脉呼吸，昼夜变通，效于四时。然于呼吸定息，应五至之限，无有亏僻[36]，犹晷刻[37]与四时长短，而岁功[38]日数无遗也。若人状貌有羸有壮，其呼吸虽相接续，而昼夜息度[39]，随其漏刻[40]，是谓呼吸象昼夜，变通效于四时也。

分寸关尺三部脉位法

夫寸关尺位，多有不同。然脉法始于黄帝，《难经》起自扁鹊，此之二部，俱是祖宗。诸家所述，盖并枝叶。今则分其尺寸，定其阴阳，的[41]举指归，用明大要，俾令后学，免更狐疑。《经》曰[42]：凡寸关尺者，脉之要会也。从关至尺，是尺内，阴之所治也。从关至鱼际，是寸口内，阳之所治也。故分寸为尺，分尺为寸，阴得尺内一寸，阳得寸内九分，尺寸终始一寸九分也。夫人之三部，寸口在上，关脉在中，尺脉在下。《经》云：先言尺，后言寸，不从上而言，反从下起者，缘尺泽是人性命之根本。寸口者，人身之本。故有命然后有身，所以先言尺泽在上，盖取命之根本，然后及于身而言之也。凡十二经脉有病之时，先于尺泽寸口而见之，故尺寸者，是脉之要会也。从关至尺是尺内，阴之所治者。夫三部之脉取中，而上下分之，从关中下至尺泽为内，是属阴，故言内阴之所治也。言尺泽者，尺脉一寸之外，余脉下入不见，如入深泽而沉，故曰尺泽也。凡诊之者，若寸口关脉不见，唯尺脉在者，其人必不死。亦如树之有根，枝叶虽枯，其根气元[43]活，故寸关者枝叶也，尺泽者根本也。从关至鱼际是寸口内，阳之所治者。夫自关而向上分之，上至寸口，故言关至鱼际也。鱼际者是掌骨后际，如鱼之颈际，故曰鱼际也。言从关上至鱼际，下占一寸属阳，是内阳之所治也。然寸口虽占一寸，而脉见九分者，言阳数奇，阴数偶故也。是以关上属阳，故言九奇也。关下属阴，故言寸偶也。故分寸为尺者，夫关以上，虽取一寸，而脉见九分，故曰分寸。为其先取一尺而言，盖先从根本言之。故一尺内取一寸，一寸内取九分而诊之。故言分寸为尺，从尺而取寸，从寸而取分是也。分尺作寸者，从关已下至尺泽也，盖取脉长一寸而诊之。其一寸之脉，盖先取一尺之分，而其中除却九寸，而更取一寸用之。故言阴得尺内一寸，阳得寸内九分。从始至终，寸尺位脉长一寸九分，此则尺寸始终之法也。凡寸后尺前，两境[44]之内生于关，为寸关尺也。上部属阳故法天，下部属阴故法地，中部属阴阳相共，故法人。关者穿也，言上可以穿其天，下可以穿其地，上下关通，而取其中，故言关也。而分三部候天地人，以法三才[45]也。凡古法定尺寸者，皆先取一尺而言之，从尺而取寸，此则是其大纲也。又凡人长短不同，其形各异，又曰人长则脉长，人短则脉短。据此之言，岂可执其一概[46]？必在医者以意[47]审详。今则以鱼际骨下为寸口，位占九分，更下行一寸为尺部，合成一寸九分，中间为关部，以安[48]三指，此之所定寸关尺，盖依《黄帝》《难经》，永为楷式，不可改移。其有诸家所说多端，巧伪非一，不欲备载[49]。深为冗繁[50]，故不可以依凭尔。

辨九候法

黄帝曰：“余闻九候于夫子，众多博大，不可胜数。余头[51]闻要道，以属[52]子孙。传之后世，著之骨髓；藏之肝肺，歃血[53]而受，不敢妄泄。令合天道，必有终始。上应天光星辰历纪，下副[54]四时五行贵贱，更立冬阴夏阳，以人应之柰[55]何？愿闻其方。”岐伯曰：“妙乎哉问也！此天地之至数。”帝曰：“愿闻天地之至数。”岐伯曰：“始于一终于九焉。一者天，二者地，三者人。因而三之，三三者九，以应九野。故人有三部，部有三候，以决死生，以处百病，以调虚实，而除邪疾。”帝曰：“何谓三部？”岐伯曰：“有下部，有中部，有上部。部各有三候，三候者，有天、有地、有人也。必指而导之，乃以为真。故下部之天以候肝，地以候肾，人以候脾之气。”帝曰：“中部之候奈何？”岐伯曰：“亦有天，亦有地，亦有人。天以候肺，地以候胸中之气，人以候心。”帝曰：“上部以何候之？”岐伯曰：“亦有天，亦有地，亦有人。天以候头角之气，人以候耳目之气，地以候口齿之气。三部各有天，各有地，各有人。三而成天，三而成地，三而成人。合则为九，九分为九野，九野为九脏。故神脏五，形脏四，合为九脏。五脏已败，其色必夭，夭必死矣。”帝曰：“以候奈何？”岐伯曰：“必先度其形之肥瘦，以调其气之虚实。实则泻之，虚则补之。必先去其血脉，而后调之。无问其病，以平为期。”帝曰：“决死生奈何？”岐伯曰：“形盛脉细，少气不足以息者危。形瘦脉大，中气多者死。形气相得者生，参伍不调者病。三部九候皆相失者死。上下左右之脉相应，如参春者病甚。上下左右相失，不可数者死。中部之候虽独调，与众相失者皆死也。”

辨两手五脏六腑脉所主法

肝、心出左，脾、肺出右；肾与命门俱出尺部，魂魄谷神皆见寸口；

左主司官，右主司府。左大顺男，右大顺女。关前一分，人命之主，左为人迎，右为气口。神门决断，两在关后。人无二脉，病则不愈。诸经减损，各随其部。左手寸口，心与小肠脉之所出也。关上者，肝与胆脉之所出也。尺中者，肾与膀胱脉之所出也。关前一分者，人迎之位也，关后一分者神，神门之位也。

右手寸口者，肺与大肠脉之所出也。关上者，脾与胃脉之所出也。尺中者，命门三焦脉之所出也。关前一分者，气口之位也。关后一分者，神门之位也。凡五脏之脉并为阴，阴脉皆沉。六腑之脉并为阳，阳脉皆浮。假令左手寸口脉浮者，小肠脉也，沉者心之脉也，余皆仿此。

辨五脏六腑经脉所合法

肝脉曰足厥阴与胆脉曰足少阳合。心脉曰手少阴与小肠脉曰手太阳合。脾脉曰足太阴与胃脉曰足阳明合。肺脉曰手太阴与大肠脉曰手阳明合。肾脉曰足少阴与膀胱脉曰足太阳合。手心主，与三焦脉曰手少阳及命门合。手心主有名而无脏，三焦有位而无形，故二经以为表里也。

诊五脏脉轻重法

初持脉如三菽[56]之重，与皮毛相得者，是肺部也。如六菽之重，与血脉相得者，心部也。如九菽之重，与肌肉相得者，脾部也。如十二菽之重，与筋平者，肝部也。按之至骨，举指来疾者，肾部也。

辨脉形状

浮脉，按之不足，举之有余，但浮于指下。沉脉，举之不足，按之有余，重按乃得。涩脉，细而迟，往来难且散，或一止复来。一曰浮而短。一曰短而止，或如散。滑脉，往来前却，流利展转，替替然与数相似。一曰浮中如有力，一曰碌碌如欲脱。洪脉，极大在指下。细脉，小大于微，恒有但细尔。微脉，极细而软，或欲绝，若有若无。弦脉，举之无，按之如弓弦状。紧脉，数如切绳，一曰转索无常也。迟脉，呼吸三至，去来极迟。数脉，去来但促急。一曰一息六至。缓脉，去来亦迟，小駃[57]于迟。一曰浮大而软。弱脉，极软而沉细，按之欲绝指下。一曰按之乃得，举之即无。动脉，见于关上，无头尾，大如豆，厥厥然动。伏脉，极重，指著骨乃得。一曰关上沉不出名曰伏。芤脉，浮大而软，按之中央空，两旁实。一曰指下无，两旁有。软脉，极软而浮细曰软。虚脉，迟大而软，按之不足，隐指下。豁豁然，曰虚。实脉，大而长，微强，按之隐指，愊愊[58]然，曰实。促脉，去来皆疾，时止曰促。结脉，往来缓，时一止复来。脉结者生。代脉，动而中止，不能自还，因而复动，名曰代。不可治。散脉，大为散，散者气实血虚，有表无里。革脉，有似沉伏，实大长微弦。弦与紧相类，浮与芤相类。软与弱相类，微与涩相类。沉与伏相类，缓与迟相类。革与实相类，滑与数相类。

分别脉病形状

凡诊脉，视其人大小长短及性气缓急。脉之，皆如其人形性则吉，反之者则凶。夫脉者血之府也，长则气理，短则气病，数则心烦，大则病进，上盛则气高，下盛则气胀，代则气衰，细则气少。

短而急者病在上，长而缓者病在下，弦而沉者病在内，浮而洪者病在外。滑而微浮病在肺，下紧上虚病在脾，长而弦者病在肝，脉小血少病在心，大而紧者病在肾。脉实者病在内，脉虚者病在外。浮而大者风，浮而绝者气。沉细疾者热，迟紧者为寒。诸腑脉为阳主热，诸脏脉为阴主寒。阳微则汗，阴浮自下。阳数则口疮，阴数则恶寒。阳芤则吐血，阴芤则下血。

脉与肌肉相得，久持之至者，可下之。弦小紧者，可下之。弦迟者，宜温药。紧数者，可发汗。寸口脉浮大而疾者，名曰阳中之阳。病苦烦满，身热，头痛，腹中热。寸口脉沉细者，名曰阳中之阴。病苦悲伤不乐，恶闻人声，少气，时时汗出，阴气不通，两臂不举。

尺脉沉细，名曰阴中之阴。苦两胫酸疼，不能久立，阴气衰，小便余沥，阴下湿痒。

尺寸脉牢而长，关中无。此为阴干阳。苦两胫重、小腹引腰痛。寸口脉壮大，尺中无，此为阳干阴。苦腰背痛、阴中伤、足胫寒。尺脉浮而大，为阳干阴。苦小腹痛满，不能溺，溺即阴中痛，大便亦然。寸口脉紧者中风。风攻头痛。

夫疟脉自弦，弦数多热，弦迟多寒。初持脉如躁之状，久久按之细而牢，苦腰腹相引痛，不能食，足胫重。

脉来乍大乍小，乍短乍长，为祸祟[59]。脉来但实者，为心劳。脉来洪大嫋嫋[60]者，祸祟。寸口脉弦，中手短者头痛。脉来过寸口入鱼际者遗尿。脉来中手弦长者，腰疼、足胫痛。脉来中手弦，从上紧者，肩背痛。脉但数心下结，热盛。脉盛滑紧者，痛在外。脉小实紧者，痛在内。脉小弱而浮滑，久病。脉涩浮而疾，新病。脉沉而弦者，其人有痃[61]，腹内痛。脉来缓滑者，热在胃中。脉来盛紧者，腹胀。脉弦急，疝瘕小腹痛。脉出鱼际，逆气喘急。脉来伏者，霍乱。脉来弦急疾者，癖病。脉来大坚疾者，癫病。脉浮而缓，皮肤不仁，风寒入肌肉。脉沉而紧下焦寒，得冷即大小便痛。脉来迟而涩，胃中寒，有症结。脉来駃而紧，有积聚击痛。脉沉而细，下焦寒，小便数，苦疠[62]痛，下重痢。脉滑而浮散者有风。脉短而滑者病酒。脉紧而滑者吐逆。脉迟而缓者脾胃有寒。脉弦而钩，胁下如刀刺，状如飞尸[63]，至困而不死。脉沉而迟，腹藏有冷病。脉浮而细滑，伤于寒饮。脉沉而数，其人中水[64]，冬时不治自愈。脉滑者，阳气盛。脉微而紧者，有寒。脉涩细而紧者，痹病。脉沉而滑，为下重，背膂[65]痛。脉短而数，心痛必烦。脉紧而数，寒热俱发，必当下之乃愈。脉微弱者，有寒，少气。脉实紧者，胃中有寒，苦不能食，时时利[66]者，当难治。脉弦而紧，胁下痛。脉大细滑，中有短气。脉微小者，血气俱少。脉涩者，少血多气。脉滑者，多血少气。

脉大者，气血俱多。两手脉前部阳绝者，苦心下寒，口中热。脉洪大紧急，病在外，苦头痛，发痈肿。脉细小紧急，病在中，寒疝、瘕、积聚、腹中痛。脉浮大，中风，头重鼻寒。脉微浮，秋吉冬病。脉来疾者为热，迟者为寒，滑为鬼疰[67]，弦为切痛。脉沉重而直前绝者，病血在腹间。脉沉重而中散者，因寒食成症。脉沉而急，病伤暑暴发虚热。脉来中散绝者，病痟[68]渴。脉沉重，前不至寸口，徘徊绝者，病在肌肉遁尸[69]。脉累累如贯珠不前至，有风寒在大肠伏留不去。脉来累累而止，不至寸口，软者结热在小肠膜中，伏留不去。脉微，即阳气不足，沾热汗出。凡无阳即厥，无阴即呕。阳微不能呼，阴微不能吸。呼吸不足，中气促。前大后小即头痛目眩，前小后大即胸满短气。上部有脉，下部无脉，其人当吐，不吐者死。阳邪来见浮洪，阴邪来见沉细，水谷来见实坚。浮而滑者宿食。洪大伤寒热病。弦小者寒癖[70]。浮滑之脉速疾者，食不消、脾不磨也。关脉紧而滑者，蛔虫也。尺脉沉滑者，寸白虫也。三部或至或不至，冷气在胃中，故令脉不通也。脉紧而急者，为遁尸。脉紧而长过寸口者，疰病[71]。关脉浮，积热在胃中。尺脉浮者，客热在下焦。诸浮、诸紧、诸弦、诸沉、诸涩、诸滑，若在寸口，膈以上病；若在关上，胃以下病；若在尽中，肾以下病。寸口脉沉，胸中短气。若弦上寸口者，宿食、头痛。若有表无里者，邪之所止得鬼病。何为表里，寸尺为表，关上为里。两头有脉，关中绝不至也，尺脉上不至关，为阴绝；寸脉下不及关，为阳绝。阴绝与阳绝皆死不可治也。

平寸口脉法

寸口脉沉紧，苦心下有寒，时痛，即有积邪。寸口脉偏绝，则臂偏不遂。其人两手俱绝者，不可治。寸口脉潎潎[72]如羹上肥，阳气微。寸口脉连连如蜘蛛丝，阴气衰。寸口脉沉而紧，病在中；浮而盛，病在外。寸口脉沉而弱，寒中、疝瘕、小腹痛。寸口脉滑而迟，不沉、不浮、不长、不短者为无病。寸口脉沉大而滑，沉即为血实，滑即为气实，血气相搏，入脏即死，入腑自愈。寸口脉弦而紧，弦即卫气不行，卫气不行即恶寒，水不流走肠间。寸口脉紧或浮，膈上有寒，肺下有水气。寸口脉沉滑者，中有水气，血实目肿。寸口脉双弦，两胁下拘急而痛，淅淅恶寒。寸口脉浮而滑，头中痛。寸口脉缓而迟，缓即为虚，迟则为寒。虚寒相搏则欲温食，食冷即咽痛。寸口脉迟而涩，迟即为寒，涩为少血。寸口脉浮大，按之反涩，尺中亦微而涩，故知有滞气宿食。寸口脉动而弱，动即为惊，弱即为悸。寸口脉微弱，气血俱虚，男子即吐血，妇人即下血。寸口脉浮，中风发热头痛。寸口脉紧，伤寒头痛。寸口脉缓，皮肤顽痹不仁，风寒入肌肉。寸口脉滑，阳气实，胸中壅满，吐逆。寸口脉弦，心中愊愊，微头痛，胃管[73]痛，心下有水气。寸口脉弱，阳气虚，自汗出。寸口脉涩，是胃气少，虚竭不足。寸口脉芤，即吐血，微芤者衄[74]血。寸口脉伏，胸中逆气，噎塞不通，是诸气上冲胸中也。寸口脉沉，胸中引胁痛，胸膈有水气。寸口脉软弱，汗自出，是虚损病。寸口脉迟，上焦有寒。寸口脉实，上焦生热。

平关脉法

关脉时来时去、乍大乍小、乍疏乍数者，胃中寒热，羸弱不欲食，如疟状。关脉涩坚大实，按之不减有力，为中焦实，有伏结在胃中。关脉滑，乍大乍小不匀，必吐逆。关脉浮大，风在胃中，张口肩息，心下澹澹[75]，食即欲呕。关脉微浮，有积热在胃中，呕吐蛔虫，心神健忘。关脉弦而长，有痛如刀刺之状，在脐左右上下。关脉浮，气虚腹满，不欲饮食。关脉紧，心下苦满痛，脉紧为实也。关脉微，胃中有冷气，心下拘急。关脉数，胃中有客热。关脉缓弱，脾胃气不足，不能食。关脉浮滑，胃中有热，热气满则不欲食，食即吐逆。关脉弦，胃中有虚冷气，心下厥逆。关脉弱，胃气虚，胃中有客热，脉弱为大虚小热，有热不可大攻之，热去即寒生。关脉涩，血气逆冷为血虚也。关脉芤，大便下血。关脉伏，腹内有气溏泄。关脉洪，胃中有热，必烦满。关脉沉，心下有冷气，苦满吞酸。关脉软，苦虚冷，脾气弱，重下痢。关脉迟，胃中有寒。关脉实，即脾胃气塞，热盛腹满。

平尺脉法

尺脉弱，下焦冷，无阳气。尺脉牢小者，足胫寒痿痹。尺脉细，溏泄下冷痢。尺脉细而急者，筋挛痹不能行。尺脉大者，热在脬中，小便赤痛。尺脉按之不绝，若与关脉相应和，滑者，男子气盛血实，妇人即为妊娠。尺中来而断绝者，男子小腹有滞气，妇人月水不利。尺脉浮，下焦热，大小便难。尺脉坚，脐下及小腹结痛。尺脉微，厥逆，小腹有寒气。尺脉数，恶寒，脐下热痛，小便赤黄。尺脉缓，脚弱下肿，小便难，有余沥。尺脉滑，血气实，经络不利。尺脉弦，小腹疼，腹中拘急。尺脉涩，足胫逆冷，小便频。尺脉芤，下焦虚，小便脱血。尺脉伏，小腹痛，寒疝、瘕，有水谷不化。尺脉沉，胸背痛。尺脉软，脚弱风痹，小便难。尺脉迟，下焦有寒。尺脉紧，脐下切痛。尺脉微牢，腰胯冷，小腹痛，小便不禁。

辨七表八里脉法

浮、芤、滑、实、弦、紧、洪为七表。迟、缓、涩、微、沉、伏、濡、弱为八里。浮为中风。左手寸口脉浮，中风发热头痛。关脉浮，腹胀胃虚。尺脉浮，大便难。右手寸口脉浮，肺风鼻塞。关脉浮，食不消化。尺脉浮，小便涩也。

芤为失血及血实。左手寸口脉芤，则吐血或衄血。关脉芤，大便下血。尺脉芤，小便赤及下血。右手寸口脉芤，胸中有积血。关上脉芤，腹内有瘀血。尺脉芤，小腹疼痛下血。

滑为吐逆。寸口滑，胸满气逆。关脉滑，胸中寒吐逆，不欲食。尺脉滑，为下痢，妇人月信不通。滑脉但在寸、关，皆主吐逆也。

实为下痢。寸口实，胸中热。关脉实，腹中满寒，疝气，忽下痢。

尺脉实，小腹满痛，小便涩。

弦为拘急。寸口脉弦，胸中急痛。关脉弦，胃中寒，心下拘急。尺脉弦，小腹急满。左右弦皆主拘急也。

紧为痛。寸口脉紧，头中痛。关脉紧，心下痛。尺脉紧，脐下痛。左右紧皆主痛也。

洪为热。寸口脉洪，胸胁热满。关脉洪，胃中有积热，吐逆无常。尺脉洪，小腹满，阴中痛。左右洪皆主热也。

迟为寒。寸口脉迟，上焦有寒。关脉迟，中焦有寒。尺脉迟，下焦有寒。左右迟皆主寒也。

缓为风结。寸口脉缓，皮肤不仁。关脉缓，腹中有风结。尺脉缓，下焦有寒。左右缓皆主风寒也。

微为气痞。寸口脉微，上焦寒气痞结。关脉微，胃中寒，心下痛，愊愊然。尺脉微，小腹有寒积聚。左右微皆为气痞也。

涩为血滞。寸口脉涩，阳气虚，卫气不足。关脉涩，心血气虚，荣气不足。尺脉涩，足胫逆冷，腹中雷鸣。左右涩皆主气不足也。

沉为水。寸口脉沉，胸中有寒饮。关脉沉，心下满、短气。尺脉沉，腰痛脚弱，有急水气[76]。左右沉皆主水也。

伏为物聚。寸口脉伏，胸中有物聚也。关脉伏，有水气、溏泄。尺脉伏，有水谷不化。左右伏皆有物聚也。

濡为虚损。寸口脉濡，气少，虚损多汗。关脉濡，苦重下，虚弱。尺脉濡，发热恶寒。左右濡俱主虚损也。

弱为筋萎。寸口脉弱，阳气虚，汗自出。关脉弱，胃气不足，小热大虚。尺脉弱，骨肉酸[77]疼。左右弱皆主虚也。

浮芤相搏，中风衄血。浮滑相搏，中风吐逆。浮实相搏，中风下痢。浮弦相搏，中风拘急。浮紧相搏，中风体痛。浮芤相搏，中风发热。

辨阴阳法

脉有阴阳之法何谓也。然呼出心与肺，吸入肾与肝，呼吸之间，脾受谷味也。其脉在中。浮者阳也，沉者阴也，故曰阴阳。心肺俱浮何以别之？然浮而大散者，心也。浮而短涩者，肺也。肾肝俱沉何以别之？然牢而长者，肝也。按之沉软，举指来疾者，肾也。脾者中州，故其脉在中，是阴阳之脉也。

脉有阳盛阴虚、阴盛阳虚何谓也？然沉之损小，浮之实大，故曰阳盛阴[78]；浮之损小，沉之实大，故曰阴盛阳虚；是阴阳虚实之意也。

阳脉见寸口浮而实大，今轻手按之更减损小，故言阳虚。重平[79]按之，反更实大，故曰阳实也。

脉有一阴一阳、一阴二阳、一阴三阳；有一阳一阴、一阳二阴、一阳三阴。凡此六脉者，谓沉、浮、长、短、滑、涩也。凡脉浮滑长者，阳也。沉涩短者，阴也。所言一阴一阳者，谓脉来沉而滑也。一阴二阳者，谓脉来沉滑而长也。一阴三阳者，谓脉来浮滑而长，时一沉也。所言一阳一阴者，谓脉来浮而涩也。一阳二阴者，谓脉来长而沉涩也。一阳三阴者，谓脉来沉涩而短，时一浮也。各以其经所在言病之逆顺也。

凡脉浮、大、数、动、滑，阳也。沉、涩、弱、弦、微，阴也。长者为阳，短者为阴。阳病见阴脉者，逆也。阴病见阳脉者，顺也。关前为阳，关后为阴。阳数即吐，阴微即下。阳弦即头痛，阴弦即腹痛。

辨荣卫经脉与漏刻相应度数法

凡人荣卫之气与经脉、漏刻相应。阴气为荣，荣者血也，行于经脉之中。阳气为卫，卫者气也，行于经脉之外。人一日一夜，凡一万三千五百息，脉行五十周于身，漏水下一百刻，荣卫之气行阳二十五度，行阴二十五度，为一周也。凡人一呼脉行三寸，一吸脉行三寸，呼吸定息，脉行六寸谓之一息也。凡一息六寸，百息六丈，千息六十丈，万息六百丈，一万三千五百息，合为八百一十丈。凡二百七十息，计行一十六丈二尺，是名一周身，漏水下二刻。故一万三千五百息，脉行五十周，即漏水下一百刻，脉行八百一十丈，此即一日一夜荣卫气行与漏刻相应之数也。

辨脉虚实法

人有三虚三实者，谓有脉之虚实，有病之虚实，有诊之虚实也。脉有虚实者，脉来濡者为虚，紧牢者实。病有虚实者，出者为虚，入者为实；言者为虚，不言者为实；缓者为虚，急者为实也。有诊之虚实者，濡者为虚，牢者为实；痒者为虚，痛者为实；外痛内快为外实内虚，内痛外快为内实外虚，故曰虚实也。

又邪气盛则实，精气脱则虚。何者是重、实、大、热病？气热脉蒲[80]者是也。浮之损小，沉之实大。名曰阴盛阳虚。沉之损小，浮之实大。名曰阳盛阴虚。

脉盛、皮热、腹胀、前后不通，闷瞀为五实。脉细、皮寒、气少、泄痢前后、饮食不入，为五虚。

辨损至脉[81]法

脉有损至，何谓也？然至之脉，一呼再至曰平，三至曰离经，四至曰夺精，五至曰困，六至曰命绝。何谓损？一呼一至曰离经，二呼一至曰夺精，三呼一至曰困，四呼一至曰命绝，此损之脉也。至脉从下上，损脉从上下也。损脉之为病奈何？然一损损于皮毛，则皮聚而毛落；二损损于血脉，血脉虚少，则不能荣于五脏六腑；三损损于肌肉，肌肉消瘦则食饮不为肌肤；四损损于筋，筋缓则不能自收持；五损损于骨，骨痿则不能起于床。反此者至于败病也。从上下者，骨痿不能起于床者死；从下上者，皮聚而毛落者死。损至之法奈何？然损于肺者，益其气；损于心者，调其荣卫；损于脾者，调其饮食，适其寒温；损于肝者，缓其中；损于肾者，益其精。此损至之法也。

辨奇经八脉法

脉有奇经八脉者何谓也？ 然有阳维、有阴维、有阳跷、有阴跷、有冲、有督、有任、有带之脉。 凡此八脉皆不拘于经，故曰奇经八脉也。经有十二，络有十五，凡二十七气相随上下，何独不拘于经也？ 然圣人图设沟渠，通利水道，以备不然。 天雨降下，沟渠溢满，当此之时，雱霈[82]妄行，圣人不能复图，此经脉满溢，诸经不能复拘也。 奇经者，奇由异也。 此之八脉与十二经不相拘制，别道而行，与正经有异，故曰奇经，其数有八，故曰八脉也。 奇经八脉者，既不拘于十二经，皆何起何系？ 然督脉者，起于下极之俞，并于脊里，上至风府，入属脑。 夫督脉者，阳脉之海。 督之言都也，是人阳脉之督纲也。 人脉比与水，故云阳之海，此奇经之一脉也。

任脉者，起于中极之下，以上毛际，循腹里，上关元，至咽喉。 夫任者妊也，此是人之生养之本，故曰任脉中极之下，长强之上也。 此是奇经之二脉也。

冲脉者，起于气冲，并阳明之经，夹脐上行，至胸中而散。 夫冲脉者阴脉之海也。 冲者通也，言此脉下至于足，上至于头，通受十二经之气血，故曰冲焉。 此奇经之三脉也。

带脉者，起于季胁，回身一周。 夫带者，言束也，言揔[83]束诸脉，使得调柔也。 季胁在肋下，下接髋骨之间是也。 回，绕也。 绕身一周，犹如腰带焉。 此奇经之四脉也。

阳跷脉者，起于跟中，循外踝，上行入风池。 夫跷者捷疾也，言此脉是人行走之机要，动足之所由也，故曰跷脉焉。 此奇经之五脉也。

阴跷脉者，亦起于跟中，循内踝，上行至咽喉，交贯冲脉。 其阴跷义与阳跷同。 此奇经之六脉也。

阳维阴维者，经络于身溢蓄，不能环流溉灌诸经者也。 故阳维起于诸阳会也，阴维起于诸阴交也。 夫维者，维持之义也。 言此脉为诸脉之纲维，故曰维脉焉。 此是阴阳二脉，是为奇经之八脉也。 比于圣人图设沟渠，沟渠满溢流于深湖，故圣人不能拘通也。而人脉隆盛入于八脉，而不环周，故十二经脉亦不能拘之。其受邪气，畜则肿热，砭射之也。凡九州之内，有十二经水以流泄地气，人有十二经脉以应之。亦所以流灌身形，犹若气血以养生身，故比之于沟渠。

奇经之为病何如？然阳维维于阳，阴维维于阴，阴阳不能相维，则怅然失志，容容[84]不能自收持。夫怅然者其人惊，惊即病，维脉缓，故令人不能自收持。惊即失志，喜忘恍惚也。

阳跷为病，阴缓而阳急，阳跷在外踝，病即其脉当从外踝上急，内踝以上缓也。

阴跷为病，阳缓而阴急。阴跷在内踝，病即其脉当从内踝以上急，外踝以上缓也。

冲脉之为病，逆气而里急。冲脉从关元至咽喉，故其脉为病，逆气而里急也。

督脉之为病，脊强而厥。督脉在脊，病则其脉急，故令脊强也。

任脉之为病，其内苦结，男子为七疝，女子为瘕聚。任脉起于胞门子户，故其病结为七疝、瘕聚也。

带脉之为病，苦腹满。腰容容若坐水中。带脉者，回带人之身体，病即其脉缓，故令腰容容也。

阳维为病苦寒热，阴维为病苦心痛。阳为卫，卫为气，气主肺，故寒热。阴为营，营为血，血主心，故心痛。此奇经八脉之为病也。

又云：冲脉者起于关元，循腹里，直上至咽喉中。任脉考起于胞门子户，夹脐上行至胸中。二本虽不同，亦俱有所据，并可以依月也。

寸口脉，来大而渐小者，阴络也。苦风痹、痫，时自发。

寸口脉，来小而渐大者，阳络也。苦皮肤淫痛，汗出恶寒。

寸口脉，来紧细而长至关者，任脉也。苦绕脐及横有痛。

诊得任脉，横寸口，迟迟者。苦腹中有气上抢心。不得俯仰拘急也。

诊得阳维浮者，暂起即目眩，阳气盛实，苦肩息洒洒如寒。

诊得阴维沉大而实者，苦胸中痛，胁下支满心痛也。

诊得阴维如贯珠者，男子两胁实，腰中痛，女子阴中痛，如有热也。

诊得带脉左右绕脐，腰脊痛，冲阴股也。

两手脉浮，阴阳皆盛实者，此为冲督之脉也。冲督之脉者，十二经之道路，冲督用事者，十二经不复朝见于寸口，其人皆苦恍惚狂痴不定也。

两手脉细微绵绵，阴脉亦微细绵绵，此为阴跷阳跷之脉。

尺寸俱浮直下，此为督脉。腰背强痛不得俯仰，大人癫病，小儿风痫也。

诊得阳跷病则急，阴跷病则缓。

尺寸牢，直上直下，为冲脉。胸中有寒疝也。

诊四时脉及太过不及法

春脉弦，夏脉钩，秋脉毛，冬脉石，是王脉耶，将[85]病脉耶。然弦钩毛石者，四时之脉也。春脉弦者肝，东方木也，万物之始生，未有枝叶，故其脉之来濡弱而长，故曰弦。夏脉钩者心，南方火也，万物之所盛，垂枝布叶，皆下曲如钩，故其脉之来疾而去迟，故曰钩。秋脉毛者肺，西方金也。万物之所终，草木花叶皆秋而落，其枝独在，若毫毛也，故其脉之来轻以浮，故曰毛。冬脉石者肾，北方水也，万物之所以藏也。盛冬之时水凝如石，故其脉之来沉濡而滑，故曰石。此四时之脉也。如是有变奈何？然春脉弦，反者为病。何为反？然气来实强，是谓太过，病在外；气来虚微，是谓不及，病在内。气来檝檝橥橥[86]，如循榆叶曰平。益实而滑，如循长竿曰病；急而劲益强，如新张弓弦曰死；春脉微弦曰平；弦多胃气少曰病；但弦无胃气曰死，春以胃气为本。夏脉钩，反者为病。何谓反？气来实强，是谓太过，病在外。气来虚微，是谓不及，病在内。其脉来累累如环，如循琅玕曰平。来而益数，如鸡举足者曰病。前曲后居，如操带钩曰死。夏脉微钩曰平，钩多胃气少曰病。但钩无胃气曰死，夏以胃气为本。秋脉毛，反者为病。何谓反？然气来实强，是为太过，病在外；气来虚微，是为不及，病在内。其脉来蔼蔼[87]如车盖，按之益大曰平。不上不下，如循鸡羽曰病。按之索消如风吹毛曰死。秋脉微毛曰平，毛多胃气少曰病，但毛无胃气曰死，秋以胃气为本。冬脉实，反者为病，何谓反？然气来实强是谓太过，病在外，气来虚微是谓不及，病在内。其脉来上大下锐，濡滑如雀之啄曰平。啄啄连属，其中微曲曰病。来如解索，去如弹石曰死。冬脉微石曰平，石多胃气少曰病，但石无胃气曰死。冬以胃气为本。胃者水谷之海也，主禀四时，故皆以胃气为本，是谓四时之变病，死生之要会也。脾者中州也，其平善不可得见，衰乃见尔，来如雀之啄，如水之下漏，是脾之衰见也。

辨妊娠分别男女及将产脉法

尺中之脉按之不绝，妇人妊娠也。妇人怀妊离经，其脉浮数，腹痛引腰脊，为今欲生也。但离经者不病也。

妇人欲产，其脉离经，夜半觉痛，日中则生。妇人妊娠四月，欲知男女，左疾为男，右疾为女，左右俱疾必怀二子。

左手沉实为男，右手浮大为女。左右手俱沉实，必生二男。左右手俱浮大，必生二女。妇人妊娠，初持寸口微，而呼吸五至，三月而尺数，尺脉若左偏大为男，若右偏少为女。左右俱大产二子者，其脉如实状也。

左右俱浮为产二男，不尔则回女作男。左右俱沉为产二女，不尔则回男作女也。

左右尺中浮大者为男，尺中沉细者为女。若尺中来而断绝者，月水不利也。

凡脉得太阳为男，得太阴为女。太阴则沉，太阳则浮也。

辨小儿脉法

夫小儿脉，三岁以上，五岁以下，然可看候，与大人有异，呼吸八至是其常也。九至者病，十至者困。

小儿脉紧者，必风痫也。脉沉者，乳不消。脉弦急者为客忤[88]。脉沉数者骨间有冷。脉浮而数，乳痫风热。脉紧而弦腹痛。脉弦而数，乳热五脏壅。脉牢而实，大肠秘涩。脉乍短乍长乍大乍小不等者，有祟。

小儿变蒸之时，身热而脉乱，汗出不欲食乳，食乳即吐逆，不可用药，必自差矣。

小儿病困，汗出如珠，著身不流者，不可治。

小儿久下利，脉浮而腹痛者，不可治。

小儿有病，胸陷、口唇干、目直、口中气冷、头低、卧不举身、手足垂软、身体强直、掌中冷，皆不可治。

辨脉动止投数法

脉一动一止二日死，一经云一日死。脉二动一止三日死。脉三动一止四日死，或五日死。脉四动一止六日死。脉五动一止七日死，脉六动一止八日死，脉七动一止九日死，脉八动一止十日死。脉九动一止十一日死，一经云十三日死，又立春死。脉十动一止，立春死，一经云立夏死。脉十一动一止，立夏死，一经云夏至死。脉十二、十三动一止者，立秋死，又一经云立冬死。脉十四、十五动一止者，立冬死，一经云立夏死。脉二十动一止，一岁死，又一经云立秋死。脉二十五动一止，二岁死，一经云一岁，又云立冬死。脉三十动一止，三岁死。脉四十动一止，四岁死。脉五十动一止，五岁死。

脉来五十投而不止者，五脏皆受气，是荣卫不失，即无病也。脉来四十投而一止者，一脏无气，却后春草生而死。脉来三十投而一止者，二脏无气，却后三岁麦生而死。脉来二十投而一止者，三脏无气，却后二岁桑椹赤而死。脉来十投而一止者，四脏无气，岁中死。

脉一来而久住者，宿病在心主中。脉二来而久住者，病在肝支中。脉三来而久住者，病在脾下。脉四来而久住者，病在肾间。脉五来而久住者，病在肺支间。

五脉病虚羸，人得此者死。所以然者，药不得而治，针不得而及，如是盛人[89]可治，气全故也。

扁鹊诊诸反逆脉法

脉病，人不病，来如屋漏雀啄者死。屋漏者，绝止时时复起，而不相连者也。雀啄者，顿来其数而疾也。又经云：得病七八日，脉如屋漏雀啄者死，脉弹人手如黍米也。

脉来如弹石，去如解索者死。弹石者，辟辟[90]急也。解索者，动数而随散乱，无复次绪也。顺则生，逆则死。所谓顺者，手足温。逆者，手足冷也。

病人脉如虾之游，如鱼之翔者死。如虾游者，苒苒[91]起寻复退[92]没，不知所在，久乃复起，起辄迟，而没去速者是也。鱼翔者，似鱼不行而但掉尾动头，诊而久住者是也。

脉浮短者，其人肺伤，诸气微少，不过一年死，法当嗽也。脉如转豆者死，脉如偃刀者死，似侧刀刃也。脉涌涌不去者死，脉分绝者死，而上下分散也。脉有表无里者死，经名曰结去。何谓结去？在指下如麻子动摇而去，属肾，名曰结去，不可治也。何谓代？凡脉五来，人合一气，气息一止，经五来不复增减者，名曰代也。脉来细而微者，血气俱虚微，少气也。脉七来是人一息半时，不复增减，亦名曰代，不可治也。

脉来洪大，盛而坚硬者，血气俱盛实也。

病若闭目不欲见人，脉当得肝脉，强急而长，而反得肺脉，浮短而涩者死。

病若开目而渴，心下牢者，脉当得紧实而数，反得濡而微者死。

病若吐血，复鼽衄[93]。脉当得沉细，而反浮大牢者死。

病若谵言妄语，身有热，脉当洪大，而反手足四逆，脉细而微者死。

病若大肠而泄，脉当微细涩，而反得紧大而滑者死。

又形脉与病相反者死。病若头痛目痛脉反短涩者死。

病若腹痛，脉反浮大而长者死。病若腹满而喘，脉反滑利者死。

病若四肢厥逆，脉反浮大而短者死。

病若耳聋，脉反浮大而涩者死。病若脑痛，脉反大而缓者死。

左有病右痛，下有病上痛，此为逆。逆者不可治。

脉来沉之绝濡，浮之不止，推手者半月死。

人形病，脉不病者生。脉病，形不病者死。

人病尸厥，呼之不应，脉绝者死。脉当大反小者死。

肥人脉细小如丝欲绝者死。羸人得躁脉者死。人自涩，而脉来往滑者死。人自滑，而脉来涩者死。人自小，而脉来往大者死。人自短，而脉来往长者死。人自长，而脉来往短者死。人自大，而脉来往小者死。尺脉上应寸口，太迟者半日死。

诊五脏六腑十二经脉，皆有相反，有一反逆、即为死候也。

辨七诊脉法

七诊脉，诸家经论不尽分别。今显脉形状，并疾病有可疗者、不可疗者，同论于中。将明未显尔。

独大者，皮肤壮热，喘息上冲，其脉通度三关，多出少入，与太过相似，两手并极，此乃不治之疾。

独小者，四体微寒，中膈气闭，复冲两胁，其脉沉沉度于三关，名曰独小，小者气也，不治之疾。

独寒者，恶寒也，四肢俱冷，伏阳在内，其脉指下沉沉如烂绵，按之不知所在。此不治之疾。

独热者，四肢俱热，脏腑亦热，其脉洪数，故曰独热，可治之疾。

独迟者，其脉三部俱迟，气在皮肤，致有不安，可治之病。

独疾者，寸关急数，尺脉微虚，热在于胃，致使口干心躁，鼻塞头疼，可治之疾。

独陷者，其脉软，隐在肌肉，阴阳并然，四肢不举，疼痛在骨，名曰独陷，可治之疾。

诊百病决死生法

诊人温病，三四日不得汗，脉大疾者生，脉细难得者死。

诊人温病。瀼瀼[94]大热，其脉细小者死。

诊人病甚而脉不调者，难差。

诊人病甚而脉洪，易差。

诊人头痛目痛，卒视无所见者死。

诊人温病下利，腹中痛甚者死。

诊人病汗不出，出不至足者死。

诊人病疟，腰脊强急瘈疭[95]者，不可治。

诊人热病七八日，气不喘，脉不数者，当后三日温汗，汗不出者死。

诊人热病七八日，其脉微细，小便赤黄，口燥，舌焦干黑者死。

热病不得汗，脉盛躁，得汗者生，不得汗者难差。

热病已得汗，脉静安者生，脉躁者难治。

热病脉躁盛而不得汗者，此阳之极也，十死不治。

热病已得汗，脉常躁盛，气之极也，亦死。

热病已得汗，常大热不去者死。

热病已得汗，热未去，脉微躁者，慎不得刺治也。

热病发热，热甚者，其脉阴阳皆竭，慎勿刺，汗不出，必不治。

诊癫病，脉实坚者生，脉沉细小者死。

诊人心腹积聚，其脉坚急者生，虚弱者死。

若腹大胀，四肢逆冷，其人脉形长者死。

诊人心腹痛，痛不得息，脉细小迟者生，坚大疾者死。

诊人肠澼[96]下脓血，脉沉小流连者生，数疾大热者死。

诊肠澼下白脓，脉沉者生，浮者死。

诊洞泄、食不化、下脓血，脉数微小者生，坚急者死。

诊肠澼下脓血，脉弦绝则死，滑大则生。凡肠澼之属，身不热，脉不弦绝，滑大皆生，弦涩皆死。

诊诸肠澼下脓血，有寒者生，有热者死。
诊诸肠澼，其脉滑者生，浮者死，弦绝涩者皆死。
诊咳嗽，脉沉坚者死，浮直者生。
诊吐血、衄血，脉滑小弱者生，实大者死。
诊唾血，脉坚强者死，滑者生也。
夫病吐血而嗽上气，其脉数，有热不得卧者死。
夫病咳嗽羸瘦，脉坚大者死。
诊伤寒咳嗽上气，其脉散者死，谓其形损故也。
诊嗽脱形发热，脉坚急者死。
诊嗽而呕，腹胀而泄，其脉弦弦欲绝者死。
诊诸咳嗽，其脉浮软者生，沉伏者死。
诊上气脉数者死。
诊人肌瘦脱肛，形热不去者死。
诊上气面浮肿、肩息，其脉大不可治，加利必死。
诊人消渴，其脉数大者生，细小浮短者死。
诊人消渴，脉实大病久可治，脉小坚急不可治。
诊人病䘌[97]蚀疘[98]阴，其脉虚小者生，脉坚急者死。
诊人肠澼筋挛，其脉小细，安静者生，浮大坚者死。
诊人被风不仁痿厥，其脉虚者生，坚急疾者死。
诊人上气喘息低昂，其脉滑手足温者生，脉涩四肢寒者死。
诊人汗出若衄，其脉小滑者生，大躁者死。
诊人阴阳俱竭者，见其齿上如熟小豆，其脉躁者死。
诊人寒热瘈疭，其脉代绝者死。
诊金疮血出太多，脉虚细者生，实大者死。
诊人从高跌仆、内伤、胀满，其脉坚强者生，小弱者死。
诊伤寒热盛，脉浮大者生，沉小者死。
诊伤寒已得汗，脉沉小者生，浮大者死。
诊心腹积聚，其脉劲强者生，沉小者死。
诊厥逆汗出，脉坚急者生，虚缓者死。
诊水病，脉洪者可治，微细者不可治。

诊水病阴闭，其脉浮大者生，沉细虚小者则死。

诊水病腹大如鼓，脉实者生，虚者死。

诊泄注脉缓时小结者生，浮大数者死。

诊人内外俱虚，身体冷而汗出，微呕而烦扰，手足厥逆，体不得安静者死。

诊寒气上攻，脉实而顺滑者生，实而逆涩则死。

诊金疮出血，脉沉小者生，浮大者死。

诊人卒得中恶，脉大而缓者生，坚而浮者死，坚细而微者亦生。

诊中恶吐血数升，脉沉细者死，浮大而疾者生。

诊人为百药所伤，脉微细者死，洪大而速者生。

诊老人脉微微，阳羸阴强者生，脉躁大加息者死，阴弱阳强，脉至而代，奇月而死。

诊热病三五日，身体热，腹满头痛，食饮如故，脉直而疾者，八日死。

尺脉涩如坚，为血实气虚也。其发病，腹痛逆满，气上冲，此为妇人胞中绝伤，有恶血久成结瘕，黍穄[99]赤而死。

脉来细而微者，血气俱不足，细而来有力者，谷气不充，得节转动，枣叶生而死。

左手寸口脉偏动，乍大乍小不齐，从寸口至关，关至尺，三部之位，处处动摇，各异不同，其人仲夏得之，此脉桃叶落而死。

右手寸口脉偏沉伏，乍小乍大，朝来浮大，暮夜沉伏，浮即太过鱼际，沉伏即不至关中，往来无常。时时复来者，榆叶枯落而死。

左手尺部脉三十动一止，又须臾还，三十动一止，乍动乍疏，不与息数相应，其人虽食谷，犹不愈，蘩[100]草生而死。

右手尺部脉三十动而一止，止而复来，来如循直木，如循张弓弦，絙絙然[101]如两人共引一索，至立春而死。

诊三部虚实决死生法

三部脉实，长病得之不治。

三部脉虚，长病得之不治。虚而涩，长病亦死。虚而滑亦死。虚而缓亦死。虚而弦急癫痫亦死矣。

三部脉浮而结，长病得之死。浮而滑，长病亦死。

三部脉弦而数，卒病得之死。

三部脉微而伏，长病得之死。

三部脉粗，长病得之死，卒病得之生。

三部脉潎潎如羹上肥，长病得之死，卒病得之生。

三部脉连连如蜘蛛丝，长病得之死，卒病得之生。

三部脉软，长病不治自愈，卒病得之生。

三部脉如革，长病得之死，卒病得之生。

三部脉累累如贯珠，长病得之死。

三部脉如水淹然流，长病不治自愈。

三部脉如水之流者，长病得之生，卒病得之死。

三部脉实而滑，长病得之差，卒病得之死。

三部脉羸，非其人得之死。

三部脉坚而数，如张弓弦，蛊毒病必死。

三部脉数软，蛊毒病得之生。

三部脉如屋漏，长病得之死。

三部脉如雀啄，长病得之死。

三部脉浮而数，长病得之生，卒病得之死。

三部脉细长软，长病得之生，微而紧亦生。

三部脉芤，长病得之生。

三部脉细而数，长病得之生。

三部脉弦急，长病得之生。

三部脉如釜中汤沸，朝得暮死，半夜得日中死，日中得夜半死。

三部脉实而滑，长病得之死，实而缓则生，实而紧亦生。

三部脉紧急，癫病可治。

察声色决死生法

夫精明五色者，气之华也。

凡人赤者欲如帛裹朱砂，不欲如赭色也。白者欲如白璧之色，不欲如白垩也。青者欲如苍璧之色，不欲如蓝也。黄者欲如罗裹雄黄，不欲如黄土也。黑者欲如漆，不欲如炭也。

凡色青如草滋，黑如炲[102]，黄如枳实，赤如衃血[103]，白如枯骨，有此五色者，并为死候也。

凡青如翠羽，黑如乌羽，赤如鸡冠，黄如蟹腹，白如豚膏，有此五色者，并为生候也。

病人耳目鼻口有黑色起，入口者必死。

病人两目皆有黄色起者，其病当愈。病人耳目及颊颧上赤者，五日死。

病人有黑色出于额上及发际，至鼻脊两颧上，五日死。

病人及健人，黑及白色入目鼻口者，五日而死。

病人及健人，面忽如马肝色，望之如青，近之如黑者死。

病人口如鱼口，不能复闭，而气出多不返者死。

病人妄语错乱，及不能语者，不可治，热病者可治。

病人循衣缝，谵言者不可治。

病人尸臭甚者，不可治。

病人目回回直视，肩息者，一日中死。

病人背青，人中反者，三日死。

病人面无精光，似土色，不能食者，四日死。

病人目无精光，及牙齿黑色不可治。

病人面黄目黑者，九日死。

病人面白目黑者，不可治。

病人面赤目白者，十日死。

病人但张口不能闭者，三日死。

病人面赤目青者，立即死。

病人面黑目白者，八日死。

病人面青目黄者，五日死。

病人眉系倾者，七日死。

病人齿忽变黑者，十三日死。

病人发直者，十五日死。

病人遗尿不觉者死。
病人唇口忽干者必死。
病人爪甲青者必死。
病人头目久痛，卒视物不见者必死。
病人舌卷及卵[104]缩者死。
病人面黑目直视，恶风者死。
病人面色黄，目赤者不死。
病人面青目白者死。
病人面黄目白者不死。
病人面黄目青者死。
病人面目俱黄即不死。
病人面目俱白者即死。
病人面黑目青者不死。
病人面青唇黑者死。
病人发如干麻，喜怒者死。
病人发与眉冲起者死。
病人面色黑，两胁下满，不能自转反者死。
病人卒肿，面色苍黑者死。
病人手掌肿，无纹者死。
病人脐肿及出外者死。
病人阴囊、茎俱肿者死。
病人手足爪甲下肉黑者死。
病人汗出不流，舌卷者死。
病人唇反人中满者死。
病人阴阳绝，目眶陷者死。
病人五脏已夺，神气不守，声嘶者死。
病人阴结阳绝，目精脱，恍惚者死。
病人阴阳俱绝，裂衣掇空，妄言者死。
病人阴阳俱泄绝，失音不能言者死。
病人荣卫竭绝，面浮肿者死。

论形气盛衰法

凡人生十岁，五脏始定，血气已通，其气在下，故好走。二十岁，血气始盛，肌骨方长，是以好趋。三十岁，五脏大定，肌肉坚固，气血盛溢，故好步。四十岁，五脏六腑十二经脉，其盛已平，腠理始薄，荣卫渐落，鬓发班[105]白，气血平减而不摇动，故好坐。五十岁，肝气衰，肝叶始薄，胆汁减少，目刚不明。六十岁，心气衰，喜多悲忧，血气懈堕，故多卧。七十岁，脾气衰，肤肉枯槁，饮食减少。八十岁，肺气衰，魄魂始离，其言多误。九十岁，肾气焦竭，根本萎枯，经脉空虚，是以不听。百岁五脏俱绝，神气不守，魂魄皆去，形骸独居而终矣。又有不尽天寿，未满百年而终者，皆由脏腑不坚，肌肉不实，数中风邪，气血不通，真邪相攻，根叶相乱，是以不寿而终矣。

论女子盛衰法

凡女子七岁肾气盛，更齿发长。二七而天癸至，任脉通，冲脉盛，月事以时下，故有子。三七肾气平均，故真牙生而长极。四七筋骨坚，发长极，身体盛状[106]。五七阳明脉衰，面始焦，发始堕。六七三阳脉衰于上，面焦，发始白。七七任脉虚，冲脉衰，天癸竭，地道不通，故形坏而无子也。

论丈夫盛衰法

凡丈夫八岁，肾气实，发长齿更。二八肾气盛，天癸至，精气溢泻，阴阳和，故有子。三八肾气平均，筋骨劲强，故真牙生而长极。四八筋骨隆盛，肌肉充满。五八肾气衰，发堕齿槁。六八阳气衰竭于上，面焦，发鬓白。七八肝气衰，筋不能动，天癸竭，精少，肾脏衰，形体皆极。八八则齿发去。肾者主水，受五脏六腑之精而藏之，故五脏盛乃泻。今脏腑皆衰，精髓津液已竭，筋骨懈惰，天癸尽矣。故发鬓白，身体重，行步不正而无子也。

【校注】

① 他：同"佗"。

② 弦钩毛石：指玄、钩、毛、石四种脉象。

③ 神圣功巧：指望、闻、问、切四诊。

④ 伎："伎"通"技"，技艺、才能。

⑤ 分镳：喻趋向不同。

⑥ 祖述：阐述，发扬。

⑦ 该博：学问见识广博。该，通"赅"。

⑧ 四教：指"文、行、忠、信"，为教人的四要目。

⑨ 希夷：谓清静无为，任其自然。

⑩ 喜舍：行善施舍。

⑪ 傥：通"倘"，表示假设。

⑫ 重玄：指很深的哲理。此谓深奥的医理。

⑬ 圭：古代测日影的器具。

⑭ 宣：宣通，疏通。

⑮ 倚伏：《老子五十八章》："祸兮福之所倚，福兮祸之所伏。"后以"倚伏"指祸福互相依存、互相转化。此指祸福。

⑯ 邈：久远。指时间长。

⑰ 妍媸：指美丑。此谓典籍文义的表浅与深奥。

⑱ 猒："厌"的古体字。

⑲ 巳：永正抄本作"已"，义长可从。

⑳ 造次：粗鲁，轻率。

㉑ 物理：事物的内在规律或道理。

㉒ 造化：指自然界。

㉓ 极物：无"极物"一词，据文义当为"拯物"。拯物，犹济世。晋袁宏《三国名臣序赞》："知能拯物，愚足全生。"

㉔ 含灵：指具有灵性的人类。

㉕ 臭：永正抄本作"具"，义长可从。

㉖ 造次：指善辩。

㉗ 鬼神：阴阳变化。汉·王充《论衡·论死》："鬼神，阴阳之名也。阴气逆物而归，故谓之鬼；阳气导物而生，故谓之神。"

㉘ 波澜：比喻起伏变化的思潮。

㉙ 庶：众多。

㉚ 隳（huī 毁）：毁坏；崩毁。

㉛ 并：永正抄本作"摒"，义长可从。

㉜ 和鹊：医和、扁鹊。

㉝ 《经》曰句：语出《黄帝内经·脉要精微

论》。

㉞ 各各：个个，每一个。《后汉书·赵熹传》：帝延集内戚谯会，欢甚，诸夫人各各前言。

㉟ 性韵：性情，此谓事物的特征。

㊱ 亏僻：不足与偏颇。

㊲ 晷刻：日晷与刻漏。古代的计时仪器。

㊳ 岁功：一年的时序。

㊴ 息度：交替规律。

㊵ 漏刻：古计时器，即漏壶。

㊶ 的（dì 弟）：明，鲜明。

㊷ 《经》曰句：语出《难经·卷一论经脉》。

㊸ 元：原来，本来。

㊹ 两境：指尺脉、寸脉两部位。

㊺ 三才：指天、地、人。

㊻ 执其一概：此谓固守医论，不知道变通。

㊼ 意：心也。《春秋繁露·循天之道》："心之所谓意。"

㊽ 安：安放。

㊾ 备载：详尽的叙述。

㊿ 冗繁：繁杂，琐碎。

51 头：永正抄本作"愿"，义长可从。

52 属：通"嘱"。

53 歃血：古人盟会时，微饮牲血，或含于口中，或涂于口旁，以示信守誓言的诚意。

54 副：相称。符合。

55 柰：通"奈"。

56 菽：豆类的总称。

57 駃：通"快"。

58 悒悒：郁结貌。

59 祸祟：旧谓鬼神所兴作的灾祸。

60 嫋嫋：形容细长柔软的东西随风摆动。嫋，"袅"的异体字。

61 痃：病名，泛指生于腹腔内弦索状的痞块。

62 疞（jiǎo 搅）："疝"之俗字。腹中急痛。

63 飞尸：古病名。指一种突然发作的危重疾病。《圣济总录·卷五十六》："飞尸者，其状令人心腹刺痛，气息喘急胀满，上冲心胸是也，此病发无由渐，忽然而至，疾如飞走，故谓之飞尸。"

64 中水：古病名，即水毒病。《诸病源候论·水毒候》："症见恶寒，头微痛，目眶痛，心中烦懊，腰背骨节皆强，两膝疼痛，或翕翕热，但欲睡，旦醒暮剧，手足指逆冷至肘膝，或见身体发赤斑，或有下部生疮，不痛不痒，脓溃，或热盛下注，不食狂语，下血物如烂肝等。"

65 膂（lǚ 吕）：脊梁骨。

66 利：通"痢"。

67 鬼疰：古病名。见《太平圣惠方·卷第五十六·治鬼疰诸方》

68 痟（xiāo 消）：同"消"。

69 遁尸：病名。指一种突然发作、以心腹胀满刺痛、喘急为主症的危重病证。见《太平圣惠方·卷第五十六》。

70 寒癖：病名。指水饮停积胁下，遇寒即痛的病证。

⑦1 疰病：古病名。疰有转注和留住的意思，指一些具有传染性和病程迁延的疾病。

⑦2 潎潎（pìpì）：鱼游貌。

⑦3 管：据文义当作“脘”。

⑦4 衄（nǜ 恧）：鼻出血。

⑦5 澹澹：水波荡漾的样子。

⑦6 水气：古病名。指水肿。

⑦7 酸：酸痛。

⑦8 阴：永正抄本其下有“虚”字，此处脱文。

⑦9 平：永正抄本作“手”，义长可从。

⑧0 蒲：永正抄本作“满”，义长可从。

⑧1 损至脉：损脉，脉搏次数减少一类的脉。至脉，脉搏次增多一类的脉。

⑧2 雱霈(pāngpèi)：大雨。

⑧3 揔：同“总”。

⑧4 容容：纷乱动荡貌。

⑧5 将：抑或。

⑧6 楪楪槕槕（yèyèzhézhé 夜夜哲哲）：风吹叶动貌。

⑧7 靄靄：云雾密集的样子。

⑧8 客忤：旧俗以婴儿见生客而患病为客忤。

⑧9 盛人：肥胖的人。

⑨0 辟辟（pìpì）：象声词。如手指弹石之声。

⑨1 苒苒：渐渐的。

⑨2 退：同“退”。

⑨3 鼽衄：指鼻出血和流清涕。鼽，鼻流清涕。

⑨4 瀼瀼（rángráng 瓤瓤）：露水盛多。此指汗多。

⑨5 瘈疭（chìzòng 赤纵）：筋脉痉挛。

⑨6 肠澼（pì 辟）：下痢便脓血之类疾病。

⑨7 䘌（nì 逆）：或作匿，虫食病。

⑨8 疘：同“肛”。

⑨9 穄（jì 忌）：一种粮食作物，似麦而不黏。

⑩0 蘩（fán 繁）：白蒿。

⑩1 絙絙（gēnggēng 更更）然：急切貌。

⑩2 炲：烟气凝聚而成的黑灰。

⑩3 衃血：凝固呈赤黑色的败血。

⑩4 卯：永正抄本作“卵”，义长可从。

⑩5 班：通“斑”。

⑩6 状：永正抄本作“壮”，义长可从。

卷第二

论处方法

夫处方疗疾，当先诊知病源，察其盈虚，而行补泻。辨土地寒暑，观男女盛衰，深明草石甘辛，细委君臣冷热，或正经自病，或外邪所伤，或在阴在阳，或在表在里，当须审其形候各异，虚实不同，寻彼邪由，知疾所起。表实则泻表，里实则泻里，在阳则治阳，在阴则治阴。以五藏所纳之药，于四时之用所宜，加减得中，利汗无误，则病无不差矣。若不洞明损溢，率自胸襟，畏忌不分，反恶同用，或病在表而却泻里，病在里而却宣表，在阴则泻阳，在阳则泻阴，不能晓了，自昧端由，疾既不瘳，遂伤患者，深可戒也。故为医者，必须澄心用意，穷幽造微，审疾状之浅深，明药性之紧缓，制方有据，与病相符，要妙之端，其在于此。凡疗诸病，当先以汤，荡除五脏六腑，开通诸脉，理顺阴阳，令中破邪，润泽枯朽，悦人皮肤，益人气力，水能净万物，故用汤也。若四肢病久，风冷发动，次当用散。散能逐邪，风气湿痹，表里移走，居无常处，散当平之。次当用圆[①]，圆药者，能逐风冷，破积聚，消诸坚症，进饮食，调和荣卫，能参合而行之者，可渭[②]上工。故曰：医者意也。大抵养命之药则多君，养性之药则多臣，疗病之药则多使，审而用之，则百不失一矣。

夫疗寒以热药，疗热以寒药，饮食不消以吐下药，鬼疰蛊毒以蛊毒药，痈肿疮瘤以疮瘤药，风湿以风湿药，各随其所宜。雷公云：药有三品，病有三阶。药有甘苦，轻重不同。病有新久，寒温亦异。大重热腻，醋咸药石并饮食等，于风病为治，余病非对。轻冷甘苦涩药，草石饮食等，于热病为治，余药非对。轻热辛苦淡药饮食等，于冷病为治，余药非对。其大纲，略显其源流，其余观其病状可知，临事治宜，当识斯要矣。

论合和

凡合和汤药，务在精专。甄别新陈，辨明州土，修制合度。分两无差，用得其宜，病无不愈。若真假非类，冷热相乖，草石昧其甘辛，炮炙失其体性，节罗粗恶，分剂差殊，虽有疗疾之名，永无必愈之效。是以医者，必须慇懃[3]注意，再四留心，不得委以他人，令其修合，非但多少不等，兼亦失本方之意，捣和之后，妍丑难明，众口尝之，众鼻齅[4]之，药之精气，一切都尽，而将疗病，固难得效。此盖是和合[5]之盈虚，不得咎医方之浅拙，熟宜思慎之也。又古方药味，多以铢两[6]，及用水皆言升数，年代绵历窬[7]远，传写转见乖讹，或分量少而水数多，或水数多而分量少，轻重不等，器量全殊，若不别其精粗，何以明其取舍。今则加减合度，分量等中，消旧方之参差，洽今时之行用。其方中凡言分者，即二钱半为一分也；凡言两者，即四分为一两也；凡言斤者，即十六两为一斤也。凡煮汤，云用水，一大盏者，约一升也。一中盏者，约五合[8]也。一小盏者，约三合也。务从简易，庶免参差。俾令合修煎调，临病济急，不便冗繁，易为晓了也。凡草有根、茎、枝、叶、皮、骨、花、实；诸虫有毛、翅、皮、甲、头、足、尾、骨之属。有须炮、烧、炙，生熟有定，一如其法。顺方者福，逆方则殃。或须肉去皮，或须皮去肉。或须根茎，或须花实。依方拣炼，事褫[9]理削，极令净洁。然后秤定分两，勿得参差。药有相生、相杀，气力有强、有弱。君臣相使，若不广通诸经，则不知有好、有恶。或医自以意加减，不以方分，使诸药石强弱相欺，入人腹中，不能治病，更相斗诤[10]，草石相反，使人迷乱，力甚刀剑。若调和得意，虽未能去病，犹得安利五脏，于病无所增剧也。

凡煮汤，当以井华水，极令净洁，其水数依方多少，不得参差。常令文火小沸，令药味出，煮之调合，必须用意。然则利汤欲生，少水而多取；补汤欲熟，多水而少取之；用新布绞之。服汤宁小热即易消下，若冷即令人呕逆。云分再服三服者，要令势力相及，并视人之强羸，病之轻重，以为进退增减之，不必悉依方说也。

凡捣罗圆药，用重密绢令细，于蜜中和则易熟。若罗草药为散，以轻细绢，于酒中调服则不泥。其石药亦用细绢罗，然后研理数百过，视色理和同为佳也。

凡汤酒中，用诸石药，皆细捣罗之如粟米。亦可以葛筛令调，并新绵里，内[11]汤酒中同煎。凡合圆散药，先细切曝燥，乃捣之。有各捣者，有合捣者，并随方所言。其润湿药，如天门冬、干地黄之类，皆先切曝，独捣，令遍碎更出，细擘曝干。若遇阴雨，亦以微火烘之，既燥小停，冷乃捣之。凡湿药，燥皆大秏[12]，当先增分两，须得屑乃秤之为一止[13]，其汤酒中不须如此也。

凡渍药酒，皆须细锉。用生绢袋盛之，乃入酒密封，随寒暑日数视其浓烈便可漉出，不必待服至酒尽也。滓可曝燥微捣，更渍饮之，亦可为散服。

凡合膏药，初以酒或醋渍令淹浃[14]，不用多汁，密覆勿泄。从今旦至明旦，亦有止一宿者，微火煎之，令三上三下，以泄其热势，令药味得出。上之使匝，匝沸乃下之，使沸静良久乃上宁，欲小小生，其中有薤白者，以两头微焦黄为候。有白芷、附子者，亦令小黄色也。猪肪皆勿令经水，腊月弥佳，绞膏以新布绞之。若是可服之膏，膏滓亦可酒煮饮之；可摩之膏，膏滓则宜以敷病工[15]，此盖欲兼尽其药力故也。膏中用雄黄、朱砂、麝香之辈，皆别研如粉，候绞膏毕，乃可投中，以物疾搅至于凝强，勿使沉聚在下不调。有水银、胡粉者，于凝膏中研令消散。

凡修炼神仙延年圆散，皆须先净其室，烧香洒扫，勿令浪语。当使童子捣之，务令细熟，杵数可至千万过，以多为佳，勿令妇女、小儿、丧孝、产妇及痼疾，六根不具之人及六畜见之皆不效也。其遂[16]急诸小汤散，则不在此限尔。

论服饵

夫药有君臣，人有虚实，服饵之法，轻重不同。少长殊途，强羸各异，或宜补宜泻，或可汤可圆，加减不失其宜，药病相投必愈。若病在胸膈已上者，先食后服药；病在心腹已下者，先服药而后食；病在四肢血脉者，宜空腹而在旦；病在骨髓者，宜饱满而在夜。凡药势与食气不欲相逢，食气消即进药，药气散即进食。如此消息，即得五脏安和，非但药性之多方，其节适早晚，复须调理，今所云先食后食，盖此义也。凡服汤，欲得稍热服之则易消下；若冷则呕吐不下；若太热则伤人咽喉，务在用意。汤必须澄清，若浊令人心闷不解，中间相去，如步行十里久再服；若太促者，前汤未消，后汤来冲，必当吐逆。仍[17]问病者腹中药消散否，乃更进服。

凡服圆药，补者，皆如梧桐子大，以二十圆为始，从一服渐加至四十圆为限，过多亦损人。云一日再服者，欲得引日多时不阙药力，渐积熏蒸五藏，弥久为佳，不须顿服为善，徒饵名药，获益甚少也。

凡服浸酒药，欲得使酒气相接，无得断绝，断绝则不得药力，多少皆随性饮之，以知为度，不可令大醉至吐，大损人也。

凡服毒药治病，先起黍粟，病去即止，不去倍之，不去十之，取去为度。今药中单行一两种有毒之药，只如巴豆、甘遂之辈，不可令至尽剂尔。如经所说：一味一毒，服一圆如细麻；二味一毒，服二圆如大麻；三味一毒，服三圆如胡豆；四味一毒，服四圆如小豆；五味一毒，服五圆如大豆；六味一毒，服六圆如梧桐子。以数为圆，而毒中又有轻重，只如狼毒、钩吻[18]，岂同附子、芫花之辈耶，凡此类皆须量用也。

凡饵阳[19]药，其粥、食、肉、菜，皆须大熟，大熟则易消，与药相宜。若生则难消，复损药力，仍须少食茱[20]，于药为佳，亦少进盐、醋乃善。亦不得苦心用力及于喜怒。是以疗病用药力为首，若在食治将息得力，太[21]半于药。所以病者务在将息，节慎之至，可以长生，岂止愈病而已。

论用药

夫济时之道，莫大于医。去病之功，无先于药。人居五行四气，病生暑湿风寒，药分三品七情，性有温、平、冷、热，凡于行用不得差殊。

庶欲立方，便须凭据，疗之合理，病无不痊。若自昧新陈，莫分真假，有之偏僻，使之稀疏，著以别名，求于奇异，未谙体性，妄说功能，率自胸襟，深为造次。是以医不三世，不服其药。斯言信有之矣！岂不慎思者哉？又不得用土地所无，贵价难市，珠珍诸宝，稀罕所闻，纵富贵而无处搜求，设贫下而寡财不及，或于远邦求药，或则确执古方，不能变通，稽于致辩，病既深矣，药何疗焉。繇[22]是医者，必须舍短泛[23]长，去繁就简，卷舒有自，盈缩随机，斟酌其宜，增减允当，察病轻重，用药精微，则可谓上工矣。

凡药有君臣佐使，以相宣摄合和，宜用一君，二臣，三佐，五使。又可一君，三臣，九佐使也。又有阴阳配合，子母兄弟，根茎花实，草石骨肉。又有单行者，有相须者，有相使者，有相畏者，有相恶者，有相反者，有相杀者。凡此七情，合和之时，用意视之，当用相须、相使者良，勿用相恶、相反者。若有毒者宜制，可用相畏、相杀者。不尔，勿合用也。又有酸、咸、甘、苦、辛五味，又有寒、热、温、凉四气，及有毒、无毒，阴干、曝干，采造时月生熟，土地所出真伪，新陈并各有法也。

分三品药及相畏恶

上药一百二十种为君，主养命以应天，无毒多服，久服不伤人，欲轻身益气，不老延年者。其上品药性，亦皆能遣疾，但其势力和厚，不为仓卒之效，然而岁月常服，必获大益，病既愈矣，命亦兼申[24]。天道仁育，故云应天，一百二十种者，当渭[25]寅卯辰巳之月，法万物生荣时也。

中药一百二十种为臣，主养性以应人，无毒有毒，斟酌其宜，欲遏病补虚羸者。其中品药性，疗病之辞渐深，轻身之说稍薄。于服之者，祛患当速，而延龄为缓。人怀性情，故云应人。一百二十种者，当谓午未申酉之月，法万物成熟时也。

下药一百二十五种为佐使，主治病以应地，多毒不可久服。欲除寒热邪气，破积聚愈病者。倾损中和，不可恒服，疾愈即止。地体收杀，故云应地。一百二十五种者，当谓戌亥子丑之月，法万物枯藏时也，兼以闰之，盈数加之，《神农本经》三品合三百六十五种，法三百六十五度，一度应一日，以成一岁也。今所举其纲宗，以明品数。其本草中，唐之所附名医，尝用加添之药，不在此例也。

玉石上部

玉泉（畏款冬花） 玉屑（恶鹿角） 丹砂（恶磁石，畏咸水） 曾青[26]（畏菟丝子） 石胆[27]（水英为使，畏牡桂、菌桂、芫花、辛夷、白薇） 钟乳（蛇床为使，恶牡丹、玄石、牡蒙，畏紫石英、蘘草） 云母（泽泻为使，畏鮀音驼甲[28]及流水） 朴硝（畏麦白姜[29]） 硝石（火为使，恶苦参、苦菜，畏女菀） 芒硝（石苇为使，畏麦白姜） 白矾（甘草为使，畏牡蛎） 滑石（石苇为使，畏曾青） 紫石英（长石为使，畏扁青[30]、附子，不欲鮀甲、黄连、麦白姜） 白石英（恶鬼臼[31]） 赤石脂（恶大黄，畏芫花） 黄石脂[32]（曾青为使，恶袖[33]辛，畏蜚蠊[34]音廉） 白石脂[35]（燕粪为使，恶松脂，畏黄芩） 太一余粮[36]（杜仲为使，畏铁落、菖蒲、贝母）

玉石中部

水银（畏磁石） 殷孽[37]（恶防己，畏术） 孔公孽[38]（木兰为使，恶细辛） 阳起石（桑螵蛸为使，恶泽泻、菌桂、雷圆[39]、蛇蜕） 凝水石（畏地榆，解巴豆毒） 石膏（鸡子为使，恶莽草[40]、鬼臼） 磁石（柴胡为使，畏黄石脂，恶牡丹、莽草，杀铁毒） 玄石（恶松脂、柏子仁、菌桂） 理石（滑石为使，畏麻黄）

玉石下部

青琅[41]玕（得水银良，畏鸡骨，杀锡毒） 礜石[42]（得火良，棘针[43]为使，恶虎掌、鬼臼、鹜屎、细辛，畏水） 特生礜石（得火良，畏水） 方解石（恶巴豆） 代赭（畏天雄） 大盐[44]（漏芦为使）

草药上部

六芝[45]（薯蓣为使，得发良，恶恒山，畏扁青、茵陈） 天门冬（垣衣[46]、地黄为使，畏曾青） 麦门冬（地黄、车前为使，恶款冬、苦瓠[47]，畏苦参、青襄） 术（防风、地榆为使） 女葳葳蕤（畏卤咸[48]） 干地黄（得麦门冬、清酒良，恶贝母，畏芜荑[49]） 菖蒲（秦艽音膠、秦皮为使，恶地胆[50]、麻黄） 远志（得茯苓、冬葵子、龙骨良，杀天雄、附子毒，畏真珠、蜚蠊、藜芦、齐蛤[51]） 泽泻（畏海蛤、文蛤[52]） 薯蓣（紫芝[53]为使，恶甘遂） 菊花（术、狗杞[54]、桑根白皮为使） 甘草（术、干漆、苦参为使，恶远志，反甘遂、大戟、芫花、海藻） 人参（茯苓为使，恶溲音搜疏音疏，反藜芦） 石斛（陆英为使，恶凝水石、巴豆，畏白僵蚕、雷圆） 牛膝（恶荧火[55]、龟甲、陆英，畏白前） 细辛（曾青、枣根为使，恶狼毒[56]、山茱萸、黄芪，畏硝石、滑石，反藜芦） 独活（蠡音礼实[57]为使） 柴胡（半夏为使，恶皂荚，畏女菀、藜芦） 菴音淹蕳[58]音间（荆子、薏音意苡音以仁为使） 菥音锡蓂[59]音觅（得荆子[60]、细辛良，恶干姜、苦参） 龙胆（贯众为使，恶防葵、地黄） 菟丝子（宜圆不宜煮，得酒良，薯蓣、松脂为使，恶雚音桓菌音郡） 巴戟（覆盆子为使，恶朝生[61]、雷圆、丹参） 蒺藜子[62]（乌头为使） 防风（恶干姜、藜芦、白蔹、芫花，杀附子毒） 络石[63]（杜仲、牡丹为使，恶铁，畏菖蒲、贝母） 黄连（黄芩、龙骨、理石[64]为使，恶菊花、芫花、玄参、白鲜，畏款冬，胜乌头，解巴豆毒） 沙参（恶防己，反藜芦） 丹参（畏咸水，反藜芦） 天名精（垣衣为使） 决明子（蓍实[65]为使，恶大麻子） 芎䓖（白芷为使） 续断（地黄为使，恶雷圆） 黄芪（恶龟甲） 杜若[66]（得辛夷、细辛良，恶柴胡、前胡） 蛇床子（恶牡丹、巴豆、贝母） 茜根（畏鼠姑[67]） 飞廉[68]（得乌头良，恶麻黄） 微衔（得秦皮良） 五味子（苁蓉为使，恶葳蕤，胜乌头）

草药中部

当归（恶䕡音闾茹[69]音如，畏菖蒲、海藻、牡蒙[70]） 秦艽音膠（菖蒲为使） 黄芩（山茱萸、龙骨为使，恶葱实[71]，畏丹砂、牡丹、藜芦） 芍药（须圆为使，恶石斛、芒硝，畏硝石、鳖甲、小蓟，反藜芦） 干姜（秦椒为使，恶黄连、黄芩、天鼠粪，杀半夏、莨菪[72]音荡毒） 藁本（恶䕡茹） 麻黄（厚朴为使，恶辛夷、石韦） 葛根（杀野葛[73]、巴豆百药毒） 前胡（半夏为使，恶皂荚，畏藜芦） 贝母（厚朴、白薇为使，恶桃花，畏秦艽、矾石、莽草，反乌头） 栝音括楼音娄（枸杞为使，恶干姜，畏牛膝、干漆，反乌头） 玄参（恶黄芪、干姜、大枣、山茱萸，反藜芦） 苦参（玄参为使，恶贝母、漏芦、菟丝子，反藜芦） 石龙芮[74]（大戟为使，畏蛇蜕、吴茱萸） 石韦（滑石、杏仁为使，得菖蒲良） 狗脊（萆薢为使，恶败酱） 萆薢（薏苡为使，畏葵根、大黄、柴胡、牡蛎、前胡） 蘧音劬麦[75]（蘘草[76]、牡丹为使，恶桑螵蛸） 白芷（当归为使，恶旋覆花） 紫菀（款冬为使，恶天雄、蘧麦、雷圆、远志，畏茵陈） 白鲜皮（恶桑螵蛸、桔梗、茯苓、萆薢） 白薇（恶黄芪、干姜、干漆、大枣、山茱萸） 紫参[77]（畏辛夷） 仙灵脾（薯蓣为使） 款冬花（杏仁为使，得紫菀良，恶皂荚、硝石、玄参，畏贝母、辛夷、麻黄、黄芩、黄连、黄芪、青葙） 牡丹（畏菟丝子） 汉防己（殷孽为使，恶细辛，畏萆薢，杀雄黄毒） 女菀（畏卤咸） 泽兰（防己为使） 地榆（得发良，恶麦门冬） 海藻（反甘草）

草药下部

大黄（黄芩为使） 桔梗（节皮为使，畏白及、龙胆、龙眼） 甘遂（瓜蒂为使，恶远志，反甘草） 葶苈（榆皮[78]为使，得酒良，恶僵蚕、石龙芮） 芫花（决明为使，反甘草） 泽漆（小豆为使，恶薯蓣[79]） 大戟（反甘草） 钩吻（半夏为使，恶黄芩） 藜芦（黄连为使，反细辛、芍药、五参，恶大黄） 乌头、乌喙[80]许秽反（莽草为使，反半夏、栝楼、贝母、白蔹、白及，恶藜芦） 天雄（远志为使，恶腐婢[81]） 附子（地胆为使，恶蜈蚣，畏防风、甘草、黄芪、人参、乌韭、大豆） 贯众（雚音桓菌音郡为使） 半夏（射音夜干为使，皂荚，畏雄黄、生姜、干姜、秦皮、鳖甲，反乌头） 虎掌（蜀漆为使，畏莽草） 蜀漆（栝楼为使，恶贯众） 柏[82]山（畏玉札[83]） 狼牙（芜荑[84]为使，恶枣肌、地榆） 白蔹（代赭为使，反乌头）白及（紫石英为使，恶理石、杏核仁、杏仁） 雚音桓菌音郡（得酒良，畏鸡子） 藺音闾茹音如（甘草为使，恶麦门冬） 荩草[85]（畏鼠妇） 夏枯草（土瓜[86]为使）狼毒（大豆为使，恶麦白姜勺） 鬼臼（畏垣衣）

木药上部

茯苓、茯神（马间为使，恶白蔹，畏牡蒙、地榆、雄黄、秦艽、龟甲） 柏子仁（牡蛎、桂心、瓜子[87]为使，畏菊花、羊蹄、诸石面曲） 杜仲（恶蛇蜕音税、玄参） 干漆（半夏为使，畏鸡子） 蔓荆子（恶乌头、石膏） 五加皮（远志为使，畏蛇皮、玄参） 黄柏（恶干漆） 辛夷（芎䓖为使，恶五石脂，畏菖蒲、蒲黄、黄连、石膏、黄环[88]） 酸枣仁（恶防己） 槐子（景天为使） 牡荆实[89]（防风为使，恶石膏）

木药中部

厚朴（干姜为使，恶泽泻、寒水石、硝石） 山茱萸（蓼实[90]为使，恶桔梗、防风、防己） 吴茱萸（蓼实为使，恶丹参、硝石、白垩[91]，畏紫英石） 秦皮（大戟为使，恶吴茱萸） 占斯（解狼毒毒） 栀子（解踯躅[92]毒） 桑根白皮（续断、桂心、麻子为使） 秦椒（恶栝楼、防己，畏雄黄）

木药下部

黄环（鸢尾[93]为使，恶茯苓、防己） 石南[94]（五加皮为使） 巴豆（芫花为使，恶蘘草，畏大黄、黄连、藜芦、杀班[95]猫毒） 蜀椒（杏仁为使，畏款冬） 栾华（决明为使） 雷圆（荔实、厚朴为使，恶葛根） 溲音搜疏音疏（漏芦为使） 皂荚（柏子仁为使，恶麦门冬，畏空青、人参、苦参）

兽上部

龙骨（得人参、牛黄良，畏石膏） 龙角（畏干漆、蜀椒、理石） 牛黄（人参为使，恶龙骨、地黄、龙胆、蜚蠊，畏牛膝） 白胶（得火良，畏大黄） 阿胶（得火良，畏大黄）

兽中部

犀角（松脂为使，恶藿菌、雷圆） 羖羊角[96]（菟丝子为使） 鹿茸（麻勃[97]为使） 鹿角（杜仲为使）

兽下部

麋脂[98]（畏大黄）

虫鱼上部

蜡蜜（恶芫花、齐蛤） 蜂子（畏黄芩、芍药、牡蛎） 牡蛎（贝母为使，得甘草、牛膝、远志、蛇床子良，恶麻黄、吴茱萸、辛荑） 桑螵蛸（得龙骨疗泄精，畏旋覆花） 海蛤（蜀漆为使，畏狗胆、甘遂、芫花） 龟甲（恶沙参、蜚蠊）

虫鱼中部

伏翼[99]（苋实、云实[100]为使） 蝟皮[101]（得酒良，畏桔梗、麦门冬） 蜥[102]音锡蜴音亦（恶硫黄、斑蝥、芜荑） 露蜂房（恶干姜、丹参、黄芩、芍药、牡蛎） 䗪音柘虫（畏皂荚、菖蒲） 蛴螬[103]（蜚蠊为使，恶附子） 鳖甲（恶矾石） 鮀音驼鱼甲[104]（蜀漆为使，畏狗[105]胆、甘遂、芫花） 乌鰂[106]鱼骨（恶白蔹、白及） 蟹（杀莨菪毒、漆毒） 天鼠粪（恶白蔹、白

薇）

虫鱼下部

蛇蜕音税（畏磁石及酒）　蜣螂[107]（畏羊角、石膏）　斑蝥（马刀为使，畏也[108]豆、丹参、空青[109]，恶肤青[110]）　地胆（恶甘草）　马刀（得水良）

果上部

大枣（杀乌头毒）

果下部

杏仁（得火良，恶黄芪、黄芩、葛根，解锡胡粉毒，畏蓑草）

菜上部

冬葵子（黄芩为使）

菜中部

葱实（解藜芦毒）

米上部

麻蕡[111]、麻子（畏牡蛎、白薇，恶茯苓）

米中部

大豆及黄卷（恶五参、龙胆，得前胡、乌喙、杏仁、牡蛎良，杀乌头毒） 大麦（食蜜为使）

右一百九十九种，有相制使，其余皆无，故不备录。

药相反

乌头（反半夏、栝楼、贝母、白蔹）

甘草（反大戟、芫花、甘遂、海藻）

藜芦（反五参、细辛、芍药）

服诸药忌

有术勿食桃李，及雀肉、胡荽、大蒜、青鱼等。

有藜芦勿食狸肉。

有巴豆勿食芦笋及野猪肉。

有黄连、桔梗勿食猪肉。

有地黄勿食芜荑。

有半夏、菖蒲勿食饴糖、羊肉。

有细辛勿食生菜。

有甘草勿食菘菜。

有牡丹勿食生胡荽。

有商陆勿食犬肉。

有恒山勿食生葱、生菜。

有空青、朱砂勿食生血物。

有茯苓勿食醋物。

有鳖甲勿食苋菜。

有天门冬勿食鲤鱼。

服药不可多食生胡荽及蒜杂生菜，又不可食诸滑物果实等，又不可多食肥猪犬肉、油腻肥羹、鱼脍腥燥等物。

肝脏用药

蕤仁[112]（温，微寒） 空青（小寒[113]，大寒） 石胆（寒） 决明子（平，微寒） 青葙子（微寒） 曾青（小寒） 升麻（平，微寒） 龙脑（平，微寒） 玄参（微寒） 栀子（寒，大寒） 枸杞子（微寒） 龙胆（寒，大寒） 苦参（寒） 车前子（寒） 菊花（平） 矾石（大热，生温，熟热） 乌鲗鱼骨（微温） 兔肝（寒，平） 酸枣仁（平） 秦椒（生温，熟寒） 黄连（寒，微寒） 蔓荆子（温） 竹沥（大寒） 熊胆（寒） 青羊胆（温） 阿胶（平，微温） 细辛（温） 青石脂（平）

心脏用药

麦门冬（平，微寒） 远志（温） 丹参（微寒） 紫石英（温） 犀角（寒，微寒） 玉屑（平） 铁粉（大寒） 银屑（平） 朱砂（微寒） 牛黄（平） 茯神（平） 真珠（寒） 凝水石（寒，大寒） 菖蒲（温） 铁精（微温） 龙齿（平，微寒） 黄连（寒，微寒） 羚羊角（温，微寒） 茯苓（平） 生地黄（大寒） 竹沥（大寒） 天竹黄（寒） 赤石脂（大温）

脾脏用药

黄芪（微温） 柴胡（平，微寒） 附子（温，大热） 枳实（寒，微寒） 陈橘皮（温） 人参（微寒，微温） 木通（平） 厚朴（温，大温） 干姜（温，大热） 曲（大热） 大麦蘖[114]（温平） 大枣（平） 黄石脂（平） 术（温） 诃黎勒（温） 桂（大热） 吴茱萸（温，大热） 木香（温） 槟榔（温） 胡椒（大温） 肉豆蔻（温） 丁香（温） 高良姜（大温） 荜茇音拨（大热[115]） 石密[116]（平，微温）

肺脏用药

款冬花（温） 桔梗（微温） 百合（平） 杏仁（温） 紫菀（温） 射干音夜（平，微温） 紫苏子（温） 木通（平） 旋覆花（温，微温） 桑根白皮（寒） 皂荚（温） 沙参（微寒） 天门冬（平，大寒） 白前（微温） 百部（微温） 贝母（平，微寒） 芫花（温，微温） 干姜（温，大热） 车前子（寒） 麻黄（温，微温） 蛤蚧（平） 马兜铃（寒） 半夏（生，微寒，熟温） 五味子（温） 葶苈（寒，大寒） 白石脂（平）

肾脏用药

肉苁蓉（微温） 巴戟天（微温） 山茱萸（平，微温） 牛膝

（平） 菟丝子（平） 石斛（平） 鹿茸（温，微温） 蛇床子（平） 杜仲（平，温） 磁石（寒） 萆薢（平） 干漆（温） 桑螵蛸（平） 泽泻（寒） 补骨脂（大温） 钟乳（温） 黑石脂（平） 石南（平） 乌喙（微温） 天雄（温，大温） 石龙芮（平）

诸疾通用药[117]

治风通用

防风（温） 汉防己（平，温） 秦艽音膠（平） 独活（平，微寒） 芎䓖（温） 羌活（平，微温） 麻黄（温，微温） 天门冬（平，大寒） 附子（温，大热） 杜若（微温） 麦门冬（平，微寒） 犀角（寒，微寒） 细辛（温） 羚羊角（温，微寒） 藁本（温，微寒） 天雄（温，大温） 黄芪（微温） 蒺藜子（温，微寒） 菖蒲（温） 葈私以反耳[118]（实温，叶微寒） 牡荆子（微寒，平） 菊花（平） 狗脊（平，微温） 巴戟（微温） 莽草（平[119]） 柏子仁（平） 蔓荆子（微寒，微温） 天麻（平） 薏苡仁（微寒） 当归（温，大温） 麻黄（温，微温） 萆薢（平） 乌喙许秽切（微温） 侧子[120]（大热） 踯躅（温） 栾荆[121]（温） 海桐皮（平） 小天蓼[122]（温） 辛夷（温） 干蝎（温） 天南星（温） 乌头（温，大热） 白花蛇（温） 乌蛇（温） 酸枣仁（平） 威灵仙（温） 鼠粘子[123]（平） 牛膝（平） 牛黄（平） 枳壳（微寒）

风　眩

菊花（平） 飞廉（平） 踯躅（温） 虎掌（温，微寒） 杜若（微温） 茯神（平） 茯苓（平） 白芷（温） 鸱尺脂切头[124]（平） 人参（微寒，微温） 芎䓖（温） 蔓荆子（微寒，微温） 薯蓣（温，平） 术（温） 蘼芜[125]（温）

头面风

芎䓖（温） 薯蓣（温，平） 天雄（温，大温） 山茱萸（平，微温） 莽草（温） 辛夷（温） 牡荆子（温） 蔓荆子（微寒，微温） 藁本（温，微寒） 蘼芜（温） 葈私以反耳（实温，叶微寒） 蜂子（平，微寒） 杜若（微温）

中风脚弱

石斛（平） 钟乳（温） 殷孽（温） 孔公孽（温） 硫黄（大热） 附子（温，大热） 豉（寒） 丹参（微寒） 五加皮（温，微寒） 竹沥（大寒） 大豆（平） 天雄（温，大温） 侧子（大热） 牛膝（平） 胡麻（平）

久风湿痹

菖蒲（温） 茵芋[126]（温，微温） 天雄（温，大温） 附子（温，大热） 乌头（温，大热） 细辛（温） 蜀椒（温，大热） 牛膝（平） 天门冬（平，大热） 术（温） 丹参（微寒） 石龙芮（平） 茵陈（平，微寒） 松叶（温） 松节（温） 侧子（大热） 踯躅（温） 柏子仁（平） 薏苡仁（微寒） 葈私以反耳（实温，叶微寒） 蔓荆子（微寒，微温）

贼风挛痛

茵芋（温，微温） 附子（温，大温） 侧子（大热） 麻黄（温，微温） 芎䓖（温） 杜仲（平，温） 萆薢（平） 狗脊（平，微温） 白鲜皮（寒） 白及（平，微寒） 葈私以反耳（实温，叶微寒） 猪椒[127]（温） 汉防己（平，温） 石斛（平）

风瘙痒

蛇床子（平） 蒴藋[128]（温） 乌喙许秽切（微温） 蒺藜子（温，微寒） 景天（平） 茺蔚子（微温，微寒） 青葙子（微寒） 枫香（平） 藜芦（寒，微寒） 枳壳（微寒）

伤 寒

麻黄（温，微温） 葛根（平） 杏仁（温） 前胡（微寒） 柴胡（平，微寒） 大青[129]（大寒） 龙胆（寒，大寒） 芍药（平，微寒） 薰草（平） 升麻（平，微寒） 牡丹（寒，微寒） 虎掌（温，微温） 术（温） 汉防己（平，温） 石膏（微寒，大寒） 牡蛎（平，微寒） 贝母（平，微寒） 鳖甲（平，温） 犀角（寒，微寒） 豉（寒） 羚羊角（温，微寒） 葱白（平） 生姜（微温） 芒硝（大寒） 半夏（生微寒，熟温） 知母（寒）

时 气

牡蛎（平，微寒） 龙胆（寒，大寒） 犀角（寒，微寒） 葱白（平） 栝楼（寒） 大黄（寒，大寒） 石膏（微寒，大寒） 雄黄（平，寒，大温） 麻黄（温，微温） 葛根（平） 杏仁（温） 黄芩（平，大寒） 白鲜皮（寒） 葳蕤（平） 贝母（平，微寒） 豉（寒） 射音夜干（平，微温） 生姜（微温） 茵陈（平，微寒） 羚羊角（温，微寒） 栀子（寒，大寒） 牡丹（寒，微寒） 大青（大寒） 凝水石（寒） 水牛角（平） 升麻（平，微寒） 竹茹音如（微寒） 芍药（平，微寒） 前胡（微寒） 柴胡（平，微寒）

热 病

犀角（寒，微寒） 葛根（平） 白鲜皮（寒） 小麦（微寒） 知母（寒）　玄参（微寒）　理石（寒，大寒）　长石（寒）　黄芩（平，大寒）　凝水石（寒，大寒）　浮萍草（寒）　败酱草（平，微寒）　大青（大寒）　栀子（寒，大寒）　石膏（大寒，微寒）　羚羊角（温，微寒）　垣衣（寒）　白薇（平，大寒）　滑石（寒，大寒）　景天（平）　升麻（平，微寒）　大黄（寒，大寒）　龙齿（平，微寒）　葶苈（寒，大寒）　茵陈（平，微寒）　蓝实及叶（寒）　白颈地龙（寒，大寒）　楝实[130]（寒）　苦参（寒）　朴硝（寒，大寒）

大　热

凝水石（寒，微寒）　石膏（微寒，大寒）　滑石（寒，大寒）　黄芩（平，大寒）　知母（寒）　白鲜皮（寒）　玄参（微寒）　茵陈（平，微寒）　鼠李根皮（微寒）　竹沥（大寒）　栀子（寒，大寒）　蛇莓[131]音每（大寒）　芒硝（大寒）　白颈地龙（寒，大寒）　大黄（寒，大寒）　苦参（寒）　沙参（微寒）

劳　热

鳖甲（平）　柴胡（平，微寒）　茵陈（平，微寒）　秦艽音膠（平）　诃黎勒（温）　天灵盖（平）　青蒿（寒）　地骨皮（大寒）　前胡（微寒）　龙胆（寒，大寒）　胡黄连（平）　人参（微寒，微温）　栀子（寒，大寒）　獭肝[132]（微寒，平）　沙参（微寒）　知母（寒）　贝母（平，微寒）　百步（微温）　木通（平）　桑根白皮（寒）　桃仁（平）　杏仁（温）　麦门冬（平，微寒）

劳　复

鼠粪（微寒）　豉（寒）　竹沥（大寒）　龟甲（平）　柴胡（平，微寒）　麦门冬（平，微寒）

疟 病

恒山（寒，微寒） 蜀漆（平，微温） 牡蛎（平，微寒） 鳖甲（平） 麝香（温） 麻黄（温，微温） 大青（大寒） 防葵（寒） 猪苓（平） 汉防己（平，温） 茵芋（温，微温） 巴豆（温，生温，熟寒） 白头翁（温） 女青（平） 芫花（温，微温） 白薇（平，大寒） 松萝（平） 桃仁（平） 乌梅（平） 雄黄（平，大温） 菖蒲（温） 莽草（温）

霍 乱

人参（微寒，微温） 术（温） 附子（温，大热） 桂心（大热） 干姜（温，大热） 陈橘皮（温） 厚朴（温，大温） 香葇[133]音柔（温） 䕮居�切舌[134] 高良姜（大温） 木瓜（温） 肉豆蔻（温） 草豆蔻（温） 丁香（温）

转 筋

小蒜（温） 木瓜（温） 陈橘皮（温） 鸡舌香（微温） 肉豆蔻（温） 生姜（微温） 杉木（微温） 稨[135]音扁豆（微温）

呕 哕

厚朴（温，大温） 香葇（温） 䕮居筠切舌（微温） 人参（微寒，微温） 附子（温，大温） 术（温） 楠材（微温） 木瓜（温） 高良姜（大温） 丁香（温） 桂心（大热） 陈橘皮（温） 枇杷叶（平） 白豆蔻（温）

大腹水肿

大戟（寒，大寒） 甘遂（寒，大寒） 泽漆（微寒） 葶苈（寒，大寒）　芫花（温，微温）　巴豆（温，生温，熟寒）　猪苓（平）　汉防己（平，温）　泽兰（微温）　桑根白皮（寒）　商陆（平）　泽泻（寒）　郁李仁（平）　海藻（寒）　昆布（寒）　苦瓠（寒）　赤小豆（平）　瓜蒂（寒）　鳢音礼鱼（寒）　鲤鱼（寒）　大豆（平）　荛音饶花（寒，微寒）

肠澼下利

赤石脂（大温）　龙骨（平，微寒）　牡蛎（平，微寒）　干姜（温，大热）　黄连（寒，微寒）　黄芩（平，微寒）　当归（温，大温）　附子（温，大热）　禹余粮（寒，平）　藜芦（寒，微寒）　黄柏（寒）　云实（温）　矾石（寒）　阿胶（平，微温）　艾叶（微温）　陟釐音离（大温）　硫黄（大热）　乌梅（平）　石榴皮（平）　枳实（寒，微寒）　牛角鳃（平）　地榆（微寒）　厚朴（温，大温）　白头翁（温）　柏叶（平）　白蘘荷[136]（微温）　赤地利[137]（平）　桃花石（温）　蝠（温）

大便不通

朴硝（寒，大寒）　芒硝（大寒）　大戟（寒，大寒）　槟榔（温）　牵牛子（寒）　郁李仁（平）　大黄（寒，大寒）　巴豆（温，生温，熟寒）　蜜（微温）　大麻子（平）　牛胆（大寒）　猪胆（微寒）

小便淋

滑石（寒，大寒）　冬葵子（寒）　茅根（寒）　蘧麦（寒）　榆皮（平）　石韦（平）　葶苈（寒，大寒）　蒲黄（平）　麻子（平）　琥珀（平）　石蚕[138]（寒）　蜥音锡蜴音亦（寒）　胡燕粪（平）　衣中白鱼[139]（温）　乱发（微温）　石燕[140]（寒）　车前子（寒）　木通（平）　海蛤（平）　贝齿（平）　硝石（寒，大寒）　黄芩（平，微寒）　冬葵根

（寒） 猪苓（平）

小便利

牡蛎（平，微寒） 龙骨（平，微寒） 鹿茸（温，微温） 桑螵蛸（平） 漏芦（寒，大寒） 土瓜根（寒） 鸡肶胵[141]（微寒） 鸡肠草[142]（微寒） 山茱萸（平，微温）

溺 血

戎盐[143]（寒） 鹿茸（温，微温） 龙骨（平，微寒） 蒲黄（平） 干地黄（寒） 牛膝（平） 车前子（寒） 柏[144]子并叶（平，温）

消 渴

白石英（微温） 石膏（微寒，大寒） 茯神（平） 麦门冬（平，微寒） 黄连（寒，微寒） 知母（寒） 栝楼根（寒） 茅根（寒） 枸杞根（大寒） 小麦（微寒） 箽竹叶（平，大寒） 土瓜根（寒） 葛根（平） 李根（寒） 芦根（寒） 菰根[145]（大寒） 冬瓜（微寒） 马乳（冷） 牛乳（微寒） 羊乳（温） 桑根白皮（寒） 铅丹（微寒）

黄 疸

茵陈（平，微寒） 栀子（寒，大寒） 紫草（寒） 白鲜皮（寒） 牡鼠（微温） 大黄（寒，大寒） 瓜蒂（寒） 秦艽音膠（平） 栝楼（寒）

上气咳嗽

麻黄（温，微温） 杏仁（温） 白前（微温） 陈橘皮（温） 紫菀（温） 桂心（大热） 款冬花（温） 五味子（温） 细辛（温） 蜀椒（温，大热） 半夏（生微寒，熟温） 生姜（微温） 桃仁（平） 紫苏子（温） 射音夜干（微温） 芫花根并花（温，微温） 百部根（微温） 干姜（温，大热） 贝母（平，微寒） 皂荚（温）

肺 萎

蒺藜子（温，微寒） 人参（微寒，微温） 茯苓（平） 天门冬（平，大寒） 麦门冬（平，微寒） 猪蹄（小寒） 白石英（微温） 蛤蚧（平） 薏苡仁（微寒）

呕 吐

厚朴（温，大温） 陈橘皮（温） 人参（微寒，微温） 半夏（生微寒，熟温） 麦门冬（平，微寒） 生姜（微温） 白芷（温） 铅丹（微寒） 鸡子（微寒） 薤白（温） 甘竹叶（平，大寒） 附子（温，大热）

痰 饮

大黄（寒，大寒） 甘遂（温，大寒） 芒硝（大寒） 茯苓（平） 柴胡（平，微寒） 前胡（微寒） 术（温） 细辛（温） 旋覆花（微温） 厚朴（温，大温） 人参（微寒，微温） 枳实（寒，微寒） 陈橘皮（温） 半夏（生微寒，熟温） 生姜（微温） 甘竹叶（平，大寒） 荛花[146]（寒，微寒） 高良姜（大温） 乌头（温，大热） 芫花（温，微温）

宿 食

大黄（寒，大寒） 巴豆（温，生温，熟寒） 朴硝（寒，大寒）

柴胡（平，微寒） 术（温） 桔梗（微温） 厚朴（温，大温） 皂荚（温） 曲（热） 蘖（温） 槟榔（温）

腹胀满

麝香（温） 甘草（平） 人参（微寒，微温） 皂荚（温） 术（温） 干姜（温，大热） 百合（平） 厚朴（温，大温） 菴音淹蕳音闾子（微寒，微温） 枳实（寒，微寒） 桑根白皮（寒） 大豆黄卷（平） 旋覆花（微温） 香菜（温） 诃黎勒（温） 草豆蔻（温） 荜澄茄（温）

心腹冷痛

当归（温，大温） 芍药（平，微寒） 桔梗（微温） 干姜（温，大热） 桂心（大热） 蜀椒（温，大热） 附子（温，大热） 吴茱萸（温，大热） 乌头（温，大热） 甘草（平） 矾石（大热，生温，熟热） 术（温） 戎盐（寒） 芎䓖（温） 厚朴（温，大温） 小蒜（温） 高良姜（大温） 蜂子（平，微寒） 肉豆蔻（温） 蓬莪茂[147]匀律切（平）

肠　鸣

丹参（微寒） 桔梗（微温） 海藻（寒） 昆布（寒） 半夏（生微寒，熟温）

心下满急

茯苓（平） 枳实（寒，微寒） 半夏（生微寒，熟温） 术（温） 生姜（微温） 百合（平） 青橘皮（微温） 菴蕳子（微寒，微温） 杏仁（温）

虚冷气

荜茇音拨（大温） 胡椒（大温） 阿魏（平） 吴茱萸（温，大热） 厚朴（温，大温） 桂心（大热） 木香（温） 干姜（温，大热） 白豆蔻（大温） 丁香（温） 术（温） 京三棱（平） 荜澄茄（温） 益智子（温） 高良姜（大温） 诃黎勒（温） 艾叶（微温）

心 烦

石膏（微寒，大寒） 滑石（寒，大寒） 杏仁（温） 栀子（寒，大寒） 茯苓（平） 贝母（平，微寒） 木通（平） 李根[148]（微寒） 甘竹沥（大寒） 乌梅（平） 鸡子（微寒） 豉（寒） 甘草（平） 知母（寒） 王不留行（平） 石龙芮（平） 玉屑（平） 酸枣仁（平） 凝水石（寒，微寒）

积聚癥瘕

空青（寒，大寒） 朴硝（寒，大寒） 芒硝（大寒） 硫黄（火[149]热） 胡粉（寒） 矾石（大热，生温，熟热） 大黄（寒，大寒） 狼毒（平） 巴豆（温，生温，熟寒） 附子（温，大热） 乌头（温，大热） 苦参（寒） 芫花（温，微温） 柴胡（平，微寒） 鳖甲（平） 蜈蚣（温） 猪肚（微温） 白马溺（微寒） 鮀音驼甲（微温） 蜀漆（平，微温） 甘遂（寒，大寒） 贯众（微寒） 京三棱（平）

中 恶

鬼箭（寒） 芍药（平，微寒） 牛黄（平） 雄黄（平，大温） 朱砂（微寒） 麝香[150]（温） 芎䓖（温） 吴茱萸（温，大热） 乌头（温，大热） 当归（温，大温） 升麻（平，微寒） 桃枭（微温）

菒私以切耳（实温，微寒） 桃皮（平） 桃胶（平） 桔梗（微温） 干姜（温，大热）

鬼　疰

芫青（微温） 獭肝（微寒，平） 龙齿（平，微寒） 雷圆（寒，微寒） 白鲜皮（寒） 牛黄（平） 盐（寒） 蚱音窄 音侧蝉[151]（寒） 雄黄（平，大温） 败天公（平） 鬼臼（温，微寒） 野葛（温） 虎骨（平） 金牙（平） 代赭（寒） 安息香（平）

尸疰病

鹳骨（平） 虎骨（平） 麝香（温） 狸骨（温） 卷柏（温，平，微寒） 野葛（温） 雄黄（平，大温）

惊　邪

雄黄（平，大温） 朱砂（微寒） 紫石英（温） 茯神（平） 龙胆（寒，大寒） 龙齿（平，微寒） 防葵（寒） 鬼臼（温，微温） 升麻（平，微寒） 麝香（温） 人参（微温，微寒） 沙参（微寒） 桔梗（微温） 白薇（平，大寒） 远志（温） 柏子仁（平） 鬼箭（寒） 鬼督邮[152]（平） 小草[153]（温） 卷柏（温，平，微寒） 紫菀（温） 羚羊角（温，微寒） 鮀甲（微温） 丹雄鸡（微温，微寒） 犀角（寒，微寒） 羖羊角[154]（温，微寒） 蚱音窄又音侧蝉（寒） 茯苓（平）

惊　悸

朱砂（微寒） 人参（微寒，微温） 茯神（平） 龙齿（平，微寒） 柏实（平） 沙参（微寒） 龙胆（寒，大寒） 羖[155]羊角（温，微

温）　桔梗（微温）　远志（温）　银屑（平）　紫石英（温）　金屑（平）

癫　痫

龙齿角（平，微寒）　牛黄（平）　防葵（寒）　牡丹（寒，微寒）　白蔹（平，微寒）　莨菪子[156]（温）　雷圆（寒，微寒）　钩藤（微寒）　白僵蚕（平）　蛇床（平）　蛇蜕（平）　蜣蜋[157]（寒）　白马目（平）　铅丹（微寒）　蚱蝉（寒）　白狗血（温）　豚卵[158]（温）　猪牛大[159]等齿（平）　銀[160]屑（平）　升麻（平，微寒）　露蜂房（平）　蛇衔[161]（温）　熊胆（寒）　雀瓮（平）

喉痹病

升麻（平，微寒）　射干（平，微温）　杏仁（温）　蒺藜子（温，微寒）　棘针（寒）　络石（温，微寒）　百合（平）　篁竹叶（平，大寒）　莽草（温）　苦竹叶（大寒）

噎　病

羚羊角（温，微寒）　木通（平）　青竹茹音如（微寒）　头垢（微寒）　芦根（寒）　牛齝[162]丑之切（平）　春杵头细糠[163]（平）

骨　鲠

狸头骨（温）　獭骨（平）　鸬鹚骨（平，微寒）　獭足（平）

齿　痛

当归（温，大温）　独活（平，微温）　细辛（温）　蜀椒（温，大热） 芎䓖（温） 附子（温，大热） 荠草（温） 矾石（寒） 蛇床子（平） 生地黄（大寒） 莨菪子（温） 鸡舌香（微温） 车下李根（平） 马悬蹄[164]（平） 雄雀粪（温）

口 疮

黄连（寒，微寒） 黄柏（寒） 龙胆（寒，大寒） 升麻（平，微寒） 大青（大寒） 苦竹叶（大寒） 蜜（平，微温） 酪[165]（寒） 酥[166]（微寒） 豉（寒）

吐唾血

羚羊角（温，微寒） 鹿角胶（平，温） 戎盐（寒） 柏叶（平） 艾叶（微温） 鸡苏[167]（微温） 生地黄（大寒） 刺蓟（温） 蛴螬（微寒，微温） 饴糖（微温） 伏龙肝（微温） 牛膝（平） 马通（微温） 桑根白皮（寒）

鼻衄血

矾石（寒） 蒲黄（平） 天名精（寒） 刺蓟[168]（温） 鸡苏（微温） 艾叶（微温） 桑耳（平） 竹茹（微寒） 蝟皮（微温） 溺垽[169]（平） 蓝（大寒） 狗胆（平） 乱发（微温） 生地黄（大寒）

鼻 齆[170]

木通（平） 细辛（温） 桂心（大热） 蕤核（温，微寒） 薰草（平） 瓜蒂（寒）

耳 聋

磁石（寒） 菖蒲（温） 葱涕（平，温） 雀脑（平） 白鹅膏

（微寒） 鲤鱼脑（寒） 络石（温，微寒） 白颈地龙（寒，大寒） 乌鸡膏（平） 土瓜根（寒） 龙脑（微寒）

鼻息肉

藜芦（寒，微寒） 矾石（寒） 地胆（寒） 木通（平） 白狗胆（平） 雄黄（平，大温） 砚石（大热，生温，熟热）

目赤热痛

黄连（寒，微寒） 蕤仁（温，微寒） 石胆（寒） 空青（寒，大寒） 曾青（小寒） 决明（平，微寒） 黄柏（寒） 栀子（寒，大寒） 荠子[171]（温） 苦竹叶[172]（大寒） 鸡子白（微寒，平） 鲤鱼胆（寒） 田中螺（大寒） 车前（寒） 菥[173]音锡蓂音觅子（微寒） 秦皮（微寒，大寒）

目肤翳

秦皮（微寒，大寒） 细辛（温） 真珠（寒） 贝齿（平） 石决明（平） 麝香（温） 鬼臼（温，微温） 伏翼（平） 青羊胆（温） 蛴螬汁（微温，微寒） 菟丝子（平） 珊瑚（平）

明　目

车前子（微寒） 菟丝子（平） 柏子仁（平） 细辛（温） 菥蓂子（微温） 秦椒（生温，熟寒） 地肤子（寒） 决明子（平，微寒） 蔓荆子（微寒，微温） 乌雄鸡（微寒） 羚羊角（温，微寒） 青羊胆（温） 萤火（微温） 鲤鱼胆（寒） 空青（寒） 芜青子（温） 龙脑（微寒） 苋实（寒，大寒） 茺蔚子（微温，微寒） 伏翼（平）

通　声

菖蒲（温）　钟乳（温）　孔公孽（温）　皂荚（温）　苦竹叶（寒）　麻油（微寒）　木通（平）

面皯[174]疱

菟丝子（平）　麝香（温）　熊脂（微寒，微温）　葳蕤（平）　藁本（微温，微寒）　木兰皮（寒）　栀子（寒，大寒）　紫草（寒）　冬瓜子（平，寒）　白僵蚕（平）　蜀水花（平）　白附子（平）

发秃落

桑上寄生（平）　秦椒（生温　熟寒）　蔓荆子（微寒，微温）　桑根白皮（寒）　麻子仁（平）　桐叶[175]（寒）　猪膏（微寒）　雁肪（平）　马鬐膏（微寒）　松叶（温）　鸡肪（微温，微寒）　枣根（温，平）　浮萍草（寒）　莲子草（平，寒）

灭　瘢

鹰粪白（平）　白僵蚕（平）　衣中白鱼（温）　白附子（平）　密陀僧（平）

金　疮

石胆（寒）　蔷薇（温，微寒）　地榆（微寒）　艾叶（微温）　王不留行（平）　白头翁　钓樟根[176]　水杨花（寒）　石灰（温）　狗[177]头骨（平）　桑根白皮（寒）　突厥白（寒）

踒 折

牡鼠（微温） 生龟（平） 生地黄（大寒） 乌雄鸡血（平） 乌鸡骨（平） 李核仁[178]（平） 无名异[179]（平） 自然铜（平）

瘀 血

蒲黄（平） 琥珀（平） 羚羊角（温，微寒） 牛膝（平） 大黄（寒，大寒） 干地黄（寒） 朴硝（寒，大寒） 紫参（寒，微寒） 桃仁（平） 虎杖（微温） 茅根（寒） 䗪音柘虫（寒） 虻虫（微寒） 水蛭（平，微寒） 蜚蠊音廉（寒） 牡丹（寒，微寒） 菴蔄子（微寒，微温） 天名精（寒）

火 灼

柏白皮（微寒） 胡麻（平） 盐（寒） 豆酱（冷） 井底泥（寒） 醋（温） 黄芩（平，大寒） 牛膝（平） 栀子（寒，大寒）

痈 疽

络石（温，微温） 黄芪（微温） 白蔹（平，微寒） 乌喙许秽切（微温） 木通（平） 败酱（平，微寒） 白及（平，微寒） 大黄（寒，大寒） 半夏（生微寒，熟温） 玄参（微寒） 蔷薇（温，微寒） 鹿角（温，微温） 虾蟆[180]（寒） 土蜂房（平） 伏龙肝（微温） 甘焦根（大寒） 升麻（微寒，平）

恶 疮

雄黄（平，大温） 雌黄（平，大寒） 胡粉（寒） 硫黄（温，大热） 矾石（寒） 松脂（温） 蛇床子（平） 地榆（微寒） 水银（寒） 蛇衔（温） 白蔹（平，微寒） 漏芦（寒，大寒） 黄柏（寒） 占斯（温） 雚菌（微温） 莽草（温） 青葙子（微寒） 白及（平，微寒） 楝音练实（寒） 及已（平） 狼跋（寒） 桐叶（寒） 虎骨（平） 猪肚（微温） 䕡茹（寒，微寒） 藜芦（寒，微寒）石灰（温） 狸骨（温） 铁浆（平） 马鞭草（平）

漆 疮

蟹（寒） 茱萸皮（温，大热） 苦芺[181]乌老切（微寒） 鸡子白（微寒） 鼠查（微温） 井中苔萍（大寒） 秫米（微寒） 芒硝（大寒） 黄栌木（微寒，平） 杉木（微温）

瘿 瘤

小麦（微寒） 海藻（寒） 昆布（寒） 文蛤（平） 半夏（生微寒，熟温） 贝母（平，微寒） 木通（平） 松萝（平） 连翘（平） 白头翁（温） 海蛤（平） 生姜（微温）

瘘 疮

雄黄（平，大温） 矾石（大热，生温，熟热） 恒山（寒，微寒） 狼毒（平） 侧子（大热） 连翘（平） 昆布（寒） 狸骨（温） 王不留行（平） 斑蝥（寒） 地胆（寒） 鳖甲（平） 虾蟆（寒） 漏芦（寒，大寒） 蛇衔（温） 礜石（寒）

五 痔

桐叶（寒） 萹蓄（平） 猬皮（平） 猪悬蹄（寒，平） 黄芪（微温） 槐实（寒） 槐鹅（微寒） 柏叶（平） 艾叶（微温） 赤

石脂（大温）　龟甲（平）　鳖甲（平）

脱　肛

鳖头（平）　卷柏（温，平，微寒）　铁精（微温）　东壁土（平）　蜗牛（寒）　生铁（微寒）

䘌　疮

青葙子[182]　苦参（寒）　蚺音髯蛇胆（寒）　蝮蛇胆（寒）　大蒜（温）　戎盐（寒）　艾叶（微温）　马鞭草（平）

蛔　虫

薏苡根（平）　雚音桓菌音郡（平，微温）　干漆（温）　楝根（微寒）　茱萸根（温，大热）　艾叶（微温）　石榴皮（平）　鹤虱（平）　槟榔（温）　龙胆（寒，大寒）

寸　白

槟榔（温）　芜荑（平）　贯众（微寒）　狼牙（寒）　雷圆（寒，微寒）　青葙子（微寒）　青橘皮（微温）　吴茱萸根（温，大热）　石榴根（平）　榧子（平）

虚　劳

朱砂（微寒）　空青（寒，大寒）　钟乳（温）　紫石英（温）　白石英（微温）　磁石（寒）　龙骨（平，微寒）　茯苓（平）　黄芪（微温）　干地黄（寒）　茯神（平）　天门冬（平，大寒）　薯蓣（温，平）　石斛（平）　沙参（微寒）　人参（微寒，微温）　玄参（微寒）

五味子（温） 肉苁蓉（微温） 续断（微温） 泽泻（寒） 牡丹（寒，微寒） 芍药（平，微寒） 牡桂（温） 远志（温） 当归（温，大温）牡蛎（平，微寒） 五加皮（温，微寒） 棘刺（寒） 覆盆子（平） 巴戟（微温） 牛膝（平） 杜仲（平，温） 柏子仁（平） 桑螵蛸（平） 石龙芮（平） 石南（平） 桑根白皮（寒） 地肤子（寒） 车前子（寒） 麦门冬（平，微寒） 干漆（温） 菟丝子（平） 蛇床子（平） 枸杞子（微寒） 大枣（平） 麻子（平） 胡麻（平） 枸杞根（寒，大寒）

阴痿

白石英（微温） 阳起石（微温） 巴戟（微温） 肉苁蓉（微温） 五味子（温） 蛇床子（平） 地肤子（寒） 铁精（微温） 白马茎（平） 菟丝子（平） 原蚕蛾（热，温） 狗阴茎（平） 雀卵（温） 天雄（温，大温） 覆盆子（平） 石南（平） 山茱萸（平，微温）

阴㿉[183]

海藻（寒） 铁精（微温） 狸阴茎（温） 狐阴茎（微寒） 蜘蛛（寒） 蒺藜（温，微寒） 鼠阴（平）

囊湿

五加皮（温，微寒） 槐皮（微寒） 黄柏（寒） 虎掌（温，微寒） 菴蕳子（微寒，微温） 蛇床子（平） 牡蛎（平，微寒）

泄精

韭子（温） 龙骨（平，微寒） 鹿茸（温，微温） 牡蛎（平，微寒） 小草（温） 桑螵蛸（平） 车前子叶（寒） 泽泻（寒） 石榴

皮（平） 獐骨（微温） 菟丝子（平） 棘刺（寒） 钟乳（温）

好眠

木通（平） 孔公孽（温） 马头骨（微寒） 牡鼠目（平） 茶茗（微寒） 沙参（微寒）

不得眠

酸枣仁（平） 榆叶（平） 细辛（温） 乳香（温）

腰痛

杜仲（平，温） 萆薢（平） 狗脊（平，微寒） 梅实（平） 鳖甲（平） 五加皮（温，微寒） 菝蒲八切葜弃八切[184]（平，温） 爵床（寒） 牛膝（平） 鹿茸（温，微温） 附子（温，大热） 鹿角胶（平，温） 乌喙许秽切（微温） 续断（微温）

诸疼痛

当归（温，大温） 菴蕳子（微寒，微温） 芎䓖（温） 续断（微温） 骨碎补（温） 没药（平） 质汗（温） 芍药（平，微寒）

血气

干地黄（寒） 延胡索（温） 蒲黄（平） 荷叶（平，寒） 艾叶（微温） 大黄（寒，大寒） 麒麟竭（平） 米醋（温） 桑耳（平） 当归（温，大温） 牛角䚡（平） 藕（平，寒） 红蓝花（温） 白瓷末（平） 姜黄（大寒） 质汗（温） 芎䓖（温） 刘寄奴（温） 桂（大热） 桃仁（平） 芍药（平，微寒） 牡丹（寒，微寒）

崩　中

石胆（寒）　禹余粮（平，寒）　赤石脂（大温）　代赭（寒）　牡蛎（平，微寒）　龙骨（平，微寒）　蒲黄（平）　白僵蚕（平）　牛角䚡（平）　乌贼鱼骨（微温）　紫葳（微寒）　桑耳（平）　生地黄（大寒）　黄柏（寒）　茅根（寒）　艾叶（微温）　鮀甲（微温）　马蹄甲（平）　鹿角胶（温平）　丹雄鸡（微温，微寒）　阿胶（平，微温）　鬼箭（寒）　鹿茸（温，微温）　刺蓟根（温）　马通（微温）　伏龙肝（微温）　干地黄（寒）　柏叶（平）　续断（微温）　地榆（微寒）

月　闭

鼠妇（温，微温）　䗪虫（寒）　水蛭（平，微寒）　蛴螬（微温，微寒）　桃仁（平）　狸阴茎（温）　土瓜根（寒）　牡丹（寒，微寒）牛膝（平）　占斯（温）　虎杖（微温）　阳起石（微温）　桃毛（平）　白垩乌洛切（温）　铜镜鼻（平）　虻虫（微寒）　菴蕳子（微寒，微温）　卷柏（温，平，微寒）　干漆（温）　大黄（寒，大寒）　茅根（寒）

无　子

紫石英（温）　钟乳（温）　阳起石（微温）　紫葳（微寒）　桑螵蛸（平）　艾叶（微温）　秦皮（微寒，大寒）　卷柏（温，平，微寒）

安　胎

紫葳（微寒）　鹿角胶（平，温）　桑上寄生（平）　鲤鱼（寒）　乌雌鸡（温）　葱白（平）　阿胶（平，微温）

堕　胎

雄黄（平，大温）　雌黄（平，大寒）　水银（寒）　胡粉（寒）

朴硝（寒，大寒） 飞生虫（平） 溲疏[185]（寒，微寒） 大戟（寒，大寒） 巴豆（温，生温，熟寒） 野葛（温） 牛黄（平） 藜芦（寒，微寒） 牡丹（寒，微寒） 牛膝（平） 桂心（大热） 皂荚（温） 䕡茹（寒，微寒） 羊踯躅（温） 鬼箭（寒） 槐子（寒） 薏苡仁（微寒） 蘧麦（寒） 附子（温，大热） 天雄（温，大温） 乌头（温，大热） 乌喙（微温） 侧子（大热） 蜈蚣（温） 地胆（寒） 斑蝥（寒） 芫菁（微温） 葛上亭长（微温） 水蛭（平，微寒） 虻虫（微寒） 䗪虫（寒） 蝼蛄（寒） 蛴螬（微温，微寒） 蝟皮（平） 蚸[186]蜴（寒） 蛇蜕（平） 蟹爪（寒） 芒硝（大寒） 芫花（寒，微寒） 麝香（温） 蚱蝉（寒） 代赭（寒） 狼牙（寒） 射罔（温，大热） 生鼠（微温） 桃仁（平） 附子（温，大热） 虎掌（温，微寒[187]） 鬼臼（温，微温） 狼毒（平） 莽草（温） 土瓜根（寒） 半夏（生微寒，熟温） 硇砂（大热）

难 产

槐子（寒） 桂心（大热） 滑石（寒，大寒） 贝母（平，微寒） 蒺藜子（温，微寒） 皂荚（温） 酸浆（平，寒） 蚱蝉（寒） 蝼蛄（寒） 飞生虫（平） 生鼠肝（平） 乌雄鸡肝血（温） 弓弩絃（平） 马衔（平） 败酱（平，微寒） 榆皮（平） 蛇蜕（平） 冬葵子（寒） 兔头（平） 海马（平） 伏龙肝（温）

产后腹痛

羖羊角（温，微寒） 大豆（平） 秦椒（生温，熟寒） 羚羊角（寒，微寒） 红蓝花（温） 干地黄（寒） 当归（温，大温） 豉（寒） 芍药（平，微寒） 地榆（微寒） 泽兰（微温）

下乳汁

钟乳（温） 漏芦（寒，大寒） 蛴螬（微温，微寒） 栝音括楼音娄

（平）　土瓜根（寒）　猪四足（小寒）　冬葵子（寒）　木通（平）　狗四足（平）

中蛊

桔梗（微温）　鬼臼（温，微温）　犀角（寒，微寒）　斑蝥（寒）　芫菁（微温）　葛上亭长（微温）　射罔（温，大热）　鬼督邮（平）　白蘘荷（微温）　败鼓皮（平）　蓝子（寒）　羖羊角（温，微寒）

出汗

麻黄（温，微温）　葱白（平）　干姜（温，大热）　葛根（平）　石膏（微寒，大寒）　贝母（平，微寒）　吴茱萸（温，大热）　桂心（大热）　附子（温，大热）　豉（寒）　生姜（微温）　薄荷（温）　蜀椒（温，大热）

止汗

麻黄根（微寒）　术（温）　半夏（生，微寒[188]）　牡蛎（平，微寒）　杜仲（平，温）　枳实（寒，微寒）　松萝（平）

吐药

恒山　松萝（平）　乌梅（平）　盐（寒）　砒霜（平）

【校注】

① 圆：本为"丸"，因避宋钦宗赵桓讳，而以圆代之。"丸"与"桓"均属桓韵，读音相近而避，为避讳之避嫌名。

② 渭：永正抄本作"谓"，义长可从。

③ 慇懃：即"殷勤"。

④ 齅：同嗅。

⑤ 和合：调和；混合；汇合。

⑥ 铢两：一铢一两。引申为极轻微的分量。铢，古代重量单位，二十四铢等于旧制一两。

⑦ 寖（jìn 近）：渐。

⑧ 合（gě 葛）：容量单位，一升的十分之一。

⑨ 褫（chǐ 耻）：剥夺；脱去。

⑩ 诤：通“争”。

⑪ 内：同“纳”。

⑫ 秏：同“耗”。

⑬ 一止：永正抄本作“正”，义长可从。

⑭ 淹浃：浸透。

⑮ 工：永正抄本作“正”，人卫本作“上”。

⑯ 遂：永正抄本作“逐”，义长可从。

⑰ 仍：于是，乃。

⑱ 钩吻：也称断肠草、大茶药、火把花、葫蔓藤、野葛、毒根、黄藤等。常绿灌木。缠绕茎，叶子卵形或披针形，花黄色，果实为蒴果，种子有毒。

⑲ 阳：永正抄本作“汤”，义长可从。

⑳ 茉：永正抄本作“菜”，义长可从。

㉑ 太：永正抄本作“大”，义长可从。

㉒ 繇：同“徭”。此谓致力于，从事。

㉓ 泛：永正抄本作“从”，义长可从。

㉔ 申：通“伸”，舒展。

㉕ 渭：永正抄本作“谓”，义长可从。

㉖ 曾青：酸、寒。小毒。归肝经。具有凉肝明目，祛风定惊之效。

㉗ 石胆：胆矾的别名。

㉘ 鮀（tuó）甲：亦称“鮀鱼甲”。又名鼍甲，为鼍科动物扬子鳄的甲片。味辛，性温，有毒。归肝经。具有化瘀，消积，杀虫之效。

㉙ 麦白姜：疑为“麦句姜”之误。麦句姜，又名“天名精”，味苦、辛，性温。归肝、肺经。功用：清热化痰，解毒杀虫，破瘀止血。《本草经集注》：“朴硝畏麦句姜。”下文“麦白姜”皆疑为“麦句姜”。

㉚ 扁青：为碳酸盐孔雀石族矿物蓝铜矿的矿石。味酸、咸，性平，有毒。归肝经。具有化痰，明目，益精，消癥，解毒之效。

㉛ 鬼臼：为小檗科植物八角莲的根茎。味苦、辛，性温，有毒。具有清热解毒，化痰散结，祛痰消肿之效。

㉜ 黄石脂：为硅酸盐类水云母族矿物水云母（伊利石）和高岭石族矿物高岭石（多水高岭石）为主要组分的细分散多矿物集合体。味苦，性平，无毒。具有健脾涩肠，止血敛疮之效。

㉝ 袖：永正抄本作“细”。以长可从。

㉞ 蜚蠊（lián 连）：虫名。即蟑螂。性寒，咸。归肝、脾、肾经。具有活血散瘀，解毒消疳，利尿消肿之效。

㉟ 白石脂：为硅酸盐类高岭石族矿物高岭石。味甘、酸，性平。归肺、大肠经。具有涩肠，止血，固脱，收湿敛疮之效。

㊱ 太一余粮：即禹余粮。

㊲ 殷孽：味辛，性温。主烂伤瘀血，泄利寒热，鼠瘘瘕瘕结气。

㊳ 孔公孽：为碳酸盐类方解石族矿物方解石的钟乳状集合体。味甘、辛，性温。具有通阳散寒，化瘀散结，解毒之效。

㊴ 雷圆：即雷丸。为多孔菌科真菌雷丸的菌核。味苦，性寒，有小毒。归胃、大肠经。具有杀虫，消积之效。

㊵ 莽草：即红茴香。味辛、苦，性温，有毒。具有祛风通络，舒筋活血，散瘀止痛之效。

㊶ 青琅：《证类本草》云：味辛，性平，无毒。主身痒，火疮，痈伤，白秃，疥瘙，死肌，浸淫在皮肤中。

㊷ 礜石：为硫化物类矿物毒砂的矿石。味辛、甘，性热，有毒。具有消冷积，祛寒湿，蚀恶肉，杀虫之效。

㊸ 棘针：为鼠李科植物酸枣的棘刺。味辛，性寒。具有清热解毒，消肿止痛之效。

㊹ 大盐：指山西、解池所产之盐。苏颂曰："大盐生河东池泽，粗于末盐。"

㊺ 六芝：灵芝以色分为青芝、赤芝、黄芝、白芝、黑芝、紫芝六芝。

㊻ 垣衣：为丛藓科植物小石藓的植物体。味淡，性平。具有清热解毒之效。

㊼ 苦瓠：苦、寒，有小毒。功用：清热解毒，利水消肿。

㊽ 卤咸：为盐卤凝结而成的氯化镁等物质的结晶。味苦、咸，性寒。无毒。具有清热泻火，化痰，软坚，明目之效。

㊾ 芜荑：为榆科榆属植物大果榆果实的加工品。味苦、辛，性温，归脾、胃经。具有杀虫消积，除湿止痢之效。

㊿ 地胆：为芫青科短翅芫青属动物地胆和长地胆的全虫。味辛，性微温，有小毒。具有攻毒，逐瘀，消癥之效。

51 齐蛤：为蚌科楔蚌属的动物。味咸，性凉。归肺、肾经。具有散结消痰，通淋除热，凉血止血，平肝熄风之效。

52 文蛤：为帘蛤科动物文蛤的贝壳。味咸，性平。归肺、肾经。具有清热，利湿，化痰，软坚之效。

53 紫芝：为多孔菌科真菌紫芝的子实体。味甘，性温，无毒。归心、肺、肝、肾经。具有益精气，坚筋骨，利关节，疗虚劳之效。

54 狗枹：永正抄本作"枸杞根"。

55 荧火："荧"通"萤"，"荧火"即"萤火"。为萤科萤火虫属动物萤火虫的全虫。味辛，微温。归肺、肝经。具有明目、乌发、解毒之效。

56 每：永正抄本作"毒"，义长可从。

57 蠡实：为鸢尾科植物马蔺的种子。味甘，性平。归肝、脾、胃、肺、经。具有清热利湿，解毒杀虫，止血定痛之效。

58 菴蕳（lǘ 闾）：为菊科蒿属植物菴蕳的果实。味辛、苦，性温。具有活血散瘀，祛风除湿之效。

⑲ 菥蓂（xīmì）：为十字花科遏蓝属植物菥蓂的种子。味辛，性微温。归肝经。具有明目，祛风湿之效。

⑳ 得荆子：即蔓荆子。

㉑ 朝生：又名鬼盖。为伞菌科真菌墨汁鬼伞、粪鬼伞的子实体。味甘，性平，有小毒。具有益肠胃，化痰理气，解毒消肿之效。

㉒ 蒺藜子：又名刺蒺藜，为蒺藜科植物蒺藜和大花蒺藜的果实。味苦、辛，性平。归肝经。具有平肝，解郁，祛风明目之效。

㉓ 络石：即络石藤。

㉔ 理石：为硫酸盐类石膏族矿物石膏与硬石膏的集合体。味辛、甘，性寒。归胃经。具有清热散结，除烦止渴之效。

㉕ 蓍实：为菊科蓍属植物高山蓍的果实。味酸、苦，性平。具有益气，明目之效。

㉖ 杜若：又名竹叶莲。味微苦，性凉。功用：清热利尿，解毒消肿。

㉗ 鼠姑：又名鼠妇。为卷甲虫科动物普通卷甲虫或潮虫科动物鼠妇的全体。味酸、咸，性凉。归肝、肾经。功用：破瘀消癥，通经，利水，解毒，止通。

㉘ 飞廉：为菊科飞廉属植物丝毛飞廉的全草或根。味微苦，性凉。归肝经。功用：清热，利湿，解毒，散瘀。

㉙ 蔄茹：又名白狼毒。为大戟科植物月腺大戟和狼毒大戟的根。味辛，性寒，有小毒。归脾、胃、大肠经。功用：破积，杀虫，拔毒，祛腐，除湿，止痒。

㉚ 牡蒙：又名拳参。为蓼科植物拳参或耳叶蓼的根茎。味苦，性微寒，有小毒。归肺、肝、大肠经。功用：清热利湿，凉血止血，解毒散结。

㉛ 葱实：为百合科植物葱的种子。味辛，性温。可温肾，明目。治阳痿，目眩。

㉜ 莨菪：又名天仙子。为茄科植物莨菪、或小天仙子的成熟种子。味苦、辛，性温，有大毒。归心、肝、胃经。功用：解痉止痛，安心定痫。

㉝ 野葛：即钩吻，详见本卷"论服饵"中的"钩吻"注。

㉞ 石龙芮：为毛茛科植物石龙芮的全草。味苦、辛，性寒，有毒。功用：清热解毒，消肿散结，止痛，截疟。

㉟ 蘧麦：即瞿麦。

㊱ 蓑草：为禾本科植物拟金茅的全草或根。味甘、淡，性凉。功用：清热解毒，凉血散瘀。

㊲ 紫参：即拳参。

㊳ 榆皮：又名榆白皮。为榆科植物榆树的树皮或根皮。味甘，性微寒。归肺、脾、膀胱经。功用：利水通淋，祛痰，消肿解毒。

㊴ 薯蓣：即山药。

㊵ 乌喙：草乌头或川乌头。

㊶ 腐婢：为马鞭草科植物豆府腐柴的茎、叶。

味苦、微辛，性寒。功用：清热解毒。

㉜ 柏：永正抄本作"恒"即恒。义长可从。

㉝ 玉札：即地榆。

㉞ 芜荑：为榆科榆属植物大果榆果实的加工品。味苦、辛，性温。归脾、胃经。功用：杀虫消积，除湿止痢。

㉟ 荩草：为禾本科植物荩草的全草。苦，性平。功用：止咳定喘，解毒杀虫。

㊱ 土瓜：为旋花科鱼黄草属植物山土瓜的块根。味甘，性平。归脾、胃、肺经。功用：清热，除湿，止咳，健脾。

㊲ 瓜子：即冬瓜子。

㊳ 黄环：又名紫藤。为豆科植物紫藤的茎或茎皮。味甘、苦，性微温。功用：利水，除痹，杀虫。

㊴ 牡荆实：又名牡荆子。为马鞭草科动植物牡荆的果实。味苦、辛，性温。归肺、大肠经。功用：化湿祛痰，止咳平喘，理气止痛。

㊵ 蓼实：为蓼科蓼属植物水蓼的果实。味辛，性温。功用：化湿利水，解毒散结。

㊶ 白垩：为黏土岩高岭土或膨润土。味苦，性温。归脾、肺、肾经。功用：温中暖肾，涩肠止泻，止血，敛疮。

㊷ 踯躅：即闹羊花。为杜鹃花科植物羊踯躅的花。味辛，性温，有毒。功用：祛风除湿，定痛，杀虫。

㊸ 鸢尾：为鸢尾科鸢尾属植物鸢尾的叶或全草。味辛、苦，性平，有毒。功用：清热解毒，祛风活血。

㊹ 石南：为蔷薇科石楠属植物石楠的叶或带叶嫩枝。味辛、苦，性平，有小毒。归肝、肾经。功用：祛风湿，止痒，强筋骨，益肝肾。

㊺ 班：通"斑"。

㊻ 羖（gǔ）羊角：为牛科动物雄性山羊或雄性绵羊的角。味苦、咸，性寒。归肝、心经。功用：清热，镇惊，明目，解毒。

㊼ 麻勃：又名麻花。味苦、辛，性温，有毒。功用：祛风、活血、生发。

㊽ 麋脂：为鹿科动物麋鹿的脂肪。味甘、辛，性温。功用：通血脉，祛风寒，润皮肤，解毒。

㊾ 伏翼：又名蝙蝠。为蝙蝠科动物蝙蝠、大管鼻蝠、普通伏翼大耳蝠、华南棕蝠和蹄蝠科动物大马蹄蝠及菊头蝠科动物马铁菊头蝠等的干燥全体。味咸，性平。归肝经。功用：止咳平喘，利水通淋，平肝明目，解毒。

⑩⓪ 云实：为豆科云实属植物云实的种子。味辛，性温。功用：止痢，祛痰，杀虫。

⑩① 蝟皮：即猬皮，又名刺猬皮。为猬科动物刺猬、达乌尔猬、大耳猬的皮。味苦、涩，性平。归胃、大肠、肾经。功用：化瘀止痛，收敛止血，涩精缩尿。"蝟"是"猬"的异体字。

⑩② 蜥：永正抄本作"蜥"，义胜。下同。

⑩③ 蛴螬：为鳃金龟科动物东北大黑鳃金龟及其

近缘动物的幼虫。咸，微温，有毒。归肝经。功用：破瘀，散结，止痛，解毒。

⑩④ 鮀（tuó 佗）鱼甲：为鼍科动物扬子鳄的甲片。味辛，性温，有毒。归肝经。功用：化瘀，消积，杀虫。

⑩⑤ 狗：永正抄本作"狗"。

⑩⑥ 鰂（zéi 鲗）：同"贼"。

⑩⑦ 蜣螂：为金龟子科蜣螂属动物屎壳螂的全虫。味咸，性寒，有毒。归肝、胃、大肠经。功用：破瘀，定惊，通便，攻毒。

⑩⑧ 也：永正抄本作"巴"，义长可从。

⑩⑨ 空青：为碳酸盐类孔雀石族矿物蓝铜矿成球形或中空者。味甘、酸，性寒，有小毒。归肝经。功用：凉肝清热，明目去翳，活血利窍。

⑪⓪ 青：永正抄本其下有"地胆，恶甘草。马刀，得水良"数字。

⑪① 麻蕡（fén 坟）：为桑科植物大麻的幼嫩果穗。味辛，性平，有毒。功用：祛风，止痛，镇痉。治痛风，痹证，癫狂，失眠，咳喘。

⑪② 蕤仁：为蔷薇科植物单花扁核木的核仁。味甘，性微寒。归心、肝经。功用：疏风散热，养肝明目，安神。

⑪③ 小寒：永正抄本作"寒"。

⑪④ 大麦蘖（niè 孽）：即麦芽。

⑪⑤ 热：永正抄本作"温"。

⑪⑥ 石密：蜂蜜及白砂糖的别称。

⑪⑦ 诸疾通用药：底本为"治风通用"，据底本总目录、卷目录加。

⑪⑧ 葈（xǐ 喜）耳：即苍耳子。

⑪⑨ 平：永正抄本作"温"。

⑫⓪ 侧子：为毛茛科植物乌头子根之小者，或生于附子旁的小颗子根。味辛，性热，有毒。归心、肝、脾经。功用：祛风，散寒，除温，舒筋。

⑫① 栾荆：味辛、苦，性温。有小毒。主大风，头面手足诸风，癫痫狂痉，湿痹寒冷疼痛。

⑫② 小天蓼：味甘，性温。无毒。主一切风虚羸冷，手足疼痹。

⑫③ 鼠粘子：即牛蒡子。

⑫④ 鸱头：为鹰科动物白尾鹞的头。味咸，性平，无毒。主头风眩颠倒，痫疾。

⑫⑤ 蘼（mí 靡）芜：为双子叶植物药伞形科植物川芎的苗叶。味辛，性温。归肝、肾经。功用：治头风头眩，流泪，多涕唾、泄泻、咳逆等。

⑫⑥ 茵芋：为芸香科植物茵芋或乔木茵芋茎叶。味辛、苦，性温。归肝、肾经。功用：祛风胜湿。

⑫⑦ 猪椒：又名入地金牛，为芸香科植物两面针的根或枝叶。味辛、苦，性微温，有小毒。功用：祛风通络，胜湿止痛，消肿解毒。

⑫⑧ 蒴藋（diào）：即陆英，为忍冬科植物陆英的茎叶。味甘、微苦，性平。功用：祛风，利湿，舒筋，活血。

⑫⑨ 大青：即大青叶。

⑬⓪ 楝实：即金铃子。

⑬① 蛇莓（méi 每）：为蔷薇科植物蛇莓的全草。味甘、苦，性寒。功用：清热解毒，凉血止血，散瘀消肿。

⑬② 獭肝：为鼬科动物水獭、江獭、小瓜水獭的肝脏。味甘、咸，性温。归肺、肝、肾经。功用：益肺，补肝肾，明目，止血。

⑬③ 香葇（róu 柔）：即香薷。

⑬④ 麕（jūn 麇）舌：据文义"舌"字下当有"微温"二字。麕舌，味辛，性微温，无毒。主治霍乱腹痛、吐逆、心烦。

⑬⑤ 藊（biǎn 扁）豆：又名白扁豆，为豆科植物扁豆的白色成熟种子。味甘、淡，性平。归脾、胃经。功用：健脾，化湿，消暑。

⑬⑥ 白蘘荷：又名蘘荷，为姜科植物蘘的根茎。味辛，性温。功用：活血调经，祛痰止咳，解毒消肿。

⑬⑦ 赤地利：又名金荞麦，为蓼科植物金荞麦的根茎。味酸、苦，性寒。归肺、胃、肝经。功用：清热解毒，活血消痈，祛风胜湿。

⑬⑧ 石蚕：为石蛾科石蛾属昆虫石蛾或近缘昆虫的幼虫。味咸，性寒。功用：主五癃，破石淋，堕胎，利水道，除热。

⑬⑨ 衣中白鱼：又名衣鱼，为衣鱼科动物衣鱼和毛衣鱼的全体。味咸，性温。归膀胱、肝经。功用：利尿通淋，祛风明目，解毒散结。

⑭⓪ 石燕：为古生代腕足类石燕子科动物中华弓石燕等多种近缘动物的化石。味甘、咸，性凉。归肾、膀胱经。功用：除湿热，利小便，退目翳。

⑭① 鸡肶胵：（pízhì 毗至）：即鸡的胃。肶，同"膍"。肶胵即肶膍，鸟类的胃。

⑭② 鸡肠草：又名蓬子菜，为茜草科植物蓬子菜的全草。味微辛、苦，性微寒。功用：清热解毒，活血通经，祛风止痒。

⑭③ 戎盐：又名大青盐，为氯化物类石盐矿物石盐的结晶体。味咸，性寒。归心、肾、膀胱经。功用：泻热，凉血，明目、润燥。

⑭④ 柏：人卫本作"栀"。

⑭⑤ 菰（gū 孤）根：为禾本科植物菰的根茎及根。味甘，性寒。功用：除烦止渴，清热解毒。

⑭⑥ 荛（ráo 饶）花：为瑞香科植物荛花的花朵。归胃经。功用：泻水逐饮，消坚破积。

⑭⑦ 蓬莪茂（shù 树）：多年生宿根草本，根状茎及根可入药。通称"莪术"。

⑭⑧ 李根：为蔷薇科植物李的根。味苦，性寒。功用：清热解毒，利湿。

⑭⑨ 火：永正抄本作"大"，义胜。

⑮⓪ 香：永正抄本作"香"，义长可从。

⑮① 蚱蝉：为蝉科动物黑蚱的全体。味咸、甘，性寒。归肝、肺经。功用：清热，熄

风，镇惊。

⑫鬼督邮：即天麻。

⑬小草：为远志科植物远志和西伯利亚远志的全草。味辛、苦，性平。归肺、心经。功用：祛痰、安神、消痈。

⑭羖羊角：为牛科动物雄性山羊或雄性绵羊的角。味苦、咸，性寒。归肝、心经。功用：清热、镇惊、明目、解毒。

⑮羖：永正抄本作“羖”。

⑯莨菪子：即天仙子，为茄科植物莨菪、小天仙子的成熟种子。味苦、辛，性温，有大毒。归心、肝、胃经。功用：解痉止痛，安心定痫。

⑰蜣蜋：即蜣螂，为金龟子科动物屎壳螂的全虫。味咸，性寒，有小毒。归肝、胃、大肠经。功用：破瘀，定惊，通便，散结，拔毒去腐。

⑱豚卵：为猪科动物猪的睾丸。味甘、咸，性温。归肾经。功用：温肾散寒，镇惊定痫。

⑲大：永正抄本作“犬”，义长可从。

⑳艮：永正抄本作“银”。

⑯蛇衔：又名蛇含，为蔷薇科植物蛇含委陵菜的带根全草。味苦，性微寒。归肝、肺经。功用：清热定惊，截疟，止咳化痰，解毒活血。

⑯齝（chī 蚩）：牛反刍。

⑯舂杵头细糠：又名米皮糠，为禾本科植物稻的颖果经加工而脱下的果皮。味甘、辛，性温。归胃、大肠经。功用：开胃，下气。

⑯马悬蹄：为马科动物马足部倒悬不着地的小蹄。味甘，性平。功用：定惊止痉，止血，止痛。

⑯酪：为牛乳、羊乳、马乳、驼乳等炼治而成的乳制品。味甘、酸，微寒。归肺、胃、大肠经。功用：滋阴清热，益肺养胃，止渴润燥。

⑯酥：为牛乳或羊乳经提炼而成的酥油。味甘，性微寒。归脾、肺、大肠经。功用：养阴清热，益气血，止渴润燥。

⑯鸡苏：又名水苏，为唇形科植物水苏、华水苏或毛水苏的全草或根。味辛，性凉。《本经》：“味辛，微温。”功用：清热解毒，止咳利咽，止血消肿。

⑯刺蓟：即大蓟。

⑯溺垽（yìn 印）：即人中白，为健康人尿自然沉结的固体物。味咸，性凉。归肺、心、膀胱经。功用：清热降火，止血化瘀。

⑰齆（wèng 瓮）：指鼻道阻塞。

⑰荠子：又名荠菜子，为十字花科植物荠菜的种子。味甘，性平。归肝经。功用：祛风明目。

⑰苦竹叶：为禾本科植物苦竹的嫩叶。味苦，性寒。归心、肝经。功用：清心，利尿明目，解毒。

⑰菥（xī 锡）蓂子：为十字花科植物菥蓂的

种子。味辛，性微温。归肝经。功用：明目，祛风湿。

⑰ 皯（gǎn 敢）：皮肤黧黑枯槁。

⑰ 桐叶：又名泡桐叶，为玄参科植物泡桐或毛泡桐的叶。味苦，性寒。功用：清热解毒，止血消肿。

⑰ 根：永正抄本其下有"平"字，此处脱文。

⑰ 犳：永正抄本作"狗"。

⑰ 李核仁：为蔷薇科植物李的种子。味甘、苦，性平，无毒。功用：散瘀，利水，润肠。

⑰ 无名异：为氯化物类金红石族矿物软锰矿。味甘，性平。归肝、肾经。功用：祛瘀止血，消肿止痛，生肌敛疮。

⑱ 虾（hā 蛤）蟆：即蛤蟆。

⑱ 苦芺（ǎo 袄）：古书上说的一种草，嫩苗可食用。

⑱ 子：永正抄本其下有"微寒"二字，此处脱文。

⑱ 瘖（tuí 颓）：阴器连少腹急痛。

⑱ 菝葜（báqià 拔恰）：多年生草本植物，木质，茎高一米到两米，有刺而外曲，花黄绿色，橘红色浆果，像豆，地下根茎入药。

⑱ 溲疏：为虎耳草科、溲疏属落叶灌木。功用：清热利尿，补肾截疟，解毒，接骨。

⑱ 蚚：永正抄本作"蜥"。

⑱ 微寒：永正抄本作"大寒"。

⑱ 寒：永正抄本其下有"熟温"二字，此处脱文。

卷第三

肝脏论

论曰：东方生风，风生木，木生酸，酸生肝，肝坐[1]筋，筋生心。肝主目，其在天为玄，在人为道，在地为化。化生五味，道生智，玄生神。神[2]在天为风，在地为木，在体为筋，在脏为肝，在色为苍，在音为角，在声为呼，在变动为握，在窍为目，在味为酸，在志为怒，在臭为臊，在液为泪，在虫为毛，在性为仁。其华在爪[3]，其充在筋，其在神为魂。两精相搏谓之神，随神往来谓之魂。魂者，神气之辅弼也。又人卧血归于肝，肝受血而能视，故肝者木也，王[4]于春，足厥阴是其经，与胆足少阳合，胆为腑主表，肝为脏主里。肝气盛为血有余，则目赤、两胁下痛引小腹，令人喜怒。气逆则头眩、耳聋不聪、颊肿，是肝气之实也，则宜泻之。肝气不足，则目不明、两胁拘急、筋挛、不得大[5]息、爪甲枯、面青喜怒、悲恐如人将捕之，是肝气之虚也，则宜补之。春肝脉来弦而长者，平脉也。反得微涩而短者，是肺之乘肝，金之克木，为大逆，不可治也。反得浮大而洪者，是心之乘肝，子之克母，虽病当愈。反得大而缓者，是脾之乘肝，土之畏木，虽病不死。反得沉濡而滑者，是肾之乘肝，母之克子，其病可治。肝脉来盛实而滑，如循长竿，曰肝病。脉来急益劲，如新张弓弦，曰死。真肝脉至，中外急如循刀刃，啧啧然如按琴弦，色青白不泽，毛折者死亦。

治肝虚补肝诸方

夫肝虚则生寒，寒则苦胁下坚胀，寒热，腹满，不欲饮食，悒悒[⑥]情不乐，如人将捕之，视物不明，眼生黑花，口苦头疼，关节不利，筋脉挛缩，爪甲干枯，喜悲恐，不得大息，诊其脉沉细滑者，此是肝虚之候也。

治肝气虚寒，两胁胀满，筋脉拘急，腰膝小腹痛，面青，口噤，宜服补肝柏子仁散方。

柏子仁（三分）　细辛（三分）　防风（三分，去芦头）　茯神（三分）　鳖甲（二两，涂醋炙令黄，去裙襕[⑦]）　犀角屑（三分）　甘草（三分，炙微赤，锉[⑧]）　桔梗（半两，去芦头）　独活（半两）　桂心（半两）　白术（半两）　枳壳（半两，去瓤，麸炒微黄）

右[⑨]为细末，每服三钱，以水一中盏，入枣三枚，煎至六分，去滓，不计时候温服。

治肝气虚寒，两胁下满，筋急，不得大息，四肢厥逆，心腹痛，宜服补肝白茯苓散方。

白茯苓（三分）　防风（三分，去芦头）　柏子仁（三分）　细辛（三分）　当归（半两，锉，微炒）　槟榔（半两）　白术（三分）　芎䓖（三分）　桂心（半两）　附子（半两，炮制去皮脐）　枳壳（三分，去瓤，麸炒微黄）

右为细末，每服三钱，以水一中盏，入生姜半分、枣三枚，同煎至六分，去滓，不计时候温服。忌生冷油腻。

治肝脏虚寒，胸膈气滞，四肢厥逆，两胁疼痛，宜服补肝细辛散方。

细辛（一分）　桃仁（三分，汤浸去皮尖双仁，麸炒微黄）　前胡（三分，去芦头）　当归（三分，锉，微炒）　附子（三分，炮制去皮脐）　桂心（三分）　陈橘皮（三分，汤浸，去白瓤焙）　人参（三分，去芦头）　柏子仁（半分）　芎䓖（三分）　木香（三分）　白茯苓（三分）　吴茱萸（半两，汤浸七遍，焙干微炒）

右为散，每服三钱，以水一中盏，入生姜半分、枣三枚，同煎至六分，去滓，不计时候温服。

治肝脏虚寒，头目昏疼，四肢不利，胸膈虚烦，宜服补肝防风散方。

防风（一两，去芦头） 芎䓖（三分） 黄芪（三分，锉） 五味子（三分） 人参（三分，去芦头） 茯神（三分） 独活（三分） 羚羊角屑（三分） 前胡（三分，去芦头） 细辛（半两） 酸枣仁（半两，微炒） 甘草（半两，炙微赤，锉）

右为散，每服三钱，以水一中盏，入枣三枚，同煎至六分，去滓，不计时候温服。

治肝脏风虚，胸膈不利，视物不明，心烦头眩，宜服补肝薯蓣散方。

薯蓣（三分） 防风（三分，去芦头） 山茱萸（半两） 枳壳（十两，麸炒微黄，去瓤） 甘菊花（半两） 羌活（半两） 羚羊角屑（半两） 人参（半两，去芦头） 前胡（三分，去芦头） 熟干地黄（三分） 决明子（三分） 甘草（半两，炙微赤，锉） 细辛（半两） 芎䓖（半两） 龙脑（半分） 麝香（半分）

右为细末，研入龙脑、麝香令匀，每服不计时候，以清粥饮调下一钱，忌酒、湿面等。

治肝虚，头目不利，心膈多烦，筋脉急痛，宜服补肝菊花散方。

甘菊花（三分） 前胡（三分，去芦头） 防风（三分，去芦头） 决明子（三分） 黄芪（三分，锉） 沙参（三分，去芦头） 枳壳（三分，麸炒微黄，去瓤） 羚羊角屑（三分） 车前子（三分） 枸杞子（三分） 细辛（三分） 酸枣仁（三分，微炒）

右为散，每服不计时候，以粥饮调下一钱。

治肝虚寒，面色青黄，胸胁胀满，筋脉不利，背膊酸疼，羸瘦无力，补肝柏子仁圆方。

柏子仁（一两） 黄芪（一两，锉） 白茯苓（一两） 藷实（一两） 覆盆子（一两） 五味子（一两） 附子（一两，炮制去皮脐） 石斛（一两，去根） 酸枣仁（一两，微炒） 鹿茸（一两，去毛，涂酥[10]炙令黄） 桂心（一两） 白术（一两） 沉香（一两） 枳实（一两，麸炒令黄） 熟干地黄（一两）

右为细末，炼蜜和捣三二百杵，为圆如梧桐子大，每服三十圆，以温酒下，空心及晚食前服，忌生冷油腻。

治肝实泻肝诸方

夫肝实则生热，热则阳气盛，致心下坚满，两胁痛引小腹，忿忿如怒，气逆头眩，为血有余。即日[11]痛、眼眦赤、生瘜肉[12]，阳毒所攻。悒悒先寒而后热，颈直背强，筋急，不得屈伸，诊其脉浮大而数者，此是肝气实也。

治肝实热，目痛，胸满心烦，宜服泻肝前胡散方。

前胡（一两，去芦头） 秦皮（一两） 细辛（一两） 栀子仁（一两） 黄芩（一两） 赤茯苓（一两） 蕤仁（一两） 决明子（一两） 车前子（一两） 羚羊角屑（一两） 川大黄（一两，锉碎，微炒）

右为散，每服三钱，以水一中盏，入淡竹叶二七[13]片，同煎至六分，去滓，不计时候温服。

治肝实热，梦怒惊恐，宜服泻肝防风散方。

防风（三分，去芦头） 犀角屑（半两） 赤茯苓（半分） 葳蕤（半两） 射干（半两） 人参（半两，去芦头） 川大黄（一两，锉碎微炒） 细辛（半两） 甘草（半两，炙微赤，锉） 黄芩（半两） 白鲜皮（半两） 沙参（半两，去芦头）

右为散，每服三钱，以水一中盏，煎至六分，去滓，不计时候温服。忌炙煿[14]热面。

治肝实热，头疼目眩，心膈虚烦，大肠不利，宜服泻肝柴胡散方。

柴胡（三两，去苗） 玄参（半两） 甘菊花（半两） 地骨皮（半两） 羌活（半两） 细辛（半两） 川大黄（一两，锉碎，微炒） 石膏（二两） 黄芩（半两） 羚羊角屑（半两） 蔓荆子（半两） 甘草（半两，炙微赤，锉）

右为散，每服三钱，以水一中盏，煎至六分，去滓，食前温服。忌炙煿壅毒物。

治肝气壅实，四肢烦闷，眼目赤疼，宜服泻肝黄芩散方。

黄芩（三分） 赤茯苓（三分） 甘草（三分，炙微赤，锉） 川大黄（三分，锉碎，数[15]炒） 枳壳（三分，麸炒微黄，去瓤） 羚羊角屑（三分） 细辛（三分） 前胡（半两，去芦头） 决明子（三分）

右为散，每服三钱，以水一中盏，入竹叶七片，煎至六分，去滓，食后温服。忌炙爝热面等。

治肝脏实热，头目昏疼，肢节不利，项强心烦，胸中满闷，宜服泻肝升麻散方。

川升麻（三分） 蕤仁（半两） 前胡（半两，去芦头） 秦皮（半两） 川芒硝（一两） 甘菊花（半两） 细辛（半两） 栀子仁（二七枚） 决明子（三分） 川大黄（一两，锉碎，微炒） 羚羊角屑（三分）

右为散，每服三钱，以水一中盏，入淡竹叶二七片，煎至六分，去滓，不计时候温服。

治肝实热，心膈壅滞，虚烦，宜服泻肝散方。

甘菊花（半两） 决明子（半两） 黄芩（半两） 川升麻（半两） 枳壳（半两，麸炒微黄，去瓤） 防风（半两，去芦头） 栀子仁（半两） 黄连（半两，去须） 犀角屑（半两） 川大黄（半两，锉，微炒） 甘草（一分，炙微赤，锉） 马牙消（一分，碎） 龙脑（一分，研） 麝香（一分）

右为细末，入后三味更同研，令匀，每于食后，煎麦门冬汤调下一钱。忌炙爝热面。

治肝气不足诸方

夫肝脏虚损，气血不荣，内伤寒冷，致使两胁胀满，筋脉拘急，四肢厥冷，心腹疼痛，眼目昏暗，手足常青，胸中不利，不能大息者，是肝气不足之候也。

治肝脏不足，两胁胀满，筋脉拘急，不得喘息，四肢少力，眼目不利，宜服

防风散方。

防风（三分，去芦头）　细辛（三分）　白茯苓（三分）　柏子仁（三分）　桃仁（三分，汤浸去皮尖双仁，麸炒微黄）　山茱萸（三分）　蔓荆子（半两）　枳壳（半两，麸炒微黄，去瓤）　甘草（一分，炙微赤，锉）

右为粗末，每服三钱，水一中盏，入枣三枚，同煎至六分，去滓，不计时候温服。

治肝气不足，筋脉不遂，心膈壅滞，左肋妨胀。**不思饮食，宜服白茯苓散方**。

白茯苓（一两）　前胡（一两，去芦头）　桂心（半两）　黄芪（一两，锉）　白术（一两）　沉香（一两）　鳖甲（一两，涂醋炙微黄，去裙襕）　生干地黄（三分）　五味子（三分）　枳实（半两，麸炒微黄）

右为散，每服三钱，以水一中盏，入生姜半分，同煎至六分，去滓，不计时候温服。忌苋菜。

治肝气不足，虚寒，胁下痛胀满，气急，目昏浊，视物不明，槟榔散方。

槟榔（一两）　五味子（一两）　白术（一两）　桔梗（一两，去芦头）　酸枣仁（一两，微炒）　附子（一两，炮制去皮脐）　鳖甲（一两，涂醋炙微黄，去裙襕）　沉香（一两）　白茯苓（一两）　陈橘皮（半两，汤浸去白瓤，焙）

右为散，每服三钱，以水一中盏，入生姜半分，煎至六分，去滓，不计时候温服。忌苋菜。

治[16]肝气不足，则伤胆，胆伤则恐惧，面色青白，筋脉拘急，目视不明，宜服酸枣仁散方。

酸枣仁（一两，微炒）　枳实（一两，麸炒微黄）　五味子（一两）　白术（一两）　白茯苓（一两）　泽泻（一两）　芎䓖（一两[17]）　黄芪（一两，锉）　甘草（半两，炙微赤，锉）

右为散，每服三钱，以水一中盏，煎至六分，去滓，不计时候温服。

治肝气不足，两目昏暗，热气冲上，泪出，疼痛，两胁虚胀，筋脉不利，宜服覆盆子圆方。

覆盆子（一两）　细辛（半两）　当归（半两，锉，微炒）　决明子

（半两） 芎䓖（半两） 五味子（半两） 人参（半两，去芦头） 白茯苓（半两） 羌活（半两） 桂心（半两） 柏子仁（半两） 防风（半两，去芦头） 甘菊花（半两） 枸杞子（半两） 车前子（半两） 甘草（半两，炙微赤，锉）

右为细末，炼蜜和捣三二百杵，圆如梧桐子大，每服不计时候，粥饮下三十圆。忌酒湿面炙爆等。

治肝脏中风诸方

夫肝中风者，是体虚之人腠理开疏，肝气不足，风邪所伤也。其候筋脉拘挛，手足不收，厉风入肝，坐踞不得，胸背强直，两胁胀满，目眩心烦，言语謇涩者，是肝中风候也。

治肝脏中风，气壅语涩，四肢拘急，宜服赤茯苓散方。

赤茯苓（一两） 黄芪（一两，锉） 子芩[18]（三分） 酸枣仁（半两，微炒） 防风（半两，去芦头） 羚羊角屑（一两） 葳蕤（三分） 麻黄（一两，去根节） 芎䓖（三分） 独活（半两） 枳壳（三分，麸炒微黄，去瓤） 甘草（半两，炙微赤，锉）

右为散，每服三钱，以水一中盏，入淡竹叶三七片，同煎至五分，去滓，入荆沥[19]半合，更煎一二沸，不计时候温服。忌鸡猪炙爆等。

治肝中风，语涩，烦躁，或四肢拘急，宜服麦门冬散方。

麦门冬（一两，去心） 茯神（三分） 木通（三分，锉） 犀角屑（三分） 川升麻（三分） 防风（三分，去芦头） 甘草（三分，炙微赤，锉） 独活（半两） 玄参（半两） 川朴硝（一两半） 汉防己（半两）

右为末，每服三钱，以水一中盏，煎至六分，去滓，入荆沥半合，更煎一二沸，不计时候温服。忌酒热面炙爆等。

治肝中风，语涩，筋脉舒缓，面上浮气，行履不稳，宜服秦艽散方。

秦艽（三分，去苗） 茯神（三分） 桑根白皮（三分，锉） 犀角屑（三分） 木通（三分，锉） 麦门冬（三分，去心） 防风（三分，

去芦头）　羌活（三分）　汉防己（三分）　酸枣仁（三分，微炒）　甘草（三分，炙微赤，锉）

右为末，每服三钱，以水一中盏，入生姜半分，煎至六分，去滓，不计时候温服。

治肝中风，致筋脉舒缓，举脚不知高下，目多冷泪，肢节无力，宜服枸杞子散方[20]。

枸杞子（一两）　薯蓣（一两）　牛膝（一两，去苗）　天麻（一两）　萆薢（一两）　茯神（三分）　羚羊角屑（三分）　芎䓖（三分）　茵芋（一分）　防风（三分，去芦头）　生干地黄（三分）

右为散，每服三钱，以水一中盏，入生姜半分，煎至六分，去滓，不计时候温服。

治肝中风，四肢挛急，身体强直，宜服薏苡仁散方。

薏苡仁（三两）　防风（二两，去芦头）　麻黄（二两，去根节）　附子（一两，炮裂，去皮脐）　芎䓖（一两）　桂心（一两）　独活（一两）　柏子仁（一两）　石膏（一两）　细辛（一两）　羚羊角屑（一两）　枳壳（一两，麸炒微黄，去瓤）

右为末，每服三钱，以水一中盏，入生姜半分，同煎至六分，去滓，不计时候温服。忌鸡猪鱼蒜等。

治肝中风，筋脉拘急，言语謇涩，头项强直，四肢不利，心膈烦壅，头目旋眩，宜服羚羊角散方。

羚羊角屑（三分）　防风（半两，去芦头）　前胡（半两，去芦头）　犀角屑（半两）　麻黄（三分，去根节）　人参（半两，去芦头）　旋覆花（半两）　赤芍药（半两）　芎䓖（三分）　桂心（三分）　羌活（三分）　当归（三分，锉，微炒）　汉防己（半两）　赤茯苓（半两）　枳壳（三分，麸炒微黄，去瓤）　黄芩（半两）　蔓荆子（半两）　甘菊花（半两）　甘草（半两，炙微赤，锉）　酸枣仁（三分，微炒）

右为散，每服三钱，以水一中盏，入生姜半分，煎至六分，去滓，入竹沥一合，更煎一二沸，不计时候温服。

治肝中风上攻，头目旋运[21]，心惊悸闷，四肢筋脉拘急，宜服附子散方。

附子（一两，炮裂，去皮脐） 酸枣仁（半两，微炒） 防风（半两，去芦头） 羚羊角屑（半两） 人参（三分，去芦头） 桂心（半两） 羌活（半两） 甘菊花（一分） 蔓荆子（半两） 白鲜皮（半两） 茯神（三分） 薯蓣（三分） 黄芩（半两） 龙齿（一两） 芎䓖（半两） 天麻（半两） 黄芪（半两，锉） 枳壳（半两，麸炒微黄，去瓤）

右为散，每服三钱，以水一中盏，入生姜半分，同煎至六分，去滓，不计时候温服。

治肝中风，筋脉拘急，肢节疼痛，起卧艰难方。

独活（一两） 羚羊角屑（一两） 麻黄（一两半，去根节） 桂心（一两） 当归（一两，锉，微炒） 五加皮（一两） 附子（一两，炮裂，去皮脐） 甘草（半两，炙微赤，锉） 荆芥（半两）

右为散，每服三钱，以水一中盏，入生姜半分，煎至六分，去滓，不计时候温服。忌猪肉毒鱼等。

治肝中风，心神烦热，言语謇涩，少得眠卧，宜服此方。

竹沥（三合） 荆沥（二合） 生姜汁（半合） 白蜜（一合） 葛根汁（二合）

右件药相合令匀，每温一合服，宜频服。

治肝中风，流注四肢，攻头面烦疼，言语謇涩，上焦风热，口眼㖞邪，脚膝疼痛无力，宜服犀角散方。

犀角屑（一两） 羌活（三分） 羚羊角屑（三分） 人参（半两，去芦头） 甘菊花（半两） 独活（半两） 芎䓖（半两） 白术（半两） 黄芪（半两，锉） 石膏（一两） 汉防己（半两） 防风（半两，去芦头） 黄芩（半两） 大麻（半两） 枳壳（半两，麸炒微黄，去瓤） 蔓荆子（半两） 当归（半两，锉，微炒） 甘草（一分，炙微赤，锉）

右为散，每服三钱，以水一中盏，入生姜半分，同煎至六分，去滓，不计时候温服。

治肝中风，筋脉拘急，口眼偏斜，四肢疼痛，宜服羌活散方。

羌活（三分） 天麻（三分） 芎䓖（三分） 酸枣仁（三分，微炒） 鹿角胶（三分，捣碎，炒令黄燥） 蔓荆子（三分） 羚羊角屑（三分） 人参（三分，去芦头） 白附子（三分，炮裂） 牛膝（三分，去苗） 肉桂（三分，去皴皮） 薏苡仁（三分） 乌蛇肉（三分，醋拌，微炒） 萆薢（三分） 犀角屑（三分） 白鲜皮（三分） 地骨皮（三分） 柏子仁（三分） 防风（三分，去芦头）

右为细末，每服不计时候，以豆淋酒调下一钱，忌鸡猪鱼蒜等。

治肝脏中风，筋脉挛急，口眼㖞科[22]，言语謇涩，神思昏愦[23]，宜服牛黄散方。

牛黄（一分，研入） 龙脑（一分，研入） 乌犀角屑（半两） 天麻（半两） 防风（半两，去芦头） 麻黄（三分，去根节） 羚羊角屑（半两） 甘菊花（半两） 蔓荆子（半两） 桑螵蛸（半两，微炒） 桂心（半两） 细辛（半两） 侧子（半两，炮裂，去皮脐） 独活（半两） 白僵蚕（半两，微炒） 乌蛇（二两，酒浸，去皮骨，炒令黄） 干蝎（半两，生用） 阿胶（半两，捣碎，炒令黄燥） 蝉壳（一分，微炒） 朱砂（一分，研入） 麝香（一分，研入）

右为细末，次入研了药，更研令匀，每服一钱，以豆淋酒调下，不计时候服。

治肝脏中风，口眼不正，四肢抽掣，语涩昏沉，宜服龙脑圆方。

龙脑（半两，研入） 犀角屑（半两） 秦艽（半两，去苗） 防风（半两，去芦头） 麻黄（一两，去根节） 汉防己（半两） 天雄（半两，炮裂，去皮脐） 茵芋（半两） 甘菊花（半两） 赤箭（一两） 独活（半两） 白僵蚕（半两，微炒） 桂心（半两） 芎䓖（半两） 当归（半两，锉，微炒） 羚羊角屑（半两） 鹿角胶（半两，捣碎，炒令黄燥） 乳香（半两，研入） 乌蛇（一两半，酒浸，去皮骨，炒令黄） 干蝎（半两，生用） 牛黄（一分，研入） 朱砂（一分，研入） 麝香（一分，研入）

右件药为末，入研了药令匀，炼蜜和捣三五百杵，为圆如梧桐子大，每服十圆，以薄荷温酒下。不计时候服。

治肝脏中风，攻手足缓弱无力，口眼㖞斜，精神不定，行步艰难，宜服此赤箭圆方。

赤箭（半两） 天雄（半两，炮裂，去皮脐） 犀角屑（半两） 天南星（半两，炮裂） 白花蛇肉（半两，酥拌，微炒） 独活（半两） 防风（半两，去芦头） 芎䓖（半两） 白附子（半两，炮裂） 川升麻（半两） 白术（半两） 白僵蚕（半两，微炒） 桑螵蛸（半两，微炒） 当归（半两，锉，微炒） 细辛（半两） 酸枣仁（半两，微炒） 萆薢（半两） 牛黄（一分，研） 朱砂（一分，研） 麝香（一分，研） 龙脑（一分，研）

右捣罗为末，研入生姜、牛黄等令匀，炼蜜和捣三二百杵，圆如梧桐子大，每服不计时候，以豆淋酒下三[24]十圆。忌湿面、猪肉、羊血、毒鱼等。

治肝中风，筋脉拘急，舌强语涩方。

羚羊角屑（一两） 独活（一两） 附子（一两，炮裂，去皮脐）

右为末，每服三钱，水一中盏，入生姜半分，同煎至五分，去滓，入竹沥一合，更煎一二沸，温服。

治肝风筋脉拘挛诸方

夫足厥阴肝之经，肝主诸筋，其气虚弱，则风邪外侵，搏于筋脉，流入经络，则关机不利，故令筋脉拘挛也。

治肝风筋脉拘挛，四肢烦疼，宜服羚羊角散方。

羚羊角屑（一两） 川升麻（三分） 栀子仁（半两） 防风（三分，去芦头） 酸枣仁（三分，微炒） 羌活（一分） 桑根白皮（三分，锉） 甘草（半两，炙微赤，锉）

右为末，每服三钱，以水一中盏，入生姜半分，同煎至六分，去滓，不计时候温服。忌热面、猪肉、大蒜等。

治肝风筋脉拘挛，四肢疼痛，心神烦不得睡，酸枣仁散方。

酸枣仁（一两，微炒） 羌活（三分） 防风（三分，去芦头） 桑根白皮（半两，锉） 芎䓖（半两） 枳壳（半两，麸炒微黄，去瓤） 羚羊角屑（三分） 甘菊花（半两） 甘草（半两，炙微赤，锉）

右为末，每服三钱，以水一中盏，入生姜半分，煎至六分，去滓，不计时候温服。

治肝风筋脉拘挛，目暗，四肢无力，疼痛，宜服羚羊角散方。

羚羊角屑（半两） 石南（三分） 羌活（半两） 防风（半两，去芦头） 丹参（半两） 黄芪（半两，锉） 茯神（三分） 沙参（半两，去芦头） 白术（半两） 芎䓖（半两） 麻黄（三分，去根节） 天雄（三分，炮裂，去皮脐） 赤芍药（半两） 当归（半两，锉，微炒） 漏芦（半两） 茵芋（三分） 酸枣仁（三分，微炒） 虎胫骨（一两，涂酥炙，令黄） 桂心（三分） 人参（半两，去芦头） 白蒺藜（三分，微炒，去刺） 五加皮（半两） 赤箭（三分） 细辛（半两） 地骨皮（半两） 蔓荆子（半两）

右为细末，每服不计时候，温酒调下一钱。忌鸡猪鱼蒜等。

治肝风湿痹，四肢拘挛，急痛，心胸气壅，喘促，宜服汉防己散方。

汉防己（一两） 芎䓖（一两） 桂心（一两） 麻黄（一两，去根节） 附子（一两，炮裂，去皮脐） 赤茯苓（一两） 桑根白皮（一两，锉） 赤芍药（一两） 甘草（半两，炙微赤，锉）

右为末，每服三钱，以水一中盏，入生姜半分，煎至六分，去滓，不计时候温服。

治肝风四肢拘挛，忽[25]痛，不可转侧，宜服萆薢散方。

萆薢（一两） 人参（一两，去芦头） 细辛（一两） 牛膝（一两，去苗） 酸枣仁（一两，微炒） 附子（一两，炮裂，去皮脐） 羚羊角屑（一两） 独活（一两） 赤芍药（一两） 黄芩（一两） 茵芋（一两） 麻黄（一两，去根节） 葛根（一两，锉） 汉防己（一两） 桂心（一两） 赤茯苓（一两） 甘草（一两，炙微赤，锉） 芎䓖（一两）

右为散，每服三钱，以水一中盏，入生姜半分、枣三枚，煎至五分，去滓，入竹沥一合更煎一二沸，不计时候温服。忌鸡猪鱼蒜等。

治肝风手足拘挛，百骨节疼痛，宜服侧子散方。

侧子（一两，炮裂，去皮脐） 麻黄（一两，去根节） 独活（三分） 细辛（三分） 五加皮（三分） 黄芪（三分，锉） 萆薢（三分，锉） 芎劳（三分） 牛膝（三分，去苗）

右为散，每服三钱，以水一中盏，入生姜半分，煎至六分，去滓，不计时候温服。忌热面炙煿等。

治肝风，筋脉拘挛，四肢疼痛，心膈痰壅，不欲饮食，宜服防风散方。

防风（三分，去芦头） 麻黄（三分，去根节） 半夏（半两，汤洗七遍，去滑） 白术（半两） 赤茯苓（一两） 芎劳（半两） 杏仁（三分，汤浸皮去双仁，麸炒微黄） 麦门冬（一两，去心） 薏苡仁（一两） 人参（半两，去芦头） 牛膝（一两，去苗） 羚羊角屑（一两） 当归（半两，锉，微炒） 川大黄（半两，锉碎，微炒） 甘草（半两，炙微赤，锉） 犀角屑（一两）

右为末，每服三钱，以水一中盏，入生姜半分，同煎至六分，去滓，不计时候温服。

治肝脏风拘挛，不可屈伸，薏苡仁浸酒方。

薏苡仁（半斤） 牛膝（五两，去苗） 赤芍药（三两） 酸枣仁（三两，微炒） 干姜（三两，炮裂） 附子（三两，炮裂，去皮脐） 柏子仁（三两） 石斛（三两，去根） 甘草（二两，炙微赤）

右细锉，和匀，以生绢袋盛，用酒二斗浸七宿，每服不计时候，暖一小盏服，其酒旋添，味薄即止。忌猪肉、毒鱼等。

治肝脏风，筋脉拘挛，不可屈伸，茵芋浸酒方[26]。

茵芋（二两） 白及（二两） 薏苡仁（二两） 赤芍药（二两） 桂心（二两） 牛膝（二两，去苗） 酸枣仁（二两，微炒） 干姜（一两，炮裂） 附子（二两，炮裂，去皮脐） 甘草（一两，炙微赤）

右细锉，和匀，以生绢袋盛，酒二斗，浸七宿，每服不计时候，温一小盏服。

治肝风筋脉拘挛，骨节疼痛，腑脏久虚乏弱，宜服酸枣仁煎方。

酸枣仁（一两，一半生用，一半炒熟用） 败龟（二两，涂酥炙令黄） 琥珀（三分，细研如粉） 海桐皮（一两，锉） 仙灵脾（一两） 萆薢（一两，锉） 当归（一两，锉，微炒） 羌活（一两） 石斛（一两，去根节，锉） 牛膝（一两，去苗） 巴戟（一两） 木香（一两） 丹参（一两） 独活（一两） 芎䓖（一两） 杜仲（一两，去粗皮，炙令微黄，锉） 熟干地黄（一两） 虎胫骨（二两，涂酥，炙令黄） 附子（二两，炮裂，去皮脐） 蜜（三升） 酥（二两） 桃嫩枝（一握，锉） 柳嫩枝（一握，锉） 桑嫩枝（一握，锉）

右为细末，用清酒五升于银锅内，先煎桃、柳、桑枝，令黄色后，去滓，下药末，更煎二三十沸，下蜜酥，煻[27]火煎成膏。用瓷器内盛。每服不计时候，温酒调下一茶匙。

治肝风筋脉拘挛，脚膝疼痛，心神虚烦，宜服天麻圆方。

天麻（一两） 肉桂（三分，去皴皮） 白僵蚕（半两，微炒） 白附子（三分，炮裂） 朱砂（三分，细研水飞过） 麝香（一分，研） 犀角屑（三分） 蔓荆子（一两） 独活（一两） 干姜（一两，炮裂，锉） 附子（一两，炮裂，去皮脐） 茯神（一两）

右为细末，研入朱砂、麝香等，炼蜜和捣一二百杵，圆如梧桐子大。每服不计时候，温酒下十圆。忌鸡猪鱼蒜等。

治肝风筋脉拘挛，不得屈伸，恍惚，或多喜忘，有时恐怖，宜服防风圆方。

防风（半两，去芦头） 犀角屑（三分） 茯神（一两） 远志（半两，去心） 人参（三分，去芦头） 白僵蚕（三分，微炒） 白附子（半两，炮裂） 芎䓖（半两） 朱砂（三分，别研，水飞过） 羌活（半两） 桂心（三分） 当归（半两，锉，微炒） 麦门冬（半两，去心，焙）

右为细末，入研了朱砂令匀，炼蜜和捣三二百杵，圆如梧桐子大，每服不计时候，酒下二十圆。忌猪肉、毒鱼等。

治肝风筋脉拘挛，骨髓疼痛，宜服白芥子圆方。

白芥子（一两） 防风（三分，去芦头） 安息香（一两） 沉香（半两） 补骨脂（一两，炒） 槟榔（半两）

右为细末，炼蜜和捣三二百杵，圆如梧桐子大。每服不计时候，温酒下二十圆。

治肝风筋脉拘挛，急痛，举体不仁，宜服乌犀角圆方。

乌犀角屑（半两）　羚羊角屑（半两）　天麻（三分）　防风（半两，去芦头）　人参（一分，去芦头）　细辛（半两）　蔓荆子（半两）　肉桂（半两，去皴皮）　白芷（一分）　酸枣仁（半两，微炒）　独活（半两）　干姜（一分，炮裂，锉）　附子（半两，炮裂，去脐）　赤芍药（半两）　藁本（半两）　赤茯苓（三分）　麻黄（半两，去根节）　当归（半两，锉，微炒）　芎䓖（半两）　乌蛇（二两，酒浸去皮骨，炙微黄）

右为细末，炼蜜和捣三二百杵，圆如梧桐子大。每服不计时候，温酒下二十圆。忌鸡猪鱼蒜等。

治肝风，筋脉挛急疼痛，益血长肌肉，除瘦弱，悦颜色，桃仁珠[28]砂煎酒方。

桃仁（二升，汤浸去皮尖双仁，麸炒微黄，细研）　朱砂（二两，细研）

右以无灰好清酒三斗，取瓷瓶三只盛酒，逐斗分桃仁、朱砂入瓶内，封头，一依煮酒法度，不计时候温饮一小盏。忌羊血。

治肝风筋脉抽掣疼痛诸方

夫肝含于血，而主于筋。肝血既虚，不能荣养，致风邪所侵，搏于筋脉，荣卫虚弱，气血不行，故令筋脉抽掣疼痛也。

治肝脏风毒流注，筋脉抽掣，急痛，头目眩闷，四肢无力，宜服薏苡仁散方。

薏苡仁（一两）　羌活（一两）　防风（一两，去芦头）　汉防己（一两）　桑根白皮（一两，锉）　桂心（一两）　天麻（一两）　赤茯苓（一两）　芎䓖（一两）　酸枣仁（一两，微炒）　当归（一两，锉，微炒）　甘草（半两，炙微赤，锉）

右为散，每服三钱，以水一中盏，入生姜半分，煎至六分，去滓，不计时候温服。忌生冷、猪、鸡肉、毒鱼、湿面。

治肝脏风，筋脉抽掣，口眼偏斜，四肢疼痛，宜服羌活散方。

羌活（三分） 白术（三分） 麻黄（三分，去根节） 侧子（三分，炮裂，去皮脐） 丹参（三分） 当归（三分，锉，微炒） 赤茯苓（半两） 萆薢（半两，锉） 桂心（半两） 羚羊角屑（三分） 防风（二分，去芦头）

右为散，每服三钱，以水一中盏，入生姜半分，同煎至六分，去滓，不计时候温服。

治肝脏风，上焦虚热，胁下坚满，关节疼痛，筋脉抽掣，宜服柏子仁散方。

柏子仁（一两） 羌活（一两） 枳实（一两，麸炒微黄） 前胡（一两，去芦头） 赤茯苓（一两） 甘草（半两，炙微赤，锉） 五加皮（一两） 赤芍药（一两） 细辛（一两） 白蒺藜（一两，微炒，去刺） 桂心（一两） 防风（一两，去芦头）

右为散，每服三钱，以水一中盏，入生姜半分，煎至六分，去滓，不计时候温服。

治肝脏风，筋脉抽掣，背膊疼痛，宜服芎䓖散方。

芎䓖（三分） 麻黄（三分，去根节） 丹参（三分） 酸枣仁（一两，微炒） 侧子（三分，炮裂，去皮脐） 茯神（三分） 防风（三分，去芦头） 甘菊花（三分） 甘草（三分，炙微赤，锉）

右为末，每服三钱，以水一中盏，煎至六分，去滓，不计时候温服。忌猪肉、毒鱼、大蒜等。

治肝脏风，心神烦，四肢拘急，筋脉抽掣疼痛，宜服麻黄散方。

麻黄（二两，去根节） 石膏（二两） 芎䓖（一两） 天雄（一两，炮裂，去皮脐） 当归（一两，锉，微炒） 甘草（一两，炙微赤，锉） 赤芍药（一两） 桂心（一两） 牛膝（一两，去苗） 防风（一两，去芦头） 杏仁（一两，汤浸去皮尖双仁，麸炒微黄） 羚羊角屑（一两）

右为末，每服三钱，以水一中盏，入生姜半分，同煎至六分，去滓，不计时候温服。

治肝脏风，筋脉拘急，抽掣疼痛，不得睡卧，宜服羚羊角散方。

羚羊角屑（一两） 防风（一两，去芦头） 赤茯苓（一两） 白敛[29]

（一两） 独活（一两） 附子（一两，炮裂，去皮脐） 桂心（一两） 麻黄（一两，去根节） 酸枣仁（三分，微炒）

右为细末，每服，不计时候，温酒调下一钱。

治肝脏风，四肢筋脉抽掣疼痛，不欲饮食，宜服酸枣仁散方。

酸枣仁（三分，微炒） 薏苡仁（三分） 人参（三分，去芦头） 黄松节（三分，锉） 五加皮（三分） 茯神（三分） 桂心（三分） 羌活（三分） 枳壳（半两，麸炒微黄，去瓤）

右为细末，每服，不计时候，温酒调下一钱。

治肝脏风，筋脉抽掣，疼痛不止，宜服侧子散方。

侧子（一两，炮裂，去皮脐） 赤箭（一两） 酸枣仁（一两，微炒） 海桐皮（一两） 芎䓖（三分） 漏芦（三分） 桂心（三分） 五加皮（三分） 仙灵脾（三分） 牛膝（三分，去苗） 木香（三分） 枳壳（半两，麸炒微黄，去瓤）

右为细末，每服一钱，以温酒调下，不计时候。

治肝脏风，筋脉抽掣疼痛，身强语涩，肢节不利，天麻圆方。

天麻（二两） 芎䓖（一两） 天南星（三分，炮裂） 附子（三分，炮裂，去皮脐） 乌蛇（二两，酒浸，炙微黄，去皮骨） 桑螵蛸（三分，微炒） 槐胶（二[30]两） 桃胶（一两） 酸枣仁（一两，微炒） 麝香（一分，细研） 当归（半两，锉，微炒） 干蝎（半两，微炒） 独活（一两） 荆子（一两） 朱砂（半两，细研）

右为末，炼蜜和捣三二百杵，圆如绿豆大。每服不计时候，以薄荷热酒下十圆。

治肝壅热头目不利诸方

夫头者，诸阳之会也。眼者，肝之窍也。脏腑壅滞，阴阳不和，风热搏于诸阳之经，攻于肝脏，则上冲于目，而入于脑，则头目不利也。

治肝脏壅热，上攻头目不利，心烦口干，宜服石膏散方。

石膏（二两） 枳壳（一两，麸炒微黄，去瓤） 黄芩（一两） 麦

门冬（一两，去心） 前胡（一两，去芦头） 甘菊花（一两） 地骨皮（一两） 羚羊角屑（一两） 甘草（一两，炙微赤，锉）

右为散，每服三钱，以水一中盏，煎至六分，去滓，每于食后温服。忌炙爆等。

治肝脏壅热，头目不利，胸膈烦躁，体痛，宜服羚羊角散方。

羚羊角屑（一两） 柴胡（一两，去苗） 石膏（二两） 赤芍药（一两） 车前子（一两） 川大黄（一两，锉碎，微炒） 甘草（一两，炙微赤，锉） 黄芩（一两）

右为末，每服三钱，以水一中盏，煎至六分，去滓，每于食后温服。

治肝脏壅热，心胸烦躁，头目不利，多渴，体热，宜服前胡圆方。

前胡（三分，去芦头） 枳壳（半两，麸炒微黄，去瓤） 黄芩[31]（三分） 沙参（三分，去芦头） 犀角屑（三分） 蔓荆子（三分） 栀子仁（三分） 栝楼根（一两） 车前子（三分） 麦门冬（一两，去心，焙） 川升麻（一两） 甘草（半两，炙微赤，锉）

右为细末，炼蜜和捣一二百杵，圆如梧桐子大，每于食后温浆水下二十圆。

治肝脏壅热，心膈烦闷，头目不利，宜服大黄圆方。

川大黄（一两，锉碎，微炒） 枳壳（一两，麸炒微黄，去瓤） 甘草（半两，炙微赤，锉） 麦门冬（三分，去心，焙） 羚羊角屑（三分） 川升麻（三分） 生干地黄（三分） 犀角屑（三分）

右为细末，炼蜜和捣百余杵，圆如梧桐子大，每于食后，煎竹叶汤下二十圆。忌酒、热面等。

治肝脏壅热，心膈烦躁，恍惚，头目不利，宜服升麻圆方。

川升麻（一两） 羚羊角屑（一两） 茯神（一两） 柴胡（一两，去苗） 栀子仁（一两） 黄连（半两，去须） 麦门冬（一两，去心，焙） 牛黄（一分，细研如粉） 龙脑（一钱，细研如粉） 甘草（半两，炙微赤，锉） 朱砂（一两，细研水飞过）

右件药为细末，入牛黄等，同研令匀，炼蜜和捣三二百杵，圆如梧桐子大，每于食后，煎竹叶汤下十五圆。忌猪肉、羊血。

治肝气逆面青多怒诸方

夫肝属木，其色青，肝含血，其主怒。邪热伤于肝，伏留不除，则肝气壅实。实则气逆，故令面青多怒也。

治肝气逆，四肢沉重，面色青，不欲见人，多嗔怒，宜服龙骨散方。

龙骨（一两） 赤茯苓（一两） 紫菀（一两，洗去苗土） 人参（一两，去芦头） 羚羊角屑（一两） 薏苡仁（一两） 麦门冬（一两，去心）

右捣粗罗为散，每服三钱，以水一中盏，煎至六分，去滓，不计时候温服。

治肝气逆，心烦，面青，多怒，宜服羚羊角散方。

羚羊角屑（三分） 五味子（三分） 葳蕤（三分） 茯神（三分） 远志（三分，去心） 龙骨（一两） 沙参（三分，去芦头） 酸枣仁（三分，微炒）

右捣为散，每服三钱，以水一中盏，煎至六分，去滓，不计时候温服。

治肝脏气逆，不欲见人，面色青，多怒，宜服柏子仁散方。

柏子仁（一两） 人参（三分，去芦头） 虎头骨（一两，涂酥炙令黄） 知母（三分） 茯神（三分） 犀角屑（三分） 桃仁（三分，汤浸去皮尖双仁，麸炒微黄） 远志（三分，去心） 小草（三分）

右件药，捣筛为散，每服三钱，以水一中盏，煎至六分，去滓，不计时候温服。

治肝脏气逆，面色青，多饶[32]恐怒。胸膈烦滞，心神不安，宜服沙参散方。

沙参（三分，去芦头） 甘菊花（三分） 酸枣仁（三分） 枳实（三分，麸炒微黄） 桔梗（三分，去芦头） 茯神（三分） 桑根白皮（三分，锉） 葳蕤（三分） 羚羊角屑（三分） 大腹皮（三分，锉）

右件药，捣筛为散，每服三钱，以水一中盏，煎至六分，去滓，不计时候温服。

治肝脏风毒流注脚膝筋脉疼痛诸方

夫肝主于筋，而藏于血，脏腑和平，荣卫调适，表里充实，则邪不能侵也。若肝气久虚，肾脏衰冷，则风邪乘虚，乃攻搏于筋脉，流注脚膝，故令疼痛也。

治肝脏风毒，流注脚膝，筋脉拘急，疼痛不可忍，宜服海桐皮散方。

海桐皮（一两，锉） 附子（半两，炮裂，去皮脐） 赤箭（半两） 桂心（半两） 牛膝（半两，去苗） 防风（半两，去芦头） 石斛（半两，去根节，锉） 独活（半两） 当归（三分，锉，微炒） 仙灵脾（五两） 酸枣仁（半两，微炒） 羚羊角屑（半两） 芎䓖（半两） 木香（半两） 五加皮（半两） 赤芍药（半两） 细辛（半两） 槟榔（一两） 枳壳（半两，麸炒微黄，去瓤） 甘草（一分，炙微赤，锉）

右件药，捣筛为散，每服四钱，以水酒各半中盏，煎至六分，去滓，每于食前温服。忌猪肉、毒鱼、酒、蒜等。

治肝脏风毒，流注脚膝，筋脉拘急，疼痛，宜服羚羊角散方。

羚羊角屑（半两） 槟榔（半两） 木香（半两） 海桐皮（半两） 酸枣仁（半两） 防风（半两，去芦头） 当归（半两，锉） 独活（半两） 薏苡仁（半两） 犀角屑（半两） 漏芦（半两） 赤芍药（半两） 枳壳（半两，麸炒微黄，去瓤） 甘草（半两，炙微赤，锉）

右件药，捣筛为散。每服三钱，以水一中盏，入生姜半分，同煎至六分，去滓，每于食前温服。忌炙煿、鸡、猪等。

治肝脏风毒，流注脚膝，筋脉拘急，疼痛，大便秘涩，心胸壅闷，宜服疏风调气利四肢槟榔散方。

槟榔（一两） 枳壳（三分，麸炒微黄，去瓤） 防风（三分，去芦头） 川大黄（一两，锉碎，微炒） 羌活（三分） 当归（三分，锉，微炒） 肉桂（半两，去皴皮） 赤芍药（三分） 大麻仁（一两） 芎䓖（三分） 木香（三分） 郁李仁（一两，汤浸，去皮尖，微炒） 赤茯苓（一两） 木通（三分，锉） 羚羊角屑（三分）

右捣筛为散，每服三钱，以水一中盏，入生姜半分，同煎至六分，去滓，每于食前温服。

治肝脏风毒，流注脚膝，疼痛，心神烦闷，筋脉拘急，宜服五加皮散方。

五加皮（一两） 羌活（一两） 芎䓖（一两） 黄芩（一两） 防风（一两，去芦头） 酸枣仁（一两，微炒） 羚羊角屑（一两） 当归（一两，锉，微炒） 威灵仙（一两） 赤茯苓（一两）

右件药，捣筛为散。每服三钱，以水一中盏，入生姜半分，煎至六分，去滓，每于食前温服。忌炙煿壅毒物等。

治肝脏风毒，流注脚膝，筋脉拘急疼痛，行履不得，宜服薏苡仁散方。

薏苡仁（二两） 羌活（一两） 五加皮（一两） 海桐皮（一两，锉） 当归（一两，锉，微炒） 虎胫骨（一两，涂酥，炙令黄） 芎䓖（一两） 附子（一两，炮裂，去皮脐） 赤芍药（一两） 牛膝（一两，去苗） 桂心（一两） 酸枣仁（一两，微炒）

右捣筛为散，每服三钱，以水一中盏，入生姜半分，煎至六分，去滓，每于食前温服。

治肝脏风，流注腰脚疼痛，筋脉不利，行立无力，宜服酸枣仁散方。

酸枣仁（一两半，微炒） 独活（半两） 牛膝（一两，去苗） 萆薢（半两） 桂心（一两） 仙灵脾（一两） 山茱萸（半两） 芎䓖（半两） 赤箭（一两） 甘菊花（半两） 海桐皮（半两） 虎胫骨（一两，涂酥，炙令黄） 羚羊角屑（半两） 骨碎补（半两） 侧子（一两，炮裂，去皮脐） 桑寄生（半两） 木香（半两） 麝香（一分，细研入）

右捣细罗为散，研入麝香令匀，每服二钱，以温酒调下，食前服。

治肝脏风毒，流注脚膝，筋脉疼痛，及四肢缓弱无力，宜服豆淋酒煎侧子圆方。

黑豆（一升，炒令熟，入酒五升，煎二三十沸，滤去滓，煎令稠） 侧子（二分，炮裂，去皮脐） 石南（半两） 牛膝（半两，去苗） 防风（半两，去芦头） 石斛（半两，锉） 肉桂（半两，去皴皮） 萆薢（半两，锉） 麻黄（半两，去根节） 羌活（半两） 海桐皮（半两，锉） 赤茯苓（半两） 茵芋（半两） 独活（半两） 天麻（半两）

当归（半两，锉，微炒）　乌蛇（一两，酒浸，去皮骨，炙令微黄）

右捣细罗为散，以黑豆煎，和捣一二百杵，圆如梧桐子大，每于食前温酒下三十圆。忌猪肉、毒鱼等。

治肝脏风毒，流注脚膝，筋脉挛急，疼痛，宜用野葛膏摩之方。

野葛（二两，锉）　蛇衔（二两）　犀角屑（一两）　川乌头（二两，去皮脐）　桔梗（二两，去芦头）　茵芋（二两）　防风（二两，去芦头）　川椒（二两，去目）　干姜（二两）　巴豆（三十枚，去壳）　川升麻（一两）　细辛（二两）　当归（二两）　附子（二两，去皮脐）　羌活（二两）　川大黄（二两）　雄黄（二两，研如粉）

右件药细锉，以酒五升，渍药一宿，以不中水猪膏五斤，以前药同于铛中，炭火上煎之。令药色变黄，又勿令燋黑，膏成，绞去滓，下雄黄，候冷，入瓷器中盛之，旋取，摩病处令极热，密室避风，日三度摩之效。

治肝风冷转筋诸方

夫转筋者，肝脏气虚，风冷搏于筋故也。手足之三阴三阳之筋，皆起于手足指，而并络于身，若血气不足，阴阳虚者，风冷邪气中于筋，随所中之处，筋则转动，故谓之转筋也。

治肝虚风冷所搏，转筋不止，宜服附子散方。

附子（一两，炮裂，去皮脐）　沉香（一两）　桂心（一两）　木瓜（一两半）　高良姜[33]

右件药，捣筛为散。每服四钱，以水一中盏，煎至六分，去滓，不计时候热服。忌鸡、猪、毒鱼、大蒜等。

治肝风冷，两脚转筋，挛急疼痛，宜服鸡舌香散方。

鸡舌香（一两）　白豆蔻（半两，去皮）　木香（半两）　木瓜（一两）　吴茱萸（一分，汤浸七遍，焙干，微炒）　青橘皮（半两，汤浸，去白瓤）

右件药，捣筛为散。每服四钱，以水一中盏，入生姜半分，煎至六分，去滓，不计时候热服。

治肝脏风冷，转筋不止，宜服桂心散方。

桂心（一两） 草豆蔻（一两，去皮） 附子（一两，炮裂，去皮脐） 丁香（半两） 槟榔（半两） 木瓜（一两）

右件药，捣筛为散。每服四钱，以水一中盏，入生姜半分，煎至六分，去滓，不计时候热服。忌猪肉、毒鱼等。

治肝虚，转筋入腹，闷绝，体冷，宜服此方。

鸡粪（一合，微炒） 白豆蔻（一分，去壳） 胡椒（一钱） 桂心（半两） 木瓜（三分）

右件药，捣粗罗为散。每服四钱，以水一中盏，入生姜半分，煎至六分，去滓，不计时候热服。

治肝风冷转筋，四肢厥冷，宜服白豆蔻散方。

白豆蔻（一两，去皮） 高良姜（一两，锉） 青橘皮（三分，汤浸，去白瓤，焙） 木瓜（一两） 沉香（一两） 当归（三分，锉，微炒） 甘草（半两，炙微赤，锉） 桂心（三分）

右件药，捣筛为散，每服四钱，以水一中盏，煎至六分，去滓，不计时候热服。忌鸡、猪、鱼、蒜等。

治肝风冷，转筋入腹，手足逆冷，宜服木瓜圆方。

木瓜（五颗大者） 附子（一两，炮裂，去皮脐） 熟艾（半两，锉，微炒） 木香（半两） 桂心（一两） 诃黎勒皮（一两，煨） 人参（半两，去芦头） 肉豆蔻（半两，去壳） 厚朴（半两，去粗皮，涂生姜汁，炙） 白术（一两） 高良姜（半两，锉） 盐（二两，湿纸裹烧令通赤）

右件药，捣罗为末，切木瓜头，去却瓤，内诸药末，却以截下木瓜盖却[34]。以竹丁签定。于甑中蒸令烂熟，木臼中入软餻[35]饼相和捣，可圆即圆，如梧桐子大。每服不计时候，以生姜汤下二十圆。

治肝虚冷，转筋不止，宜用高良姜汤淋蘸方。

高良姜（三两） 木瓜（二枚） 杉木节（五两） 川椒（一两，去目） 蒴藋（五两） 蓼叶（五两）

右细锉，以水一斗五升，煎取八升，去滓，入醋半升，搅令匀，及热，内于杉木桶中淋蘸两脚，兼以绵揾[36]药汁裹转筋处，立止。

治肝风虚，转筋入腹方。

右以鸡粪白，干者，为末，每服一钱，以热酒调下。

治遍体转筋入腹，不可奈何者方。

右用热汤三斗，入盐半升，稍热渍之，极效。

治肝虚转筋方。

赤蓼茎叶（切，三合）

右以水一大盏，酒三合，煎至四合，去滓，不计时候，分温二服。

治胆虚冷诸方

夫胆合于肝，足少阳是其经也，为清净之府，谋虑出焉。若虚则生寒，寒则恐畏，不能独卧，其气上溢，头眩口苦，常喜大息，多呕宿水，心下澹澹[37]，如人将捕之，咽中介介[38]，数数好唾，是为胆虚冷之候也。

治胆虚冷，目眩头疼，心神恐畏，不能独处，胸中满闷，宜服茯神散方。

茯神（一两） 远志（三分，去心） 防风（三分，去芦头） 细辛（三分） 白术（三分） 前胡（三分，去芦头） 人参（一两，去芦头） 熟干地黄（一两） 桂心（三分） 甘菊花（三分） 枳壳（半两，麸炒微黄，去瓤）

右件药，捣筛为散。每服三钱，以水一中盏，入生姜半分，煎至六分，去滓，不计时候温服。

治胆虚冷，精神不守，头目昏眩，恒多恐畏。宜服酸枣仁散方。

酸枣仁（一两，微炒） 羌活（一两） 柏子仁（三分） 白芍药（半两） 茯神（三分） 熟干地黄（三分） 甘菊花（一两） 防风（三分，去芦头） 当归（半两，锉，微炒） 人参（三分，去芦头） 黄芪（一两，锉） 甘草（半两，炙微赤，锉）

右捣筛为散。每服三钱，以水一中盏，煎至六分，去滓，不计时候温服。忌生冷、猪、鱼等。

治胆虚冷，恒多恐畏，不能独卧，心下澹澹，如人将捕，头目不利，胸中满闷，宜服人参散方。

人参（一两，去芦头） 枳壳（三分，麸炒微黄，去瓤） 五味子（三分） 桂心（三分） 柏子仁（一两） 山茱萸（三分） 甘菊花（三分） 茯神（三分） 枸杞子（三分） 熟干地黄（一两）

右件药，捣筛为散，每服一钱，以温酒调下，不计时候服。

治胆虚冷，精神不守，喜多恐惧，目暗头昏，四肢不利，宜服薯蓣圆方。

薯蓣（一两） 白茯苓（三分） 决明子（三分） 菟丝子（一两，酒浸三日，焙干，别捣为末） 天雄（一两，炮裂，去皮脐） 防风（三分，去芦头） 柏子仁（三分） 熟干地黄（一两） 山茱萸（三分） 人参（一两，去芦头） 黄芪（三分，锉） 远志（三分，去心） 桂心（三分） 酸枣仁（三分，微炒）

右捣罗为末，炼蜜和捣三二百杵，圆如梧桐子大。每服三十圆，以温酒下，空心及晚食前服。

治胆虚冷，神思昏沉，头旋目暗，宜服决明圆方。

决明子（一两） 天雄（一两，炮裂，去皮脐） 柏子仁（一两） 菟丝子（一两，酒浸三日，焙干，别捣为末） 熟干地黄（一两） 枸杞子（一两）

右件药捣罗为末，炼蜜和圆如梧桐子大。每服三十圆，以温酒下，空心及晚食前服。

治胆实热诸方

夫胆是肝之府，若肝气有余则胆实，实则生热，热则精神惊而不安，起卧不定，胸中冒闷，身体习习[39]，眉头倾萎，口吐苦汁，心烦咽干，此是胆实热之候。

治胆实热，胸中冒闷，清[40]神不守，泻热麦门冬散方。

麦门冬（半两，去心） 地骨皮（半两） 黄芩（半两） 茯神（半两） 川大黄（半两，锉，微炒） 川升麻（半两） 甘草（半两，炙微

赤，锉）　羚羊角屑（半两）

右件药，捣筛为散。每服三钱，以水一中盏，入竹茹一分，煎至六分，去滓，每于食后温服。忌炙煿物。

治胆实热，精神不守，宜服栀子散方。

栀子仁（二十一枚）　川升麻（三分）　黄芩（三分）　大青（三分）　茯神（三分）　甘草（半两，炙微赤，锉）

右件药，筛捣为散。每服三钱，以水一中盏，入豉五十粒，煎至六分，去滓，入蜜半合，更煎三二沸，每于食后温服。忌热面、炙煿等。

治胆实热，心神惊悸，小便不利，宜服人参散方。

人参（半两，去芦头）　甘草（半两，炙微赤，锉）　葵子（半两）　黄芩（三分）　赤茯苓（三分）　枳壳（三分，麸炒微黄，去瓤）

右捣筛为散。每服三钱，以水一中盏，入生姜半分，同煎至六分，去滓，不计时候温服。

治胆实，久有伏热，精神惊悸不安，宜服甘菊花散方。

甘菊花（一两）　牛黄（半两，细研如粉）　犀角屑（三分）　铁粉（半两）　麦门冬（半两，去心，焙）　黄连（三分，去须）　铅霜（半两）　人参（一两，去芦头）　甘草（一分，炙微赤，锉）

右捣细罗为散，入牛黄，更同研令匀。每于食后，以竹沥调下一钱，或金银煎汤，调下亦得。

治胆实热，精神不安，起卧不定，口中多苦，宜服胡黄连圆方。

胡黄连（一两）　青羊角屑（半两）　熊胆（一分）　蛇黄（半两，捣碎细研如粉）　青黛（一分，别研）

右件药，捣罗为末，更同研令匀，用黄牛胆汁和圆。如无黄牛胆，即用大羊胆和圆，如绿豆大。每于食后煎竹叶汤下七圆。忌炙煿、壅热物。

治胆虚不得睡诸方

夫胆虚不得睡者，是五脏虚邪之气干淫于心。心有忧恚，伏气在胆，所以睡卧不安。心多惊悸，精神怯弱。盖心气忧伤，肝胆虚冷致不得睡也。又有大病之后，脏腑尚虚，荣卫未和，生于冷热，邪客于阴，阴气虚，卫气独行于阳，不入于阴，故令不得睡也。

治胆虚不得睡，神思不安，宜服茯神散方。

茯神（一两） 柏子仁（半两） 酸枣仁（一两，微炒） 黄芪（一两，锉） 人参（一两，去芦头） 熟干地黄（半两） 远志（半两，去心） 五味子（半两）

右件药，捣筛为散。每服不计时候，以温酒调下一钱。

治胆虚不得睡，宜服酸枣仁圆方。

酸枣仁（一两，微炒） 地榆叶（一两） 茯神（一两）

右为细末，炼蜜和捣百余杵，圆如梧桐子大。每服不计时候，糯米粥饮下三十圆。

治胆虚不得睡，四肢无力，宜服鳖甲圆方。

鳖甲（一两半，涂醋炙令黄，去裙襕） 酸枣仁（一两，去苗） 羌活（一两） 黄芪（一两，锉） 牛膝（一两，去苗） 人参（一两，去芦头） 五味子（一两）

右件药，捣罗为末，炼蜜和捣一二百杵，圆如梧桐子大。不计时候，以暖酒下二十圆。忌苋菜。

治胆虚不睡，酸枣仁煎方。

酸枣仁（五两，微炒，捣罗为末，取二两半，其滓不用） 乳香（三两，研如粉） 蜜（四两） 牛黄（一分，研） 糯米（二合，炒黄杵末） 朱砂（半两，细研水飞过）

右件药，用酒一中盏，和蜜等一处，慢火煎如稀饧，不计时候，以温酒调下一茶匙。

治胆虚，睡卧不安，心多惊悸方。

人参（一两，去芦头） 白茯苓（一两） 朱砂（半两，细研）

右件药，捣细罗为散，入朱砂同研令匀。每服不计时候，以清粥饮调下一钱。

又方。

酸枣仁（一两，炒令香熟。）

右件药，捣细罗为散。每服二钱，以竹叶汤调下，不计时候。

治胆热多睡诸方

夫胆热多睡者，由荣卫气涩，阴阳不和，胸膈多痰，脏腑壅滞，致使精神昏浊，昼夜耽眠，此皆积热不除，肝胆气实，故令多睡也。

治胆热，心胸烦壅，多睡，头目昏重，宜服羚羊角散方。

羚羊角屑（三分）　麦门冬（三分，去心）　川大黄（半两，锉碎，微炒）　木通（三分，锉）　甘草（半两，炙微赤，锉）　天门冬（半两，去心）　防风（半两，去芦头）　前胡（半两，去芦头）　半夏（半两，汤浸七遍去滑）

右件药，捣筛为散。每服三钱，以水一中盏，入生姜半分，煎至六分，去滓，每于食后温服。忌羊血。

治胆热，神思不爽，昏闷如醉，多睡少起，宜服茯神散方。

茯神（一两）　麦门冬（一两，去心）　白鲜皮（半两）　地骨皮（一两）　黄芩（一两）　酸枣仁（半两，生用）　沙参（半两，去芦头）　羚羊角屑（半两）　甘草（半两，炙微赤，锉）

右件药，捣粗罗为散。每服三钱，以水一中盏，煎至六分，去滓，每于食后温服。

治胆热，心神昏闷，多睡，宜服人参散方。

人参（三分，去芦头）　赤茯苓（一两）　牛黄（一分，细研如粉）　羌活（三分）　远志（三分，去心）　川升麻（半两）　麦门冬（一两，去心，焙）　犀角屑（半两）

右件药，捣细罗为散。每于食后，薄荷温水调下一钱。忌猪肉、湿面等。

治胆热多睡，远志圆方。

远志（三分，去心）　人参（一两，去芦头）　苦参（三分，锉）　马头骨灰（三分）　茯神（三分）　菖蒲（半两）　朱砂（半两，细研水飞过）　铁粉（半两）

右件药，捣罗为末，入朱砂等令匀，炼蜜和捣一二百杵，圆如梧桐子大。每于食后，煎木通汤下十圆。

又方。

马头骨灰（一两）　铁粉（一两）　朱砂（半两，研，水飞过）　龙脑（半分）

右件药，同研令匀，炼蜜和为圆，如梧桐子大。每服五圆，以竹叶温汤下，食后服。

【校注】

① 坐：永正抄本作“生”，义长可从。

② 神：据文义疑作“肝”。

③ 爪：据文义疑作“爪”。

④ 王：通“旺”。

⑤ 大：“太”的古体字。

⑥ 悒悒：忧郁，愁闷。

⑦ 裙襕：鳖甲边缘的肉质部分。

⑧ 锉：用锉刀去掉物体的芒角。

⑨ 右：古时书写、印刷皆由右至左竖排行文，故此“右”字相当于今之“上”字。下文“右件药”皆同此义。

⑩ 酥：永正抄本作“醋”。

⑪ 日：永正抄本作“目”，义长可从。

⑫ 瘜肉：即息肉。

⑬ 二七：即十四。这是古代倍数的表示方法。如“三五明月满，四五蟾兔缺”。

⑭ 煿（bó 驳）：煎炒或烤干食物。

⑮ 数：永正抄本作“微”，义胜。

⑯ 治：据文义疑衍。

⑰ 两：其下永正抄本有“麦门冬一两去心”七字，此处脱文。

⑱ 子芩：即“黄芩”。

⑲ 荆沥：性味：甘平。功能：除风热，化痰涎，开经络，行血气。

⑳ 枸杞子散方：永正抄本此处方的药量均为“三两”。

㉑ 运：通“晕”。眩晕。

㉒ 科：永正抄本作“斜”，义长可从。

㉓ 愦：永正抄本作“愦”，义胜。

㉔ 三：永正抄本作“二”。

㉕ 忽：永正抄本作“急”，义长可从。

㉖ 茵芋浸酒方：永正抄本此处方药量各“二两”。

㉗ 熳：据文义疑作“慢”。

㉘ 珠：据文义当作“朱”。

㉙ 白敛：即白蔹。

㉚ 二：永正抄本作“一”。

㉛ 苓：永正抄本作“芩”，义长可从。

㉜ 饶：通“扰”。

㉝ 高良姜：其下永正抄本有“一两半”三字，此处脱文。

㉞ 却以截下木瓜盖却：再以截下的木瓜盖好。第一个“却”字是副词，再。第二个“却”字是助词，用在动词后，表示完成。

㉟ 篜：同“蒸”。

㊱ 揾：浸入。

㊲ 澹澹：动荡不定。

㊳ 介介：梗塞不顺。

㊴ 习习：形容辛辣、痛痒等感觉。

㊵ 清：永正抄本作“精”，义长可从。

卷第四

心脏论

论曰：南方生热，热生火，火生苦，苦生心，心生血，血生脾。心主舌，其在天为热，在地为火，在体为脉，在脏为心，在色为赤，在音为徵，在声为笑，在变动为忧，在窍为舌，在味为苦，在志为喜，在臭为焦，在虫为羽，在液为汗，在性为礼，其华在面，其充在血脉，其在脏为神。两精相搏谓之神，神者精气之化成也。故心者火也，王[①]于夏，手少阴是其经，与小肠手阳明合。小肠为腑，而主表，心为脏而主里。心气盛为神有余，则病骨肉痛，胸中支满，胁下及膺背、肩胛、两臂间痛，喜笑不休，是心气之实也，则宜泻之。心气不足，则胸腹、胁下与腰背相引而痛，惊悸恍惚，少颜色，舌本强，喜忧悲，是心气之虚也，则宜补之。夏心脉来，浮大而散者，是平脉也。反得沉濡而滑者，是肾之乘心，水之克火，大逆不可治也。反得弦而长者，是肝之乘心，母之克子，虽病当愈。反得大而缓者，是脾之乘心，子之克母，虽病可治。反得浮涩而短者，是肺之乘心，金之克火，虽病不死。心脉来，累累连属，其中微曲，曰心病。脉来前曲后居，如操带钩，曰死。真心脉至，牢而搏，如循薏苡，累累然，其色赤黑不泽，毛折者，死矣。

治心虚补心诸方

夫心虚则生寒，寒则阴气盛，阴盛则血脉虚少，而多恐畏，情绪不乐，心腹暴痛，时唾清涎，心膈胀满，好忘多惊，梦寐飞飏[②]，精神离散，其脉浮而虚者，是其候也。

治心气虚，惊悸喜忘，不思饮食，宜服远志散方。

远志（半两，去心） 菖蒲（半两） 铁精（半两） 桂心（三分） 黄芪（一两，锉） 防风（三分，去芦头） 当归（三分，锉，微炒） 人参（半两，去芦头） 甘草（半两，炙微赤，锉） 熟干地黄（三分） 芎䓖（半两） 茯神（三分） 独活（半两） 紫石英（一两，细研如粉） 五味子（半两） 麦门冬（三分，去心） 半夏（半两，汤洗七遍，去滑）

右件药，捣粗罗为散。每服三钱，以水一中盏，入生姜半分、枣三枚，煎至六分，去滓，每于食后温服。

治心气虚，忧恐恍惚，心腹痛，胀满，食少，宜服熟干地黄散方。

熟干地黄（三分） 远志（半两，去心） 菖蒲（一两） 陈橘皮（三分，汤浸，去白瓤，焙） 芎䓖（半两） 桂心（半两） 人参（一两，去芦头） 白茯苓（一两） 白芍药（半两）

右件药，捣粗罗为散。每服三钱，水一中盏，煎至六分，去滓，不计时候温服。

治心气虚损，志意不定，腰脊腹胁相引痛，不能俯仰，宜服白术散方。

白术（半两） 甘草（半两，炙微赤，锉） 当归（三分，锉，微炒） 白茯苓（三分） 远志（半两，去心） 熟干地黄（一两） 黄芩（半两） 半夏（半两，汤浸七遍去滑） 附子（三分，炮裂，去皮脐） 枳壳（半两，麸炒微黄，去瓤） 桂心（三分） 木香（半两）

右件药，捣粗罗为散，每服三钱，以水一中盏，入生姜半分、枣三枚、饴糖半分，煎至六分，去滓，食前温服。

治心气虚，苦悲恐惊悸，恍惚谬忘，心中烦闷，面目或赤或黄，羸瘦，宜服紫石英散。

紫石英（二两，细研如粉） 桂心（二两） 白茯苓（一两） 人参（一两，去芦头） 白术（半两） 黄芪（半两，锉） 熟干地黄（一两） 甘草（半两，炙微赤，锉） 麦门冬（一两，去心）

右件药，捣粗罗为散，每服三钱，以水一中盏，入枣三枚，煎至六分，去滓，不计时候温服。

治心气虚寒，心膈胀满，悲思忧愁，宜服白茯苓散方。

白茯苓（一两） 人参（一两，去芦头） 防风（半两，去芦头） 桂心（三分） 远志（半两，去心） 桔梗（三分，去芦头） 枳壳（三分，麸炒微黄，去瓤） 诃黎勒（三分，煨，用皮） 白术（半两） 半夏（三分，汤浸七遍去滑，微炒）

右件药，捣粗罗为散，每服三钱，以水一中盏，入生姜半分、枣三枚，煎至六分，去滓，不计时候温服。

治心虚恐畏，腹胁暴痛，志意不乐，宜服薯蓣圆方。

薯蓣（一两半） 远志（半两，去心） 柏子仁（一两） 沉香（一两） 茯神（一两） 熟干地黄（一两半） 芎䓖（一两） 菖蒲（半两） 人参（一两，去芦头） 丹参（一两） 甘草（半两，炙微赤，锉） 防风（一两，去芦头）

右件药，捣罗为末，炼蜜和捣三二百杵，圆如梧桐子大。每服，不计时候，以温酒下二十圆。

治心实泻心诸方

夫心实则生热，热则阳气盛，阳盛则卫气不行，荣气不通，遂令热毒稽留，心神烦乱，面赤身热，口舌生疮，咽燥头疼，喜笑，恐悸，手心热，满汗出，衄血，其脉洪实相搏者，是其候也。

治心实热，惊悸喜笑，心神不安，泄热安心沙参散方。

沙参（一两，去芦头） 白薇（一两） 石膏（二两半） 川芒硝

（一两）　人参（三分，去芦头）　茯神（一两）　栀子仁（一两）　甘草（半两，炙微赤，锉）　羚羊角屑（一两）　子芩（一两）

右件药，捣粗罗为散。每服三钱，水一中盏，煎至五分，去滓，入地黄汁一合、竹沥半合，更煎一两沸，每于食后温服。忌炙煿、热面。

治心实热，多惊梦喜，畏惧不安，宜服黄连散方。

黄连（一两，去须）　石膏（二两）　人参（一两，去芦头）　知母（一两）　麦门冬（一两，去心）　栀子仁（一两）　赤芍药（一两）　犀角屑（一两）　茯神（一两）　紫菀（一两，去苗土）　川芒硝（二两）

右件药，捣粗罗为散。每服三钱，以水一中盏，煎至五分，去滓，入竹沥半合、生地黄半合，更煎一两沸，每于食后温服。

治心气实热，烦闷不安，宜服赤茯苓散方。

赤茯苓（一两）　麦门冬（一两，去心）　木通（三分，锉）　川升麻（三分）　葳蕤（三分）　甘草（半两，炙微赤，锉）　紫菀（三分，去苗土）　川大黄（三分，锉碎，微炒）　子芩（一两）

右件药，捣粗罗为散，每服三钱，以水一中盏，入淡竹茹一分，煎至六分，去滓，每于食后温服。

治心实热，或欲吐，吐而不出，烦闷，喘急头痛，宜服石膏散方。

石膏（四两）　麦门冬（二两，去心）　甘草（半两，炙微赤，锉）　葛根（半两，锉）　地骨皮（二两）　栀子仁（三十枚）　赤茯苓（二两）

右件药，捣粗罗为散。每服三钱，以水一中盏，入生姜半分、小麦与豉各五十粒，淡竹叶二七片，煎至六分，去滓，每于食后温服。

治心实热，口干烦渴，眠卧不安，宜服茯神散方。

茯神（一两）　木通（一两，锉）　黄连（一两，去须）　麦门冬（一两，去心）　川升麻（一两）　知母（一两）　子芩（一两）　川朴硝（一两）　羚羊角屑（三分）

右件药，捣粗罗为散。每服三钱，以水一中盏，煎至六分，去滓，每于食后温服。

治心脏实热，上焦壅滞，口舌生疮，怕[3]多烦渴，宜服犀角散方。

犀角屑（一两） 柴胡（一两，去苗） 地骨皮（一两） 麦门冬（一两，去心） 葛根（一两，锉） 黄连（一两，去须） 赤芍药（一两） 黄芩（一两） 川升麻（一两） 甘草（半两，炙微赤，锉）

右件药，捣筛为散。每服三钱，以水一中盏，煎至六分，去滓，每于食后温服。

治心脏实热，身体烦疼，口干多躁，宜服大黄散方。

川大黄（一两，锉碎，微炒） 黄芩（一两） 赤芍药（半两） 柴胡（一两，去苗） 知母（一两） 黄连（半两，去须） 甘草（半两，炙微赤，锉） 葳蕤（半两） 秦艽（半两，去苗）

右件药，捣粗罗为散。每服三钱，以水一中盏，煎至六分，去滓，每于食后温服。

治心脏实热，惊怖，痰隔不下食，宜服远志散方。

远志（一两，去心） 生干地黄（一两） 枳壳（一两，麸炒微黄，去瓤） 旋覆花（半两） 甘草（三分，炙微赤，锉） 麦门冬（一两半，去心） 半夏（半两，汤洗七遍，去滑） 赤茯苓（三分）

右件药，捣粗罗为散。每服三钱，以水一中盏，入生姜半分，煎至六分，去滓，每于食后温服。

治心气不足诸方

夫人脏腑充实，气血和平，荣卫通流，阴阳调顺，则心神安静，疾无所生也。若血脉虚损，神性劳伤，则多恐畏，喜怒，心烦，咽痛口干，精神恍惚，此皆心气不足之所致也。

治心气不足，或喜或悲，时时嗔怒烦闷，或鼻衄，眼目黄赤，或独言语，不自觉知，咽喉强痛，唇口干燥，令[4]汗自出，惊悸，心烦面赤，宜服人参散方。

人参（一两，去芦头） 白茯苓（一两） 子芩（半两） 桂心（半两） 白术（半两） 麦门冬（一两，去心） 射干（半两） 川升麻（一两） 甘草（半两，炙微赤，锉） 紫石英（一两，细研如粉）

右件药，捣粗罗为散。每服三钱，以水一中盏，煎至六分，去滓，每于食后温服。忌炙爆、热面。

治心气不足，惓惓惚惚，朝差暮甚，惊悸，心中憧憧，胸满，不下食饮，阴阳气虚，脾胃不磨，不欲闻人声，宜热干地黄散方。

熟干地黄（一两）　当归（一两，锉，微炒）　龙骨（一两）　人参（一两，去芦头）　甘草（一两，炙微赤，锉）　桔梗（一两，去芦头）　黄芪（二两，锉）　桂心（一两）　半夏（三分，汤洗七遍，去滑）　茯神（一两）　远志（半两，去心）　枳壳（一两，麸炒微黄，去瓤）　白术（半两）

右件药，捣粗罗为散。每服三钱，以水一中盏，入生姜半分、枣三枚、白粳米五十粒，煎至六分，去滓，不计时候温服。忌炙爆、热面。

治心气不足，惊悸汗出，心中烦闷，短气，喜悲怒不自知，咽喉痛，口唇黑，呕吐，舌本强，水浆不通，宜服紫石英散方。

紫石英（一两，细研如粉）　熟干地黄（半两）　人参（半两，去芦头）　紫苏茎叶（半两）　远志（半两，去心）　茯神（半两）　当归（半两，锉，微炒）　甘草（半两，炙微赤，锉）　赤小豆（一合，炒熟）　麦门冬（一两，去心）

右件药，捣粗罗为散。每服三钱，以水一中盏，煎至六分，去滓，放温渐渐服之。

治心气不足，多汗，心烦喜怒，独语，多梦，不自觉知，咽喉痛，时吐血，舌本强，水浆不通，宜服麦门冬散方。

麦门冬（一两，去心）　白茯苓（一两）　紫菀（三分，去苗土）　甘草（一分，炙微赤，锉）　赤小豆（半两，炒熟）　紫石英（一两，细碎如粉）　桂心（三分）　人参（一两，去芦头）

右件药，捣粗罗为散，每服三钱，以水一中盏，煎至六分，去滓，微温渐渐服之。

治心气不足，虚悸恐畏，悲思恍惚，心神不定，惕惕而惊，宜服紫石英散方。

紫石英（一两，细研，水飞过）　远志（去心）　赤小豆（炒熟）　附子（炮裂，去皮脐）　桂心（半两）　人参（去芦头）　干姜（炮裂，锉）　防风（去芦头）　龙骨（细研）　熟干地黄　（以上各半两）　菖蒲（一两）　白茯苓（一两）　白术（一两）　黄芪（一两，锉）

右件药，捣细罗为散。每于食前以温酒调下二钱。

治心气不足，惊悸多忘，宜服远志圆方。

远志（一两，去心）　麦门冬（一两，去心，焙）　赤石脂（一两）　熟干地黄（一两）　人参（一两，去芦头）　茯神（一两）　甘草（半两，炙微赤，锉）　白术（三分）　薯蓣（一两）

右件药，捣罗为末，炼蜜和捣三二百杵，圆如梧桐子大。每于食后，以清粥饮下三十圆。

治心气不足，多惊悸，耳目不明，及健忘，宜服人参圆方。

人参（一两，去芦头）　麦门冬（一两，去心，焙）　茯神（一两）　龙齿（一两）　远志（一两，去心）　黄芪（一两，锉）　菖蒲（一两）　赤石脂（一两）　熟干地黄（二两）

右件药，捣罗为末，炼蜜和捣三二百杵，圆如梧桐子大。每于食后，以清粥饮下三十圆。

治心脏中风诸方

夫体虚之人，腠理疏泄，风邪外伤，搏于血脉，入于手少阴之经，则心神颠倒，言语謇涩，舌强口干，面赤头痛，翕翕发热，胸背拘急，手心热盛，但多偃卧[⑤]，不得倾侧，忪悸汗出，恍惚不安，此皆风邪伤于心经，致有斯候。故曰心中风也。

治心脏中风，虚寒寒颤，心惊掣悸，语声混浊，口㖞，冒昧好笑，宜服麻黄散方。

麻黄（一两，去根节）　白术（一两）　防风（一两，去芦头）　桂心（三分）　川升麻（三分）　芎䓖（一两）　茯神（三分）　远志（三分，去心）　人参（三分，去芦头）　羌活（三分）　当归（三分，锉，微炒）　汉防己（半两）　甘草（半两，炙微赤，锉）

右件药，捣罗为散。每服三钱，以水一中盏，入生姜半分，煎至五分，去滓，入荆沥半合，更煎一两沸，不计时候温服。

治心脏中风，语涩昏闷，四肢沉重，精神不守，宜服此茯神散方。

茯神（一两） 羌活（一两） 蔓荆子（三分） 龙齿（一两） 人参（三分，去芦头） 薏苡仁（三分） 防风（三分，去芦头） 赤芍药（半两） 麦门冬（一两，去心） 远志（三分，去心） 犀角屑（三分） 麻黄（一两，去根节） 甘草（半两，炙微赤，锉）

右件药，捣筛为散。每服四钱，以水一中盏，入生姜半分，煎至六分，去滓，不计时候温服。

治心脏中风，语涩昏昧，四肢不利，翕翕发热，胸中烦悸，宜服犀角散方。

犀角屑（三分） 防风（三分，去芦头） 沙参（三分，去芦头） 羌活（三分） 甘菊花（三分） 麻黄（二分，去根节） 羚羊角屑（三分） 茯神（三分） 远志（三分，去心） 杏仁（三分，汤浸去皮尖双仁，麸炒微黄） 白鲜皮（三分） 人参（三分，去芦头） 柴胡（三分，去芦头） 麦门冬（三分，去心） 甘草（一分，炙微赤，锉）

右件药，捣筛为散。每服四钱，以水一中盏，入生姜半分，煎至六分，去滓，不计时候温服。

治心脏中风，言语謇涩，恍惚惊悸，神志错乱，面赤心烦，四肢不利，宜服羚羊角散方。

羚羊角屑（一两） 麻黄（一两，去根节） 独活（三分） 赤茯苓（三分） 黄芪（三分，锉） 黄芩（三分） 秦艽（三分，去苗） 远志（三分，去心） 桂心（三分） 芎䓖（三分） 麦门冬（一两，去心） 葛根（三分，锉） 石膏（一两） 赤箭（三分） 白鲜皮（三分） 人参（三分，去芦头） 沙参（三分，去芦头） 甘草（半两，炙微赤，锉） 杏仁（三分，汤浸去皮尖双仁，麸炒微黄）

右件药，捣筛为散。每服四钱，以水一中盏，入生姜半分，煎至六分，去滓，不计时候温服。

治心脏中风，虚烦，目旋眩，恍惚不定，宜服沙参散方。

沙参（三分，去芦头） 麦门冬（半两，去心） 石膏（三分） 防风（三分，去芦头） 人参（三分，去芦头） 独活（三分） 枳壳（一两，麸炒微黄，去瓤） 赤茯苓（一两） 芎䓖（三分） 羚羊角屑（三

分）　远志（半两，去心）　甘草（半两，炙微赤，锉）

右件药，捣筛为散。每服四钱，以水一中盏，入生姜半分，煎至五分，去滓，入竹沥半合，更煎一两沸，不计时候温服。

治心脏中风，冒昧不知，胸背拘急，心烦语涩，翕翕发热，时自汗出，四肢不利，宜服茯神散方。

茯神（三分）　独活（三分）　当归（三分，锉，微炒）　桂心（三分）　黄芩（三分）　防风（三分，去芦头）　赤芍药（三分）　秦艽（三分，去苗）　杏仁（三分，汤浸去皮尖双仁，麸炒微黄）　沙参（三分，去芦头）　羚羊角屑（一分）　甘草（一分，炙微赤，锉）

右件药，捣筛为散。每服四钱，以水一中盏，煎至五分，去滓，入竹沥半合，更煎一两沸，不计时候温服。

治心脏中风，精神昏昧，烦热多汗，口干面赤，惊悸头痛，宜服葳蕤散方。

葳蕤（一两）　薏苡仁（一两）　白鲜皮（三分）　麦门冬（一两，去心）　茯神（三分）　犀角屑（三分）　石膏（一两）　防风（三分，去芦头）　远志（三分，去心）　甘草（半两，炙微赤，锉）

右件药，捣筛为散。每服四钱，以水一中盏，煎至五分，去滓，入竹沥半合，更煎一两沸，不计时候温服。

治心脏中风，心神恍惚，恐畏闷乱，不得睡卧，志意不定，言语错误，宜服牛黄散方。

牛黄（一分，细研）　犀角屑（一分）　朱砂（半两，细研）　麝香（一分，细研）　羚羊角屑（一分）　防风（一分，去芦头）　天麻（一分）　独活（一分）　人参（一分，去芦头）　茯神（一分）　沙参（一分，去芦头）　天竹黄（一分，细研）　铁粉（半两，细研）　川升麻（一分）　龙齿（一分）　麦门冬（半两，去心，焙）　白鲜皮（一分）　远志（一分，去心）　龙脑（半分，细研）　甘草（一分，炙微赤，锉）

右件药，捣细罗为散，都研令匀。每服一钱，煎麦门冬汤调下，不计时候服。

治心脏中风惊悸，言语混浊，烦热恍惚，心神不安，宜服防风圆方。

防风（三分，去芦头）　茯神（一两）　人参（三分，去芦头）　犀角屑（一两）　薏苡仁（三分）　小草（三分）　天竹黄（三分）　牛黄

（一分，研入）

右件药，捣罗为末，入研了牛黄，令匀，炼蜜和捣三二百杵，圆如梧桐子大。每服，不计时候，以糯米饮下二十圆。

治心脏中风，手足惊掣，心神狂乱，恍惚烦闷，言语謇涩，宜服朱砂圆方。

朱砂（一两，细研，水飞过） 秦艽（三分，去苗） 川升麻（三分） 羚羊角屑（一两） 防风（半两，去芦头） 茯神（一两） 黄芩（半两） 铁粉（一两半，细研） 麦门冬（一两半，去心，焙） 远志（半两，去心） 汉防己（三分） 铅霜（三分，细研）

右件药，捣罗为末，都入乳钵内，同研令匀，炼蜜和捣三二百杵，圆如梧桐子大。每服不计时候，以粳米粥饮下二十圆。

治心脏中风，言语颠倒，神思错乱，头面心胸烦热，或时舌强语涩，忪悸不安，宜服犀角圆方。

犀角屑（三分） 天麻（三分） 防风（三分，去芦头） 远志（三分，去心） 羌活（三分） 沙参（三分，去芦头） 茯神（三分） 龙齿（一两） 川升麻（三分） 天门冬（三分，去心，焙） 葳蕤（三分） 羚羊角（三分） 铁粉（一两，细研） 金银箔（各五十片，细研） 玄参（三分） 牛黄（一分，细研） 朱砂（一两，细研，水飞过） 麝香（一分，细研）

右件药，捣罗为末，入研了药，都研令匀，炼蜜和捣五七百杵，圆如梧桐子大。每服不计时候，以薄荷汤下十五圆。

治心脏风邪诸方

夫心为帝王，神之所舍，诸脏之主，不受外邪。若人动止非宜，寒暄[6]失节，脏腑内损，气血外伤，风邪乘虚入于心经，则令人心神不定，性识失常，乍喜乍惊，或歌或笑，精神离散，悲乐不恒，故名风邪也。

治心脏风邪，有如鬼语，闷乱恍惚，宜服人参散方。

人参（三分，去芦头） 犀角屑（三分） 赤茯苓（三分） 菖蒲（三分） 鬼箭羽（三分） 龙齿（一两）

右件药，捣罗为细末，每服四钱，以水一中盏，煎至六分，去滓，不计时候温服。

治心脏风邪，见鬼妄语，有所见闻，心悸恍惚，宜服茯神散。

茯神（一两）　人参（三分，去芦头）　菖蒲（三分）　羚羊角屑（三分）　赤小豆（四十五粒，炒熟），远志（半两，去心）　黄连（半两，去须）　沙参（半两，去芦头）　甘草（一分，炙微赤，锉）

右件药，捣粗罗为散。每服三钱，以水一中盏，煎至六分，去滓，不计时候温服。

治心脏风邪，恍惚迷闷，饮食不下，宜服柏子仁散方。

柏子仁　桂心　赤芍药　半夏（汤浸七遍，去滑）　人参（去芦头）　当归（锉，微炒）　独活　甘草（半两，炙微赤，锉）　犀角屑　远志（去心）　麦门冬（去心）　麻仁　（以上各一两）

右件药，捣筛为散。每服三钱，以水一中盏，入生姜半分，煎至六分，去滓，不计时候温服。

治心脏风邪，神思恍惚，悲愁忧恚，喜怒失常，宜服杨生[⑦]寄生散方。

杨上寄生　菖蒲　细辛　附子（炮裂，去皮脐）　干姜（炮裂，锉）　天雄（炮裂，去皮脐）　桂心　莽草（炙）　白术　远志（去心）　甘草（炙微赤，锉，以上各一两）

右件药，捣筛为散。每服三钱，以水一中盏，煎至六分，去滓，不计时候温服。

治心脏风邪，恍惚失常，言语错乱，宜服防葵散方。

防葵　人参（去芦头）　贯众　远志（去心）　茯神　犀角屑　天雄（炮裂，去皮脐）　防风（去芦头）　桂心　（以上各一两）　甘草（半两，炙微赤，锉）

右件药，捣筛为散。每服三钱，以水一中盏，煎至六分，去滓，不计时候温服。

治心脏风虚邪气，恍惚悲泣，狂走如有神鬼之状，身体强直，或疼痛，口噤喉痹，水浆不通，面目变色，不识人者，宜服菖蒲散方。

菖蒲　秦艽（去苗）　桂心　当归（锉，微炒）　蔓荆子　人参（去芦头）　附子（炮裂，去皮脐）　黄芩　甘草（炙微赤，锉）　远志（去

心）　防风（去芦头，以上各半两）　龙骨　赤石脂　白茯苓　白芍药　芎䓖　汉防己　（以上各三分）

右件药，捣筛为散。每服三钱，以水一中盏，煎至六分，去滓，不计时候，放温渐渐服之。

治心脏风邪，发动无常，惊悸叫唤，不避水火，宜服虎睛散方。

虎睛（一对，酒浸一宿，微炙）　赤茯苓　桂心　防风（去芦头）　独活　人参（去芦头）　甘草（炙微赤，锉）　天雄（炮裂，去皮脐，以上各一两）　鸮[8]头（一枚，涂酥炙黄焦）　露蜂房（微炙）　石长生　枫上寄生　（以上各二两）

右件药，捣细罗为散。每服不计时候，煎金银汤调下一钱。

治心脏风邪，神魂恍惚，心烦语涩，宜服牛黄散方。

牛黄（细研）　龙脑（细研）　朱砂（细研）　雄黄（细研）　麝香（细研，以右各一分）　沙参（去芦头）　独活　羚羊角屑　犀角屑　乌蛇（酒浸，去皮骨，炙令黄）　蝉壳　天竺黄（细研）　防风（去芦头）　柏子仁　细辛　麦门冬（去心，焙）　茯神　人参（去芦头，以上各一两）

右件药，捣细罗为散，入研了药，都研令匀。每服不计时候，煎金银汤调下一钱。

治心脏风邪气，神思不安，悲啼歌笑，志意不定，精神恍惚，宜服禹余粮散方。

禹余粮（一两半，烧醋淬三遍）　白芍药（一两半）　石膏（一两半）　牡蛎（一两半，烧为粉）　秦艽（一两半，去苗）　桂心　防风（去芦头）　远志（去心）　独活　甘草（炙微赤，锉）　人参（去芦头）　麦门冬（去心，焙）　菖蒲　茯神　铁粉（细研）　朱砂（细研如粉）　雄黄（细研如粉，以上各一两）　蛇蜕皮（一尺，烧为灰）

右件药，捣细罗为散，都研令匀。每服不计时候，以麦门冬汤调下一钱。

治心脏风邪，狂乱失志，不得安定，宜服牛黄圆方。

牛黄（三分，细研如粉）　铁精（三分，细研如粉）　金银箔（各五十片，细研如粉）　石膏（三分）　龙齿（三分，细研如粉）　地骨皮

（三分） 茯神（一两） 川升麻（三分） 玄参（三分） 人参（一两，去芦头） 麦门冬（一两，去心，焙） 枳实（半两，麸炒微赤） 葳蕤（三分） 赤芍药（三分） 生干地黄（三分） 甘草（半两，炙微赤，锉） 黄芩（三分） 朱砂（三分，细研如粉） 虎睛（一对，酒浸一宿，微炙）

右件药，捣罗为末，都研令匀，炼蜜和捣三二百杵，圆如梧桐子大。不计时候，煎地骨皮汤下十圆。

治心脏风邪，恍惚，夜卧惊恐，不得眠卧，宜服真珠圆方。

真珠（一两，细研如粉） 玳瑁（一两） 雄黄（半两，细研如粉） 虎睛（一对，酒浸一宿，微炙） 胡黄连（半两） 远志（半两，去心） 乌犀角屑（半两） 朱砂（一两，细研，水飞过） 牛黄（半两，细研如粉） 马牙消（半两） 铁粉（半两，细研） 龙脑（一钱，细研） 麝香（一钱，细研）

右件药，捣罗为末，入研了药，都研令匀，炼蜜和捣三二百杵，圆如绿豆大。每服不计时候，温酒下十圆。

治心脏风邪，恍惚狂言，意志不定，宜服此方。

金箔（二百片） 腻粉（半两）

右件药，以新小铛子中，先布金箔重重，以粉隔之，然[9]牛乳一小盏子，用文火煎至乳尽，金箔如泥，即成，便以火上焙干，研为末，用蒸饼和圆如小豆大。每服食后，用新汲水[10]下五圆。

治心风狂言诸方

夫风热搏于阳经，入于血脉，血实则生热，荣气溢塞，不能通流，遂使心神烦乱也。心主于神，候于舌。神是心主，舌是心官。语言机关，皆由心出。今心既壅热，又风邪相攻，故令真性错乱，精神不守，遂则狂言也。

治心风狂言，恍惚恐惧，宜服茯神散方。

茯神 杏仁（汤浸去皮尖双仁，麸炒微黄） 川升麻 白鲜皮 沙参

（去芦头，以上各半两） 龙齿（一两） 石膏（二两） 远志（一两，去心） 犀角屑（一两）

右件药，捣粗罗为散。每服三钱，以水一中盏，入生姜半分，煎至六分，去滓，食后温服。

治心风烦躁狂言，胸膈壅滞，神思不安，宜服朱砂散方。

朱砂（一两，细研如粉） 牛黄（一分，细研） 龙脑（一分，细研） 麝香（一分，细研） 茯神（一两） 人参（一两，去芦头） 犀角屑（一两） 防风（一两，去芦头） 铅霜（一分，细研） 麦门冬（一两，去心，焙） 真珠末（一两） 羚羊角屑（一两） 子芩（一两）玄参（一两） 天竹黄（一两，细研） 甘菊花（一两） 川升麻（一两） 甘草（半两，炙微赤，锉）

右件药，捣细罗为散，入研了药，都研令匀。每服不计时候，煎金银汤调下一钱。

治心风热狂言，神思不定，口干烦闷，宜服升麻散方。

川升麻（半两） 朱砂（三分，细研如粉） 犀角屑（三分） 茯神（三分） 甘草（三分，炙微赤，锉） 龙胆（三分，去芦头） 人参（三分，去芦头） 麦门冬（三分，去心，焙） 寒水石（三分） 天竺黄（三分，细研） 牛黄（一分，细研）

右件药，捣细罗为散，入研了药，都研令匀。每于食后，以薄荷汤调下一钱。

治心风狂语，神思不安，如见鬼神，宜服真珠散方。

真珠（一分，细研） 水精（一分，细研） 铅霜（一分，细研） 人参（一两，去芦头，为末） 朱砂（一两，细研） 雄黄（半两，细研）金银箔（各五十片，细研） 琥珀（一分，细研） 牛黄（一分，细研）

右件药，都研令匀。每于食后，薄荷汤调下半钱。

治心风狂言多惊，迷闷恍惚，宜服此镇心圆方。

犀角屑（一两） 天竺黄（半两，细研） 朱砂（半两，细研如粉） 铅霜（一分，细研） 牛黄（一分，细研） 龙齿（半两） 金箔（五十片，研） 人参（一两，去芦头） 茯神（一两） 远志（半两，去心） 生干地黄（半两） 龙胆（半两，去芦头） 铁粉（三分，细研）

右件药，捣罗为末，入研了药，都研令匀，炼蜜和捣三二百杵，圆如小豆大。每服不计时候，煎竹叶汤下七圆。

治心风狂语错乱，似如邪疟，发作有时，宜服七宝镇心圆。

玉屑（一两） 真珠（半两，细研如粉） 琥珀（半两，细研如粉） 金屑（一两） 银屑（一两） 雄黄（半两，细研如粉） 黄丹（一两） 朱砂（一两，细研，水飞过） 铁精（一两，细研） 远志（一两，去心） 鬼臼（一两，去毛） 人参（一两，去芦头） 茯神（一两） 白鲜皮（半两） 牡丹（半两） 龙齿（一两） 防风（半两，去芦头） 龙胆（半两，去芦头） 虎睛（一对，酒浸一宿，微炙） 麦门冬（一两，去心，焙） 虎头骨（一两，涂酥炙令黄） 犀角屑（一两） 羚羊角屑（半两） 牛黄（一分，细研） 麝香（一分，细研）

右件药，捣罗为末，入研了药，都研令匀，炼蜜和捣三五百杵，圆如梧桐子大。每服不计时候，以温水下五圆。

治心脏风热，上冲头面，心系牵急，时时惊恐，狂言不定，神志不安，宜服犀角圆方。

犀角屑（三分） 防风（半两，去芦头） 人参（半两，去芦头） 川升麻（半两） 槟榔（半两） 天竺黄（三分） 光明砂（一两，细研，水飞过） 龙齿（一两半，细研如粉） 铁精（一两，细研） 露蜂房（三分，微炙） 金箔（五十片，细研） 银箔（五十片，细研）

右件药，捣罗为末，入研了药，都研令匀，炼蜜和捣一二百杵，圆如梧桐子大。每服不计时候，温水下二十圆。

治心风恍惚诸方

夫心脏者，神之所止也。安静则神爽，烦乱则病生。是以虚损之人，血气不足，风邪所乘，入于手少阴之经，则神思不安，志意错乱，故令恍惚也。

治心风恍惚惊恐，心气不安，宜服龙齿散方。

龙齿（三分，细研如粉） 汉防己（三分） 麦门冬（三分，去心）

黄芪（三分，锉） 人参（一两，去芦头） 独活（一两） 羚羊角屑（一两） 甘草（三分，炙微赤，锉） 细心（三分） 桂心（三分） 生干地黄（一两） 远志（三分，去心） 白茯苓（一两） 杏仁（四十九枚，汤浸去皮尖双仁，麸炒微黄）

右件药，捣粗罗为散。先以水一大盏，入银一两，煎至六分，去银，次入药末四钱，又煎至四分，去滓，入竹沥半合，更煎一两沸，不计时候温服。

治心风虚悸，恍惚多忘，惊恐，宜服沙参散方。

沙参（三分，去芦头） 白茯苓（三分） 远志（半两，去心） 犀角屑（半两） 甘草（半两，炙微赤，锉） 防风（半两，去芦头） 龙齿（一两） 天门冬（一两，去心） 生干地黄（一两）

右件药，捣粗罗为散。每服三钱，以水一中盏，入生姜半分、枣二枚，煎至六分，去滓，不计时候温服。

心风虚烦，神思恍惚不安，宜服黄芪散方。

黄芪（一两，锉） 龙骨（一两） 防风（一两，去芦头） 远志（一两，去心） 茯神（一两） 麦门冬（一两，去心） 牡蛎（一两半，烧为粉） 甘草（半两，炙微赤，锉）

右件药，捣筛为散。每服三钱，以水一中盏，入枣三枚，煎至六分，去滓，不计时候温服。

治心风虚悸，恍惚多忘，或梦寐惊厌，宜服大定心散方。

人参（去芦头） 茯神 熟干地黄 远志（去心） 龙齿 白术 琥珀 白芍药 紫菀（净去苗土） 防风（去芦头） 赤石脂 （以上各一两） 柏子仁（三分） 甘草（半两，炙微赤，锉）

右件药，捣筛为散。每服四钱，以水一中盏，入枣三枚，煎至六分，去滓，不计时候温服。

治心风烦热，恍惚，狂言妄语，时复惊恐，不自觉知，发作有时，宜服小草散方。

小草（一两） 柏子仁（一两） 犀角屑（半两） 赤茯苓（一两） 铁精（一两，细研） 龙齿（三分，细研） 天竺黄（一两，细研） 生干地黄（一两） 琥珀末（一两，细研）

右件药，捣细罗为散，入研了药，令匀。每服不计时候，以竹叶汤调下一钱。

治心风恍惚，惊恐妄语，忽喜忽瞋[11]，悲伤不乐，宜服龙骨散方。

龙骨（一两） 牡蛎粉（一两半） 远志（三分，去心） 白茯苓（一两） 柏子仁（一两） 麦门冬（一两，去心，焙） 寒水石（一两） 犀角屑（一两） 甘草（半两，炙微赤，锉）

右件药，捣细罗为散。每服不计时候，以金银汤放温，调下一钱。

治心风恍惚妄语，有所见闻，心悸，妄[12]意不定，宜服茯神散方。

茯神（一两） 人参（一两，去芦头） 赤小豆（半两） 菖蒲（三分） 龙角（一两） 犀角屑（一两） 铁粉（半两，研） 金箔（三十片，研）

右件药，捣细罗为散，入研了药，令匀。每服不计时候，以金银汤放温，调下一钱。

治心风恍惚，惊恐失常，或瞋恚悲愁，情意不乐，宜服镇心圆方。

紫石英（细研，水飞过） 朱砂（细研，水飞过） 白石英（细研，水飞过） 龙齿（细研） 人参（去芦头） 细辛 赤箭 天门冬（去心，焙） 熟干地黄 白茯苓 犀角屑 沙参（去芦头） 菖蒲 防风（去芦头，以上各一两） 远志（半两，去心）

右件药，捣罗为末，都入乳钵内，更同研令匀，炼蜜和捣三二百杵，圆如梧桐子大。每服不计时候，以温酒下三十圆。

治心脏风虚惊悸诸方

夫心虚则多惊，胆虚则多恐。此皆气血不实，腑脏虚伤，风邪所干，入于经络，心既不足，胆气衰微，故令神思恐怯而多惊悸也。

治心脏风虚，惊悸好忘，恍惚，安定神妄[12]，白茯苓散方。

白茯苓（一两） 远志（三分，去心） 甘草（三分，炙微赤，锉） 桂心（一两） 人参（一两，去芦头） 白芍药（三分） 防风（三分，去芦头） 熟干地黄（一两） 铁粉（二两） 黄芪（三分，锉） 麦门

冬（三分，去心）

右件药，捣粗罗为散。每服三钱，以水一中盏，入生姜半分、枣三枚，煎至六分，去滓，不计时候温服。

治心脏风虚，惊悸失常，或喜或怒，神思不安，宜服龙齿散方。

龙齿（一两） 远志（半两，去心） 茯神（一两） 防风（半两，去芦头） 甘草（半两，炙微赤，锉） 人参（三分，去芦头） 麦门冬（三分，去心） 羚羊角屑（二[13]分）

右件药，捣粗罗为散。每服三钱，以水一中盏，入生姜半分、枣三枚，煎至六分，去滓，不计时候温服。

治心脏风虚，四肢惊掣，心忪恐悸，或狂叫妄走，如见鬼神，状似癫痫，时时发动，宜服茯神散方。

茯神（一两） 龙齿（二两） 川升麻（一两） 人参（三分，去芦头） 白鲜皮（三分） 麦门冬（一两，去心） 杏仁（三分，汤浸去皮尖双仁，麸炒微黄） 防风（三分，去芦头） 黄芩（三分） 羚羊角屑（一两） 甘草（半两，炙微赤，锉） 铁粉（一两）

右件药，捣粗罗为散。每服三钱，以水一中盏，入生姜半分、枣三枚，煎至六分，去滓，不计时候温服。

治心脏风虚，惊悸失志，或瞋恚悲愁，志意不乐，惕惕若惊怖，宜服紫石英散方。

紫石英（一两半，细研，水飞过） 防风（三分，去芦头） 朱砂（一两，细研如粉） 龙骨（一两） 人参（三分，去芦头） 细辛（三分） 甘草（半两，炙微赤，锉） 羚羊角屑（三分） 远志（三分，去心） 白鲜皮（一两） 白茯苓（二两半） 熟干地黄（一两） 铁精（一两，细研如粉） 牛黄（一分，细研）

右件药，捣筛为散，入研了药令匀。每服不计时候，煎枣汤调下一钱。

治心脏风虚惊悸，恍惚悲愁，妄语失志，宜服铁精圆方。

铁精（一两，细研如粉） 人参（三分，去芦头） 白茯苓（三分） 远志（三分，去心） 龙齿（一两，细研如粉） 甘草（三分，炙微赤，锉） 白薇（三分） 朱砂（一两，细研，水飞过） 独活（三分） 熟

干地黄（一两） 茯神（三分） 麦门冬（三分，去心焙） 防风（三分，去芦头） 赤石脂（三分） 白术（三分）

右件药，捣罗为末，入研了药，都研令匀，炼蜜和捣三二百杵，圆如梧桐子大。每服不计时候，粥饮下三十圆。

治心脏风虚，惊悸心忪，常多健忘，宜服茯神圆方。

茯神（一两） 人参（一两，去芦头） 麦门冬（一两，去心，焙） 熟干地黄（一两） 龙齿（一两半，细研如粉） 黄芩（一两） 防风（三分，去芦头） 黄芪（三分，锉） 云母粉（一两） 犀角屑（一两） 薏苡仁（一两） 柏子仁（一两）

右件药，捣罗为末，入研了药令匀，炼蜜和捣三二百杵，圆如梧桐子大。每服不计时候，以温粥饮下二十圆。

治心脏风虚，多惊悸，喜怒不安，宜服远志圆方。

远志（三分，去心） 白术（三分） 龙骨（一两） 牛黄（半两，细研） 紫葳（半两） 虎睛（一对，酒浸微炙） 人参（一两，去芦头） 茯神（三分，锉） 防风（三分，去芦头） 桂心（一两） 麦门冬（三分，去心，焙） 甘草（半两，炙微赤，锉） 熟干地黄（一两）

右件药，捣罗为末，入牛黄，研令匀，炼蜜和捣三二百杵，圆如梧桐子大。每服不计时候，以温水下二十圆。

治心脏风虚，心忪惊悸，或因忧虑之后，时有恍惚，心神不安，宜服人参圆方。

人参（一两，去芦头） 茯神（一两半） 龙齿（一两，细研如粉）白术（半两） 防风（三分，去芦头） 金银箔（各五十片，细研） 麦门冬（半两，去心，焙） 甘草（半两，炙微赤，锉） 熟干地黄（一两）

右件药，捣罗为末，入研了药令匀，炼蜜和捣三二百杵，圆如梧桐子大。每服不计时候，以粥饮下二十圆。

治心脏风虚，多惊悸，神思昏乱，志意不定，镇心熟干地黄圆方。

熟干地黄（三分） 前胡（半两，去芦头） 柏子仁（半两） 铁精（一两，细研） 白茯苓（三分） 泽泻（半两） 黄芪（三分，锉） 牛黄（半两，细研） 桑螵蛸（五枚，微炒） 独活（三分） 人参（一两，去芦头） 桂心（三分） 秦艽（三分，去苗） 芎䓖（半两） 麦门冬（三分，去心，焙） 远志（半两，去心） 朱砂（一两，细研，水飞过） 阿胶（三分，捣砂，炒令黄燥） 紫石英（半两，细研，水飞过） 防风（半两，去芦头） 甘草（半两，炙微赤，锉） 杏仁（三分，汤浸去皮尖双仁，麸炒微黄）

右件药，捣罗为末，入研了药令匀，炼蜜和捣三二百杵，圆如梧桐子大。每服不计时候，以温酒下十圆。

治心脏风虚，惊悸心忪，或夜间狂言，恒常忧怕，或如见鬼神，恍惚不定，宜服虎睛圆。

虎睛（一对，酒浸一宿，微炙，捣） 金箔（五十片，细研） 银箔（五十片，细研） 光明砂（半两，细研） 雄黄（半两，细研） 牛黄（半两，细研） 琥珀（半两，细研） 真珠（半两，细研） 龙齿（半两，细研） 麝香（半两，细研） 人参（二两，去芦头，为末） 茯神（二两，末）

右件药，都研如面，以煮枣肉和圆，如绿豆大。每服不计时候，以温水下七圆。

治心脏风热诸方

夫心属火，主于血。血实则生热，风邪搏于阳经，伤于血脉，荣气不行，必脏壅滞，邪热之气，稽留不散，则令心胸烦乱，语错多惊，故名风热也。

治心脏风热，心烦舌涩，口干语错，宜服升麻散方。

川升麻（半两） 犀角屑（半两） 龙胆（半两，去芦头） 麦门冬（三分，去心） 玄参（三分） 黄芩（三分） 羌活（半两） 葛根（半两，锉） 甘草（半两，炙微赤，锉） 防风（半两，去芦头） 石膏（一两）

右件药，捣粗罗为散。每服三钱，以水一中盏，入生姜半分、竹叶二七片，煎至六分，去滓，食后温服。

治心脏风热，口干舌涩，心神烦闷，宜服牛黄散方。

牛黄（半两，细研） 犀角屑（半两） 川升麻（半两） 甘草（三分，炙微赤，锉） 玄明粉（三分） 铅霜（半两，细研）

右件药，捣细罗为散，更都研令匀。食后，煎麦门冬汤，调下一钱。

治心脏风热，心神恍惚，烦躁多惊，不得眠卧，宜服龙齿散方。

龙齿（半两，细研） 朱砂（一两，细研如粉） 牛黄（一分，研入） 龙脑（一分，细研） 犀角屑（一两） 防风（一两，去芦头） 羌活（一两） 细辛（一两） 荆芥（一两） 枳壳（一两，麸炒微黄，去瓤） 天竹黄（一两，细研） 茯神（一两） 沙参（一两，去芦头） 天麻（一两） 川升麻（一两） 子芩（一两） 麦门冬（一两，去心，焙） 羚羊角屑（一两） 甘草（半两，炙微赤，锉） 甘菊花（半两）

右件药，捣细罗为散，入研了药令匀。每服，食后煎竹叶汤，调下一钱。

治心脏久积风热，脏腑壅滞，口干舌缩，神思不安，宜服犀角散方。

犀角屑 朱砂（细研如粉） 防风（去芦头） 细辛 天竺黄（细研） 茯神 龙脑（一分，细研） 川大黄（锉碎，微炒） 羌活 麦门冬（去心，焙） 赤芍药 白僵蚕（微炒） 槟榔（一两） 羚羊角屑 甘草（炙微赤，锉） 栀子仁 子芩 （以上各半两） 麝香（一分，细研）

右件药，捣细罗为散，入研了药令匀。每服不计时候，煎竹叶汤，调下一钱。

治心脏风热头痛，面赤心烦，时多惊恐，精神错乱，宜服铁粉散方。

铁粉（一两，细研） 金箔（五十片，细研） 人参（半两，去芦头） 龙齿（一两，细研） 琥珀（一两，细研如粉） 犀角屑（一两） 赤茯苓（一两） 子芩（一两） 防风（半两，去芦头） 葳蕤（半两） 石膏（一两） 玄参（半两） 露蜂房（一两，微炙） 牛黄（一分，细研） 甘草（半两，炙微赤，锉）

右件药，捣细罗为散，入研了药令匀。每服不计时候，以薄荷汤调下一钱。

治心脏风热，胸中烦满，神思不安，宜服牛黄圆方。

牛黄（一分，细研如粉） 朱砂（三分，细研如粉） 天竺黄（一两，细研）　龙脑（一钱，细研）　黄芩（半两）　白附子（半两，炮裂）　犀角屑（半两）　麦门冬（三分，去心，焙）　远志（三分，去心）地骨皮（半两）　甘草（一分，炙微赤，锉）

右件药，捣罗为末，入研了药令匀，炼蜜和捣三二百杵，圆如梧桐子大。每服不计时候，以荆芥汤嚼下十圆。

治心脏风热，多惊恍惚，烦躁语涩，宜服朱砂圆方。

朱砂（一两，细研，水飞过）　龙脑（一分，细研）　牛黄（一分，细研）　龙齿（一两，细研）　天竺黄（一两，细研）　金银箔（各一百片，细研）　虎睛（三对，酒浸一宿，微炙）　马牙消（一两）　麝香（一分，细研）　犀角屑　人参（去芦头）　茯神　川升麻　羚羊角屑　天麻　麦门冬（去心，焙）　独活　甘菊花　子芩　（以上各一两）　甘草（半两，炙微赤，锉）

右件药，捣罗为末，入研了药令匀，炼蜜和捣三二百杵，圆如梧桐子大。每服不计时候，以荆芥汤嚼下十圆。

治心热多汗诸方

夫血脉充塞，荣卫不行，心气壅实，上焦烦热，即多汗也。心象于火，其液为汗。今阳气发泄妄行，故令汗出也。

治心气壅热，手心头面多汗，胸中烦满，宜服犀角散方。

犀角屑（三分）　龙骨　麦门冬（去心）　黄芪（锉）　地骨皮　茯神　人参（去芦头）　麻黄根　远志（去心）　甘草（炙微赤，锉，以上各三分）

右件药，捣筛为散。每服四钱，以水一中盏，入淡竹叶二七片，煎至六分，去滓，食后温服。忌炙煿、热面。

治心实热，血脉壅滞，口干心燥，常多汗出，宜服麦门冬散方。

麦门冬（一两，去心，焙）　寒水石（一两）　川升麻（半两）　犀角屑（半两）　生干地黄（半两）　天竺黄（半两，细研）　麻黄根（半两）　甘草（一分，炙微赤，锉）

右件药，捣细罗为散。不计时候，以竹叶汤调下一钱。

治心脏壅滞，或时烦热，频多汗出，宜服地骨皮圆方。

地骨皮（三分） 柴胡（一两，去苗） 子芩（一两） 生干地黄（一两） 麻黄根（一两） 麦门冬（半两，去心，焙） 犀角屑（半两）知母（一两） 川升麻（一两） 牡蛎粉（半两） 人参（一两，去芦头） 赤茯苓（一两） 甘草（半两，炙微赤，锉）

右件药，捣罗为末，炼蜜和捣三二百杵，圆如梧桐子大。每服不计时候，煎淡竹叶汤下三十圆。

治心脏壅热，口舌干燥，常多汗出，宜服石膏圆方。

石膏（一两，细研，水飞过） 栝楼根（一两） 乌梅肉（一两）葛根（一两，锉） 牡蛎粉（一两） 麦门冬（一两半，去心，焙） 天竺黄（一两，细研） 麻黄根（一两） 甘草（半两，炙微赤，锉）

右件药，捣细罗为末，入研了药令匀，炼蜜和圆，如梧桐子大。每服不计时候，以新汲水下二十圆。

治心热汗出不止，宜服牡蛎散方。

牡蛎粉（一两） 寒水石（一两） 铅霜（半两，细研） 朱砂（半两，细研如面） 甘草末（半分，生用） 故扇灰（半分）

右件药，同入乳钵，研令细。每服半钱，以新汲水调下，不计时候服。

治心胸烦热诸方

夫心气盛实，气血壅涩，阴阳不通，荣卫隔塞，上焦壅滞，故令心胸烦热也。

治心胸中久积，烦热口干，颊赤，宜服地骨皮散方。

地骨皮（一两） 葳蕤（一两） 玄参（一两） 黄芪（一两，锉）子芩（一两） 麦门冬（一两，去心） 川升麻（一两） 甘草（半两，炙微赤，锉）

右件药，捣粗罗为散。每服三钱，用水一中盏，入竹叶七片，煎至五分，去滓，入生地黄汁、蜜各半合，更煎一两沸，不计时候温服。

治心胸烦热，渴逆头痛，宜服羚羊角散方。

羚羊角屑（一两） 葛根（半两，锉） 黄芩（半两） 赤芍药（半两） 石膏（二两） 麦门冬（三分，去心） 甘草（半两，炙微赤，锉） 柴胡（一两，去苗） 赤茯苓（一两） 栀子仁（半两）

右件药，捣粗罗为散。每服三钱，以水一中盏，入竹叶七片、豉三十粒，煎至六分，去滓，不计时候温服。

治心胸烦热，眠卧不安，或大小肠不利，口舌生疮，宜服麦门冬散方。

麦门冬（三分，去心） 枳壳（半两，麸炒微黄，去瓤） 黄芩（三分） 大青（半两） 黄连（半两，去须） 川芒硝（一两） 犀角屑（半两） 川升麻（半两） 小草（半两） 甘草（半两，炙微赤，锉）

右件药，捣粗罗为散。每服三钱，以水一中盏，煎至六分，去滓，食后温服。

治心胸烦热，头疼目涩，烦渴不止，宜服黄芩散方。

黄芩（一两） 赤茯苓（一两） 石膏（二两） 麦门冬（一两，去心） 甘草（半两，炙微赤，锉） 葛根（半两，锉） 甘菊花（半两）

右件药，捣粗罗为散。每服三钱，以水一中盏，入豉二七粒、淡竹叶二七片，煎至五分，去滓，入生地黄汁一合，更煎一两沸，不计时候温服。

治心胸烦热，不思饮食，宜服人参散方。

人参（一两，去芦头） 沙参（一两，去芦头） 赤茯苓（一两） 黄芪（一两，锉） 地骨皮（一两） 麦门冬（一两，去心） 柴胡（一两，去芦头） 羚羊角屑（一两） 甘草（半两，炙微赤，锉）

右件药，捣筛为散。每服三钱，以水一中盏，煎至六分，去滓，不计时候温服。

治心胸烦热，口舌干燥，心神不利，宜服真珠散方。

真珠粉 琥珀末 寒水石 天竺黄 马牙消（半分） 铁粉 朱砂 甘草末（半分，生用） 栝楼根末 （以上各一分）

右件药同研令细。每服半钱，不计时候，以竹叶汤放温调下。

治心胸烦热，口干舌涩，心神壅闷，宜服含化玉液圆方。

寒水石（一两，研） 石膏（一两，研如粉） 葛根（一两） 栝楼根（一两） 乌梅肉（半两，炒） 麦门冬（一两半，去心，焙） 赤茯苓（一两） 龙脑（一钱，研入）

右件药，捣罗为末，入研了药令匀，炼蜜和圆，如弹子大。每服一圆，薄棉裹，含化咽津。

治心胸烦热，不得安定，宜服甘露散方。

甘草（半斤） 不灰木[14]（半斤）

右件药，须是腊月内预办修合，取雪水浸过，阴干，又投入水中，如此三二十度后，阴令极干，捣细罗为散。每服不计时候，以新汲水调下一钱。

补心益智及治健忘诸方

夫心者，精神之本，意智之根，常欲清虚，不欲昏昧，昏昧则气浊，气浊则神乱，心神乱则血脉不荣，气血俱虚，精神离散，恒多忧虑，耳目不聪，故令心智不利而健忘也。

补心虚，治健忘，久服聪明益智，茯神散方。

茯神（三分） 熟干地黄（一两） 人参（三分，去芦头） 龙骨（三分） 菖蒲（三分） 远志（半两，去心） 天门冬（一两，去心）

右件药，捣粗罗为散。每服三钱，以水一中盏，入枣三枚，煎至六分，去滓，食前温服。

孔子大圣智补心虚健忘助神枕中方。

龟甲（涂醋，炙令黄） 龙骨 远志（去心） 菖蒲 （以上各一两）

右件药，捣细罗为散。每服，食前以温酒调下一钱。

补心定志，益智明目，远志散方。

远志（一两，去心） 人参（一两，去芦头） 菖蒲（一两） 白茯苓（三分） 决明子（三分） 薯蓣（三分） 桂心（半两） 熟干地黄（一两）

右件药，捣细罗为散。食前，以温粥饮调下一钱。

补心益智，安神强记，薯蓣圆方。

薯蓣（一两） 牛膝（一两，去心） 远志（三分，去心） 人参（一两，去芦头） 桔梗（三分，去芦头） 天门冬（三分，去心，焙） 菖蒲（三分） 桂心（三分） 白茯苓（一两） 附子（一两，炮裂，去皮脐） 枸杞子（一两）

右件药，捣罗为末，炼蜜和捣三二百杵，圆如梧桐子大。每服，空心及晚食前，以温酒下三十圆。

补心益智，治健忘，除虚损，菖蒲圆方。

菖蒲（一两） 杜仲（三斤[15]，去粗皮，炙微黄，锉） 熟干地黄（一两） 白茯苓（三分） 人参（三分，去芦根） 丹参（三分） 防风（三分，去芦头） 柏子仁（三分） 百部（三分） 远志（三分，去心） 五味子（三分） 薯蓣（一两） 麦门冬（一两，去心，焙） 桂心（三分） 天门冬（一两，去心，炮）

右件药，捣罗为末，炼蜜和捣三二百杵，圆如梧桐子大。食前，以温粥饮下二十圆。

补心益智，强记助神，令身体光润，人参圆方。

人参（一两，去芦头） 赤石脂（一两） 杜仲（一两，去粗皮，炙令微黄，锉） 白茯苓（二分） 远志（一两，去心） 黄芪（三分，锉） 菖蒲（一两） 桂心（三分） 柏子仁（三分）

右件药，捣罗为末，炼蜜和捣一二百杵，圆如梧桐子大。食前，以温粥下二十圆。

补心虚，治健忘，令耳目聪明，宜服此方。

菖蒲（二两） 磁石（二两，烧醋淬七遍，捣碎，细研如粉） 人参（一两，去芦头） 茯神（二两） 薯蓣（二两） 麦门冬（一两，去心，焙） 远志（一两，去心） 熟干地黄（二两） 赤石脂（一两）

右件药，捣罗为末，炼蜜和捣三二百杵，圆如梧桐子大。每服，食前以温酒下二十圆。

又方

丁酉日，取远志一分，著衣中，常带，令人不忘。

又方

甲子日，取一寸九节菖蒲，捣细为散。每于食前，以温酒调下一钱。

又方

麻勃（一升，取七月七日者）　人参（二两，去芦头）

右件药，捣细罗为散，蒸一炊久。夜欲卧时，以温粥饮调下一钱。

又方

戊子日，取东引桃枝二七寸，入于枕中枕之，令人不忘。

又方

常以五月五日，日未出时，取东引桃枝三寸，刻作木人，著衣带中，令人不忘。

治小肠虚冷诸方

夫小肠合于心，手太阳是其经也，为受盛之府，主水液下行也。若虚则生寒，寒则肠中痛，惊跳，乍来乍去，小便数，此则小肠虚冷之候也。

治小肠虚冷，小腹如刀刺，或绕脐结痛，冷汗出，宜服吴茱萸散方。

吴茱萸（一分，汤浸七遍，焙干，微炒）　厚朴（半两，去粗皮，涂生姜汁，炙令香熟）　芎䓖（一两）　干姜（半两，炮裂，锉）　甘草（半两，炙微赤，锉）　附子（三分，炮裂，去皮脐）

右件药，捣粗罗为散。每服三钱，以水一中盏，煎至六分，去滓，不计时候稍热服。

治小肠虚冷，脐下急痛，小便滑数，沉香散方。

沉香（一两）　桂心（一两）　附子（一两，炮裂，去皮脐）　白龙骨（一两）　木香（三分）　当归（二[16]分，锉，微炒）　枳实（三分，麸炒微黄）

右件药，捣筛为散。每服三钱，以水一中盏，入生姜半分，煎至六分，去滓，食前稍热服。

治小肠虚，冷气，小腹卒疞痛如刺，胸胁气满闷乱不可忍，厚朴散方。

厚朴（一两，去粗皮，涂生姜汁，炙令香熟）　高良姜（一两，锉）　当归（三分，锉，微炒）　桂心（一两）　芎䓖（三分）　白芍药（三分）

右件药，捣筛为散。每服三钱，用水一中盏，煎至六分，去滓，不计时候稍热服。

治小肠虚，冷气，小腹疼痛不可忍，附子圆方。

附子（三分，炮裂，去皮脐）　川乌头（三分，炮裂，去皮脐）　当归（半两，锉，微炒）　桂心（一两）　荜澄茄（三分）　赤石脂（三分）　川椒（半两，去目及闭口者，微炒去汗）　木香（三分）　莳香子（一两）

右件药，捣罗为末，炼蜜和捣一二百杵，圆如梧桐子大。不计时候，以温酒下二十圆。

治小肠虚冷，小便数多，鹿茸圆方。

鹿茸（二两，去毛，涂酥炙令微黄）　白龙骨（一两，烧过）　桑螵蛸（三分，微炒）　椒红（一两，微炒）　附子（一两半，炮裂，去皮脐）　山茱萸（一两）

右件药，捣罗为末，炼蜜和捣一二百杵，圆如梧桐子大。每服，空心及晚食前，以盐汤下二十圆。

治小肠实热诸方

夫小肠实则生热，热则心下急痹，口张，舌上生疮，身热来去，汗出心烦，身重，小腹胀急，小便赤涩不利，则是小肠实热之候也。

治小肠实热，热则心下急痹，口舌生疮，宜服郁金散方。

郁金（一两）　白附子（三分，炮裂）　羌活（一两）　甘草（半两，炙微赤，锉）　黄连（一两，去须）　黄芩（三分）　川大黄（一两，锉，微炒）　麦门冬（一两半，去心，焙）　川升麻（三分）

右件药，捣细罗为散。每服，食后煎麦门冬汤调下一钱。忌炙煿、热面。

治小肠实热，小便黄赤，涩结不通，宜服黄连散方。

黄连（去须） 车前子 木通（锉，以上各一两） 汉防己 瞿麦 犀角屑 （以上各三分） 猪苓（三分，去皮） 甘草（半两，炙微赤，锉）

右件药，捣粗罗为散。每服三钱，以水一中盏，煎至六分，去滓，不计时候温服。

治小肠实热，头面赤，汗多出，小腹不利，宜服赤茯苓散方。

赤茯苓 麦门冬（去心） 赤芍药 槟榔 生干地黄 木通（锉） 黄芩 （以上各三分） 甘草（一分，炙微赤，锉）

右件药，捣筛为散。每服四钱，以水一中盏，煎至六分，去滓，不计时候温服。

治小肠实热，心烦，满口生疮，小便赤涩，宜服犀角散方。

犀角屑（三分） 蘧麦（三分） 麦门冬（一两，去心） 栀子（三分） 赤茯苓（三分） 木通（三分，锉） 黄连（三分，去须） 白茅根（三分） 甘草（半两，炙微赤，锉） 杏仁（三分，汤浸去皮尖双仁，麸炒微黄）

右件药，捣筛为散。每服四钱，以水一中盏，入竹叶二七片，煎至六分，去滓，不计时候温服。

治小肠实热，心胸烦闷，小便涩，少腹中急痛，宜服木通散方。

木通（一两，锉） 槟榔 羚羊角屑 赤芍药 黄芩 当归（锉，微炒） 车前子 （以上各三分） 甘草（半两，炙微赤，锉）

右件药，捣筛为散。每服四钱，以水一中盏，煎至六分，去滓，食前温服。

治小肠实热，口干舌燥，心胸烦闷，小便不利，宜服升麻散方。

川升麻 黄柏（锉） 杏仁（汤浸去皮尖双仁，麸炒微黄） 犀角屑 栝楼根 葵子 桑根白皮（锉） 木通（锉） 葳蕤 川大黄（锉碎，微炒，各三分） 甘草（半两，炙微赤，锉）

右件药，捣筛为散。每服四钱，以水一中盏，煎至六分，去滓，食前温服。

治小肠实热，心中烦闷，小便出血，宜服此方。

生地黄（一两）　葱白（五茎）　白茅根（一两）

右件药，细切。以水一大盏半，煎至八分，去滓，食前分温二服。

治小肠实热，小腹胀满，小便赤涩，宜服海蛤圆方。

海蛤（三分）　汉防己（半两）　甜葶苈（半两，隔纸炒令香熟）　槟榔（半两）　木通（半两，锉）　猪苓（半两，去皮）

右件药，捣罗为末，炼蜜和圆，如梧桐子大。每服，食前煎冬葵根汤，下二十圆。

【校注】

① 王：通"旺"。

② 飏：同"扬"。

③ 怕：永正抄本作"恒"，义长可从。

④ 令：永正抄本作"冷"，义长可从。

⑤ 偃卧：仰卧。

⑥ 寒暄：指冷暖。

⑦ 生：永正抄本作"上"。

⑧ 鵶：同"鸱"。

⑨ 然：永正抄本作"用"，义长可从。

⑩ 新汲水：刚打的井水。

⑪ 瞋：同"嗔"。

⑫ 妄：永正抄本作"志"，义长可从。

⑬ 二：永正抄本作"三"。

⑭ 不灰木：为硅酸盐类矿物角闪石石棉。具有清热，除烦，利尿，清肺止咳等功效。

⑮ 斤：永正抄本作"分"。

⑯ 二：永正抄本作"三"。

卷第五

脾脏论

论曰：中央生湿，湿生土，土生甘，甘生脾，脾生肉，肉生肺。脾主口，其在天为湿，在地为土，在体为肉，在脏为脾，在色为黄，在音为宫，在声为歌，在变动为哕，在窍为口，在味为甘，在志为思，在臭为香，在液为涎，在虫为蠃，在性为信，其华在唇，其充在肌，其在神意与智。心有所忆谓之意，处物是非谓之智。意智者神之用也，故脾者土也。土与仲夏及四季各十八日，足大[①]阴是其经，与胃足阳明合，胃为腑主表，脾为脏主里。脾气盛为形有余，则病腹胀，小便不利，身重若饥，足痿不收，喜瘈，脚下痛，是为脾气之实也，则宜泻之。脾气不足则四肢不举，溏泄，食不化，是脾气之虚也，则宜补之，仲夏脾脉，夹[②]大而缓者，是平脉也。反得弦而急者，是肝之乘脾，木之克土，为大逆不可治。反得微涩而短，是肺之乘脾，子之克母，不治自愈。反得浮而洪者，是心之乘脾，母之克子，其病可治。反得沉濡而滑者，是肾之乘脾，木之克土，虽病不死。脾脉来实而益数，如鸡举足，曰脾病。坚而锐，如鸟之喙，如鸟之距，如屋之漏，如水之溜，曰脾死。真脾脉弱，而乍疏乍数，然其色青黄不泽，毛折者死矣。

治脾虚补脾诸方

夫脾者，位居中央，王[③]于四季，受水谷之精气，化气血以荣华，周[④]养身形，灌溉脏腑者也。若虚则生寒，寒则阴气盛，阴气盛则[⑤]心腹胀满，水谷不消，喜噫吞酸，食则呕吐，气逆霍乱，腹痛肠鸣，时自泄利，四肢沉重，常多思虑，不欲闻人声，梦[⑥]见饮食不足。诊其脉沉细软弱者，是脾虚之候也。

治脾虚身重如石，四肢不举，食少无力，腹胀肠鸣，神思昏闷，宜服补脾人参散方。

人参（一两，去芦头）　石斛（三分，去根）　黄芪（三分，锉）　桔梗（三分，去芦头）　白术（三分）　附子（半两，炮裂，去皮脐）　桂心（半两，去皮）　白茯苓（半两）　陈橘皮（三分，汤浸去白瓤，焙）　丁香（半两）　草豆蔻（半两，去皮）

右件药，捣筛为散。每服三钱，以水一中盏，入生姜半分、枣三枚，煎至六分，去滓，不计时候稍热服。忌生冷、油腻、湿面。

治脾气虚，下焦冷，胸中满闷，不思饮食，胁下痛，宜服此补脾白术散方。

白术（半两）　五味子（半两）　白芍药（半两）　甘草（半两，炙微赤，锉）　桂心（三分）　诃黎勒（半两，煨，用皮）　附子（一两，炮裂，去皮脐）　高良姜（三分，锉）　熟干地黄（三分）

右件药，捣筛为散。每服三钱，以水一中盏，入生姜半分、枣三枚，煎至六分，去滓，不计时候稍热服。忌生冷、油腻、湿面。

治脾气虚，大肠下泄，腹痛，不思饮食，四肢少力，宜服补脾诃黎勒散方。

诃黎勒（半两，煨，用皮）　草豆蔻（三分，去皮）　陈橘皮（半两，汤浸去白瓤，焙）　附子（三分，炮裂，去皮脐）　甘草（一分，炙微赤，锉）　木香（半两）　当归（三分，锉，微炒）　缩砂（三分，去皮）　厚朴（三分，去粗皮，涂生姜汁，炙令香熟）

右件药，捣筛为散。每服三钱，以水一中盏，入生姜半分、枣三枚，煎至六分，去滓，不计时候稍热服。

治脾气虚，食饮难消，腹胁气胀，少思饮食，宜服补脾白豆蔻散方。

白豆蔻（三分，去皮） 干姜（半两，炮裂，锉） 人参（半两，去芦头） 附子（一两，炮裂，去皮脐） 甘草（一分，炙微赤，锉） 陈橘皮（三分，汤浸去白瓤，焙） 枳壳（半两，麸炒微黄，去瓤） 白术（三分） 厚朴（二两，去粗皮，涂生姜汁，炙令香熟）

右件药，捣筛为散。每服三钱，以水一中盏，入枣三枚，煎至六分，去滓，食前稍热服之。

治脾气虚，心腹胀满，胸膈不利，食即欲呕，水谷不消，或时下痢，四肢无力，宜服补脾肉豆蔻圆方。

肉豆蔻（一两，去皮） 附子（一两，炮裂，去皮脐） 白术（三分） 石斛（一两，去根） 肉桂（一两半，去粗皮） 丁香（半两） 荜茇（三分） 椒红（三分，微炒） 诃黎勒（二两，煨，用皮） 缩砂（三分，去皮） 人参（三分，去芦头） 当归（半两，锉，微炒） 高良姜（三分，锉） 木香（半两） 厚朴（一两半，去粗皮，涂生姜汁，炙令香熟）

右件药，捣细罗为末，以生姜汁煮枣肉，相和为圆，如梧桐子大。每服食前，以温酒下三十圆。

治脾虚，肌肉消瘦，面色萎黄，心腹胀满，水谷不化，饮食无味，四肢少力，或时自利，宜服补脾黄芪圆方。

黄芪（一两，锉） 石斛（一两，去根） 五味子（三分） 肉桂（一两半，去粗皮） 附子（一两，炮裂，去皮脐） 肉苁蓉（一两，以酒浸，去皴[⑦]皮） 诃黎勒（二两，煨，用皮） 益智子（一两，去皮） 白术（一两） 当归（三分，锉，微炒） 人参（一两，去芦头） 白豆蔻（二[⑧]分，去皮） 丁香（半两） 沉香（三分） 高良姜（三分，锉） 厚朴（一两半，去粗皮，涂生姜汁，炙令香熟） 吴茱萸（半两，汤浸七遍，炒） 枳实（三分，麸炒微黄）

右件药，捣细罗为末，煮枣肉和捣三五百杵，为圆如梧桐子大。每服食前，以温酒下三十圆。

治脾虚，心腹胀满，食少无力，宜服补脾神曲圆方。

神曲（一两，炒微黄） 附子（一两，炮裂，去皮脐） 诃黎勒（二两，煨，用皮） 厚朴（二两，去粗皮，涂生姜汁，炙令香熟） 荜茇（一两） 丁香（半两） 白豆蔻（一两，去皮） 白术（一两） 人参（一两，去芦头） 荜澄茄（半两） 沉香（半两） 陈橘皮（三分，汤浸去白瓤，微炒）

右件药，捣细罗为末。以酒煮枣肉，和捣三二百杵，为圆如梧桐子大。每服食前，以生姜汤下二十圆。

治脾实泻脾诸方

夫脾实则生热，热则阳气盛，阳气盛则心胸烦闷，唇口干焦，身热颊疼，体重不能转侧，语声沉而心急，咽喉痛而不利，舌本肿强，口内生疮，腹胁胀满，不得安卧，梦见歌乐，四肢怠堕，诊其脉紧实者，是脾实之候。

治脾实，胸中满闷，腹胁壅胀，身热颊[9]疼，咽喉不利，宜服泻脾大黄散方。

川大黄（一两，锉，微炒） 赤茯苓（三分） 枳壳（半两，麸炒微黄，去瓤） 甘草（一分，炙微赤，锉） 黄芩（一分） 陈橘皮（半两，汤浸去白瓤，焙） 麦门冬（一两，去心） 半夏（半两，汤洗七遍，去滑） 前胡（半两，去芦头）

右件药，捣筛为散。每服三钱，以水一中盏，入生姜半分，煎至六分，去滓，不计时候温服。

治脾实热，头痛胸满，腹胁壅滞，不思饮食，宜服泻脾赤茯苓散方。

赤茯苓（三分） 旋覆花（半两） 川大黄（一两，锉碎，微炒） 石膏（一两） 桑根白皮（三两，锉） 赤芍药（半两） 枳壳（三分，麸炒微黄，去瓤） 前胡（半两，去芦头） 甘草（半两，炙微赤，锉）

右件药，捣筛为散。每服三钱，以水一中盏，入生姜半分，煎至六分，去滓，不计时候温服。

治脾脏壅实，口内生疮，食少心烦，宜服泻脾升麻散方。

川升麻（一两） 羚羊角屑（一两） 茯神（一两） 黄连（一两，去须） 柴胡（一两半，去苗） 黄芩（三分） 麦门冬（一两，去心） 大青（三分） 甘草（半两，炙微赤，锉）

右件药，细锉和匀。每服三钱，以水一中盏，煎至六分，去滓，食后温服。忌炙煿、热面。

治脾实热，头痛胁满，烦闷，或渴，唇口干燥，宜服石膏散方。

石膏（一两） 麦门冬（一两半，去心） 柴胡（一两，去苗） 犀角屑（一两） 栝楼根（一两） 地骨皮（一两） 葛根（十两） 甘草（半两，炙微赤，锉）

右件药，捣筛为散。每服三钱，水一中盏，入竹叶二七片，煎至六分，去滓，入蜜半合、生地黄汁二合，搅令匀，食后分温二服。

治脾气实，四肢不利，头重目疼，腹胁妨闷[10]，心膈壅滞，少思饮食，宜服前胡散方。

前胡（一两，去芦头） 大腹皮（三分，锉） 赤芍药（半两） 赤茯苓（半两） 桔梗（半两，去芦头） 羚羊角屑（半两） 旋覆花（半两） 枳壳（半两，麸炒微黄，去瓤） 甘草（半两，炙微赤，锉）

右件药，捣筛为散。每服三钱，水一中盏，入生姜半分、枣三枚，煎至六分，去滓，不计时候温服。

治脾气实，心腹壅滞，四肢痛闷，两胁胀满，大小便不利，宜服羚羊角圆方。

羚羊角屑（一两） 枳壳（一两，麸炒微黄，去瓤） 川大黄（一两，锉，微炒） 木通（一两，锉） 大麻仁（一两） 赤茯苓（半两） 槟榔（一两） 桑根白皮（一两，锉） 前胡（半两，去芦头）

右件药，捣细罗为末，炼蜜和捣三二百杵，为圆如梧桐子大。每食前，以温水下二十圆。

治脾脏壅实，心胸烦闷，唇口干燥，渴[11]水不止，宜服麦门冬煎方。

麦门冬汁[12] 生地黄汁（半升） 蜜（半斤） 栝楼根（三[13]两） 地骨皮（一两） 黄芪（一两，锉） 葳蕤（一两） 知母（一两） 寒水石（二两） 犀角屑（一两） 川升麻（一两） 甘草（半两） 石膏

（二两） 淡竹叶（一两）

右件药，栝楼根等捣筛为散，先以水七升，煎取三升，滤去滓，入麦门冬汁等三味，内锅中，慢火熬如稀饧，以瓷盒盛。不计时候，温服一合。

治脾气不足诸方

夫脾受水谷之精，化为气血，养于脏腑，充于肌肤。若其气不荣，则不能与胃行其津液，周养身形，致体重懈惰，四肢不举，腹胁虚胀，胸满咽干，不能嗜食，纵食欲呕，水谷不化，泄利肠鸣，则是脾气不足之候也。

治脾气不足，腹胁胀满，四肢无力，少思饮食，宜服黄芪散方。

黄芪（一两，锉） 附子（一两，炮裂，去皮脐） 诃黎勒（一两半，煨，用皮） 人参（一两，去芦头） 白术（一两） 五味子（半两） 白茯苓（一两） 丁香（半两） 枳实（半两，麸炒微黄）

右件药，捣筛为散。每服三钱，水一中盏，入生姜半分、枣三枚，煎至六分，去滓，食前稍热服。忌生冷、油腻、湿面。

治脾气不足，心腹胀满，不欲饮食，若食则气滞体重，四肢无力，宜服白术散方。

白术（一两） 诃黎勒（二两，煨，用皮） 丁香（三分） 人参（一两，去芦头） 草豆蔻（三分，去皮） 黄芪（三分，锉） 附子（三分，炮裂，去皮脐） 白茯苓（三分） 荜澄茄（一两） 麦糵（三分，微炒） 沉香（二分） 陈橘皮（三分，汤浸去白瓤，微炒） 木香（二[14]分） 枳实（半两，麸炒微黄） 甘草（半两，炙令赤，锉）

右件药，捣筛为散。每服三钱，水一中盏，入生姜半分、枣三枚，煎至六分，去滓，不计时候温服。忌生冷、油腻、湿面。

治脾气不足，心腹胀[15]，稍喜噫吞酸，食则欲呕，四肢少力。宜服厚朴散方。

厚朴（一两，去粗皮，涂生姜汁，炙令香熟） 肉桂（一两，去粗皮） 当归（半两，锉，微炒） 人参（半两，去芦头） 丁香（半两）

白术（半两） 白豆蔻（半两，去皮） 吴茱萸（一分，汤浸去[16]遍，炒令微黄） 诃黎勒（一两，煨，用皮） 高良姜（半两） 陈橘皮（半两，汤浸去白瓤，微炒）

右件药，捣筛为散。每服三钱，水一中盏，入生姜半分、枣三枚，煎至六分，去滓，不计时候温服。忌生冷、油腻、湿面、黏食。

治脾气不足，四肢不和，腹胁胀满，或时下利，饮食难消，宜服诃黎勒散方。

诃黎勒（三分，煨，用皮） 人参（一两，去芦头） 当归（三分，锉，微炒） 白术（三分） 干姜（半两，炮裂，锉） 桂心（三分） 草豆蔻（三分，去皮） 甘草（半两，炙微赤，锉） 厚朴（一两半，去粗皮，涂生姜汁，炙令香熟） 吴茱萸（半两，汤浸七遍，焙干，微炒） 陈橘皮（一分，汤浸去白瓤，焙）

右件药，捣筛为散。每服三钱，以水一中盏，入枣三枚，煎至六分，去滓，食前稍热服之。

治脾气不足，体重胸满，腹胁虚胀，食少无力，水谷不消，或时自利，宜服白豆蔻圆方。

白豆蔻（一两，去皮） 诃黎勒（二两，煨，用皮） 黄芪（一两，锉） 沉香（一两） 附子（一两，炮裂，去皮脐） 白术（一两） 人参（一两，去芦头） 肉桂（一两半，炙粗皮） 木香（一两） 枳实（一两，麸炒微黄） 厚朴（二两，去粗皮，涂生姜汁，炙令香熟）

右件药，捣细罗为末，以酒煮面糊和圆，如梧桐子大。每服，以温酒下三十圆，空心及晚食前服。忌生冷、油腻、黏食。

治脾脏中风诸方

夫脾气虚弱，肌肉不实，则腠理开疏。风邪乘虚入于足太阴之经，则令身体怠惰，多汗恶风，舌本强直，言语謇涩，口面㖞僻，肌肤不仁，腹胀心烦，翕翕发热，神思如醉，手足不能动摇，诊其脉浮缓者，是脾中风之候也。

治脾脏中风，手足缓弱，舌强语涩，胸膈烦闷，智意恍惚，身体沉重，宜服防风散方。

防风（三分，去芦头） 麻黄（三分，去根节） 人参（三分，去芦头） 芎䓖（三分） 附子（三分，炮裂，去皮脐） 桂心（三分） 羚羊角（三分） 黄芪（三分，锉） 赤茯苓（三分） 酸枣仁（三分，微炒） 白术（三分） 独活（三分） 甘草（半两，炙微赤，锉） 桑根白皮（三分，锉）

右件药，捣筛为散。每服四钱，以水一中盏，入生姜半分，煎至六分，去滓，不计时候温服。

治脾脏中风，语音沉浊，舌强不能转，身重拘急，四肢不举，宜服麻黄散方。

麻黄（一两，去根节） 石膏（二两） 赤茯苓（三分） 独活（三分） 山茱萸（三分） 秦艽（三分，去苗） 细辛（三分） 芎䓖（三分） 防风（三分，去芦头） 桂心（三分） 干姜（半两，炮裂，锉） 白术（三分） 人参（三分，去芦头） 汉防己（三分） 附子（三分，炮裂，去皮脐） 杏仁（三分，汤浸去皮尖双仁，麸炒微黄） 甘草（半两，炙微赤，锉）

右件药，捣筛为散。每服四钱，以水一中盏，煎至六分，去滓，不计时候温服。

治脾脏中风，胸膈痰涎，言语不利，翕翕发热，智意昏浊，宜服独活散方。

独活（一两） 茯神（三分） 防风（三分，去芦头） 羚羊角屑（三分） 附子（三分，炮裂，去皮脐） 人参（三分，去芦头） 前胡（三分，去芦头） 沙参（三分，去芦头） 旋覆花（三分） 黄芪（二[17]分，锉） 半夏（三分，汤洗七遍，去滑） 甘草（半两，炙微赤，锉）

右件药，捣筛为散。每服四钱，以水一中盏，入生姜半分，煎至六分，去滓，不计时候温服。

治脾脏中风语涩，四肢难举，智意不安，心膈烦热，头目昏闷，宜服赤茯苓散方。

赤茯苓（三分） 犀角屑（三分） 羌活（三[18]分） 麦门冬（三分，去心） 蔓荆子（三分） 石膏（二两） 甘菊花（三分） 人参（三分，去芦头）　黄芪（三分，锉）　防风（三分，去芦头）　羚羊角（三分）　远志（三分，去心）　前胡（三分，去芦头）　枳壳（三分，麸炒微黄，去瓤）　甘草（半两，炙微赤，锉）

右件药，捣筛为散。每服四钱，以水一中盏，入生姜半分，煎至六分，去滓，不计时候温服。

治脾脏中风，四肢不举，心胸痰滞，言语謇涩，头痛烦热，咽喉不利，宜服羚羊角散方。

羚羊角屑（二[19]两）　茯神（一两）　羌活（一两）　薏苡仁（一两）　人参（一两，去芦头）　麦门冬（一两，去心）　旋覆花（一两）　前胡（一两，去芦头）　甘草（半两，炙微赤，锉）

右件药，捣筛为散。每服四钱，以水一中盏，煎至六分，去滓，不计时候温服。

治脾脏中风，肉热肌痹，淫[20]淫如虫行，或腠理开，汗大泄，皮肤肉色不泽，唇鼻黄色，宜服细辛散方。

细辛（一两）　枳实（半两，麸炒微黄）　防风（一两，去芦头）　石膏（一两）　白术（一两）　麻黄（二两，去根节）　附子（一两，炮裂，去皮脐）　桂心（一两）　甘草（半两，炙微赤，锉）

右件药，捣筛为散。每服四钱，以水一中盏，入生姜半分，煎至六分，去滓，不计时候温服。忌生冷、油腻、黏滑、猪鸡肉。

治脾脏中风，心腹烦壅，头面微肿，冷汗出，宜服七圣散方。

天麻（一两）　枳壳（二[21]两，麸炒微黄，去瓤）　芎䓖（半两）　白蒺藜（半两微炒，去刺）　川大黄（半两，锉碎，微炒）　地骨皮（半两）　薏苡仁（三分）

右件药，捣细罗为散，不计时候，用温水调下二钱。忌生冷、油腻、猪鸡肉。

治脾脏中风，口面偏斜，语涩虚烦，手臂腰脚不遂。宜服羚羊角圆方。

羚羊角屑（三分）　汉防己（三分）　白芍药（二分）　槟榔（半两）　人参（半两，去芦头）　白茯苓（三分）　薏苡仁（一两）　独活（三分）　芎䓖（半两）　桂心（半两）　附子（二两，炮裂，去皮脐）　防风（三分，去芦头）　柏子仁（半两）　酸枣仁（三分，微炒）当归

（半两，锉，微炒）　熟干地黄（二两）　麦门冬（三分，去心，焙）　杏仁（三分，汤浸去皮尖双仁，麸炒微黄）

右件药，捣罗为末，炼蜜和捣三二百杵，圆如梧桐子大。每服空心及晚食前，以温酒下三十圆。忌猪鸡肉、黏滑物。

治脾脏中风，身体怠惰，四肢缓弱，恶风头疼，舌本强直，言语謇涩，皮肤顽痹，宜服天麻圆方。

天麻（一两）　独活（一两）　人参（三分，去芦头）　防风（三分，去芦头）　附子（一两，炮裂，去皮脐）　桂心（一两）　麻黄（一两，去根节）　细辛（三分）　当归（三分，锉，微炒）　白术（三分）　羚羊角屑[22]　薏苡仁（三分）　干蝎（三分，微炒）　牛膝（三分，去苗）　芎䓖（三分）　茯神（三分）　牛黄（一分，研）　天南星（三分，锉，醋拌炒令黄）　朱砂（半两，细研）　龙脑（一分，细研）　乌蛇肉（一两，酥拌炒令黄）　麝香（一分，细研）　白僵蚕（三分，微炒）

右件药，捣细罗为末，入研了药，更同研令匀，炼蜜和捣三五百杵，圆如梧桐子大。每服以温酒下十圆，加至十五圆，不计时候服。

治脾脏风壅多涎诸方

夫脾受水谷之精，化为气血，以养脏腑，溉灌身形。若其气虚弱，则气血不荣，肌肉疏泄，风邪乘之于经络，致阴阳不和，中焦壅滞，痰饮积聚，伏留脾间，故令多涎也。

治脾脏风壅，气滞多涎，胸膈满闷，不下饮食，宜服前胡散方。

前胡（一两，去芦头）　半夏（半两，汤浸七遍去滑）　枳壳（一两，麸炒微黄，去瓤）　旋覆花（半两）　赤茯苓（一两）　甘草（半两，炙微赤，锉）　大腹皮（一两，锉）　桔梗（一两，去芦头）　麦门冬（一两，去心）

右件药，捣筛为散。每服三钱，以水一中盏，入生姜半分，煎至六分，去滓，不计时候温服。忌生冷、油腻、湿面、饴糖。

治脾脏风壅多涎，心胸不利，头目昏重，旋覆花散方。

旋覆花（半两） 细辛（半两） 前胡（三分，去芦头） 赤茯苓（一两） 半夏（半两，汤浸七遍去滑） 犀角屑（半两） 防风（半两，去芦头） 枳壳（半两，麸炒微黄，去瓤） 槟榔（半两）

右件药，捣筛为散。每服三钱，以水一中盏，入生姜半分，煎至六分，去滓，不计时候温服。忌生冷、油腻、黏食、饴糖。

治脾脏风壅痰滞，睡即多涎，头目胸膈不利，宜服半夏散方。

半夏（半两，汤浸七遍去滑） 旋覆花（半两） 防风（三分，去芦头） 赤茯苓（三分） 前胡（二分，去芦头） 桑根白皮（三分，锉） 麦门冬（三分，去心） 枳实（半两，麸炒微黄） 甘草（半两，炙微赤，锉）

右件药，捣筛为散。每服三钱，以水一中盏，入生姜半分，煎至六分，去滓，不计时候温服。

治脾脏风壅，心膈痰滞，多吐稠涎，不能下食，宜服赤茯苓散方。

赤茯苓（三分） 旋覆花（三分） 枳壳（一两，麸炒微黄，去瓤） 细辛（三分） 甘草（半两，炙微赤，锉） 蔓荆子（三分） 桔梗（三分，去芦头） 羚羊角屑（三分） 白蒺藜（三分，微炒，去刺）

右件药，捣筛为散。每服三钱，以水一中盏，入生姜半分，煎至六分，去滓，不计时候温服。

治脾脏风壅，语涩多涎，宜服牛黄圆方。

牛黄（一分，细研） 白附子（一两，炮裂） 天竺黄（一两，细研） 天麻（一两半） 犀角屑（三升[23]） 铅霜（半两，细研）

右件药，捣罗为末，都研令匀，炼蜜和捣百余杵，圆如梧桐子大。每服不计时候，以竹沥下七圆。

治脾脏风壅，胸膈气滞，痰涎烦闷，神思昏浊，宜服前胡圆方。

前胡（一两，去芦头） 旋覆花（半两） 槟榔（一两） 川大黄（一两，锉碎微炒） 牛蒡子（一两，微炒） 皂荚（三分，去皮，涂酥炙令焦黄，去子） 枳壳（二[24]两，麸炒微黄，去瓤） 赤茯苓（一两）

右件药，捣罗为末，炼蜜和捣三二百杵，圆如梧桐子大。每服不计时候，以荆芥薄荷汤下二十圆。

治脾脏风壅，咽喉内涎唾如胶，心胸妨闷，语声不利，宜服坏涎圆方。

白矾（烧灰，半两）　天竺黄（半两）　半夏（一两，汤浸七遍去滑，麸炒微黄）　金箔（五十片）　朱砂（一两，细研，以水飞过）　皂荚子仁（半两，微炒）

右件药，以半夏及皂荚子仁捣罗为末，与诸药同研令匀。用烂粟米饭和为圆。如绿豆大。每服，不计时候，以生姜汤下七圆。

治脾胃冷热气不和诸方

夫脾与胃，合为受载之府，化谷精气，溉灌身形，二气调平，则四肢安畅。若脏腑虚弱，饮食不消，阴阳交争，冷热相搏，故令脾胃不和也。

治脾胃冷热气不和，胸中满闷，不能下食，四肢少力，宜服草豆蔻散方。

草豆蔻（三分，去皮）　赤茯苓（三分）　甘草（半两，炙微赤，锉）　人参（半两，去芦头）　白术（半两）　陈橘皮（半两，汤浸去白瓤，焙）　桂心（三分）　枳壳（三分，麸炒微黄，去瓤）　半夏（三分，汤浸七遍去滑）　厚朴（三分，去粗皮，涂生姜汁，炙令香熟）

右件药，捣筛为散。每服三钱，以水一中盏，入生姜半分、枣三枚，煎至六分，去滓，不计时候稍热服。忌生冷、油腻、饴糖。

治脾胃冷热气不和，胸膈满闷，四肢无力，痰逆，不思饮食，藿香散方。

藿香（半两）　诃黎勒（半两，煨，用皮）　人参（三分，去芦头）　陈橘皮（三分，汤浸去白瓤，焙）　半夏（半两，汤浸七遍去滑）　赤茯苓（三分）　肉桂（三分，去皴皮）　白术（三分）　草豆蔻（一两，去皮）　枳实（半两，麸炒微黄）　高良姜（三分，锉）　甘草（半两，炙微赤，锉）　厚朴（一两，去粗皮，涂生姜汁，炙令香熟）

右件药，捣筛为散。每服三钱，以水一中盏，入生姜半分、枣三枚，煎至六分，去滓，不计时候稍热服。忌生冷、油腻、饴糖。

治脾胃冷热气不和，心腹虚胀，痰逆，少思饮食，四肢无力，宜服丁香散方。

丁香（半两）　人参（三分，去芦头）　赤茯苓（三分）　白术（半两）　甘草（一分，炙微赤，锉）　木瓜（三分）　草豆蔻（三分，去

皮）　干姜（三分，炮裂，锉）　诃黎勒（三分，煨，用皮）　茅香花（三分）

右件药，捣细罗为散。不计时候，以姜枣汤调下一钱。忌生冷、油腻、湿面。

治脾胃冷热气不和，胸膈气滞，不下饮食，宜服大腹皮散方。

大腹皮（半两，锉）　槟榔（半两）　诃黎勒（三分，煨，用皮）　桑根白皮（半两，锉）　陈橘皮（三分，汤浸去白瓤，焙）　赤茯苓（三分）

右件药，捣筛为散。每服三钱，以水一中盏，入生姜半分，煎至六分，去滓，不计时候温服。

治脾胃冷热气不和，腹胁胀闷，少思饮食，宜服白术散方。

白术（一两）　草豆蔻（一两，去皮）　槟榔（一两）　甘草（半两，炙微赤，锉）　桂心（二分）　桔梗（一两，去芦头）　人参（一两，去芦头）　前胡（三分，去芦头）　诃黎勒（一两，煨，用皮）　赤茯苓（三分）　枳实（半两，麸炒微黄）

右件药，捣筛为散。每服三钱，以水一中盏，入生姜半分，煎至六分，去滓，不计时候温服。

治脾胃冷热气不和，胸膈胁胀，胀满不能饮食，宜服桔梗圆方。

桔梗（一两，去芦头）　白术（一两）　槟榔（一两）　甘草（半两，炙微赤，锉）　桂心（二分）　干姜（半两，炮裂，锉）　人参（一两，去芦头）　前胡（三分，去芦头）　麦蘖（三分，炒微黄）　陈橘皮（一两，汤浸去白瓤，焙）　厚朴（二两，去粗皮，涂生姜汁，炙令香熟）

右件药，捣罗为末，炼蜜和捣三百杵，圆如梧桐子大。不计时候，以姜枣汤下二十圆。

治脾胃冷热气不和，心腹疞痛，胁肋气滞，不思饮食，四肢少力，宜服神曲[25]圆方。

神曲（一两，微炒令黄色）　干姜（半两，炮裂，锉）　槟榔（一两）　甘草（半两，炙微赤，锉）　陈橘皮（半两，汤浸去白瓤，焙）　桂心（半两）　附子（半两，炮裂，去皮脐）　人参（三分，去芦头）　当归（三分，锉，微炒）

右件药，捣罗为末，炼蜜和捣三二百杵，圆如梧桐子大。不计时候，以生姜橘皮汤下二十圆。

治脾胃冷热气不和，胸膈不利，三焦闭塞，宜服人参圆方。

人参（一两，去芦头） 赤茯苓（一两） 桂心（一两） 干姜（半两，炮裂，锉） 诃黎勒（一两，煨，用皮） 川大黄（一两，细锉，微炒） 细辛（半两） 枳壳（一两，麸炒微黄，去瓤） 赤芍药（一两） 槟榔（一两） 甘草（半两，炙微赤，锉）

右件药，捣罗为末，炼蜜和捣三五百杵，圆如梧桐子大。不计时候，以生姜汤下二十圆。忌生冷、油腻、湿曲[26]。

治脾胃冷热气不和，心腹痛，不欲饮食，宜服诃黎勒圆方。

诃黎勒（三分，煨，用皮） 白术（半两） 木香[27] 甘草（半两，炙微赤，锉） 陈橘皮（半两，汤浸去白瓤，焙） 干姜（半两，炮裂，锉） 芎䓖（三分） 当归（三分，锉，微炒） 缩砂（半两，去皮）

右件药，捣筛为末，炼蜜和捣三二百杵，圆如梧桐子大。不计时候，以姜枣汤下二十圆。

治脾胃冷热气不和，心腹疠痛，呕逆，不欲饮食，四肢少力，宜服白豆蔻圆方。

白豆蔻（三分，去皮） 黄芪（半两，锉） 赤茯苓（半两） 干姜（半两，炮裂，锉） 桂心（半两） 白术（半两） 当归（半两，锉，微炒） 半夏（半两，汤浸七遍去滑） 人参（三分，去芦头） 附子（半两，炮裂，去皮脐） 陈橘皮（半两，汤浸去白瓤，焙） 甘草（半两，炙微赤，锉）

右件药，捣罗为末，煮枣肉，和捣三二百杵，圆如梧桐子大。每服不计时候，以生姜汤下二十圆。忌生冷、油腻、饴糖。

治脾气虚腹胀满诸方

夫人脏腑不和，脾胃虚弱，阳气衰于外，阴气积于内，风冷之气，持[28]于脾胃之间，伏留而不散，则食饮不消，故令腹胀满也。

治脾气虚，腹胁胀满，吃食难消，面色萎黄，四肢少力，宜服厚朴散方。

厚朴（二两，去粗皮，涂生姜汁，炙令香熟）　丁香（半两）　木香（半两）　附子（一两，炮裂，去皮脐）　白术（一两）　当归（一两，锉，微炒）　人参（一两，去芦头）　诃黎勒（一两，煨，用皮）　干姜（三分，炮裂，锉）　白茯苓（一两）　桂心（一两）　甘草（半两，炙微赤，锉）　陈橘皮（一两，汤浸去白瓤，焙）

右件药，捣粗罗为散。每服三钱，以水一中盏，入生姜半分、枣三枚，煎至六分，去滓，食前稍热服。忌生冷、油腻、湿面、黏滑等物。

治脾气虚，心腹胀满，大肠不调，少思饮食，四肢无力，宜服陈橘皮散方。

陈橘皮（一两半，汤浸去白瓤，焙）　胡椒（半两）　桂心（三分）　附子（一两，炮裂，去皮脐）　高良姜（一两，锉）　甘草（半两，炙微赤，锉）　厚朴（三两，去粗皮，涂生姜汁，炙令香熟）　诃黎勒（一两，煨，用皮）

右件药，捣细罗为散。食前，以清粥饮调下一钱。忌生冷、油腻。

治脾气虚，腹胁胀满，四肢不和，面色青黄，不纳饮食，宜服草豆蔻散方。

草豆蔻（一两，去皮）　陈橘皮（二两，汤浸去白瓤，焙）　桂心（一两）　附子（一两，炮裂，去皮脐）　白术（二两）　干姜（一两，炮裂，锉）　木香（半两）　甘草（半两，炙微赤，锉）　厚朴（二两，去粗皮，涂生姜汁，炙令香熟）

右件药，捣粗罗为散。每服三钱，以水一中盏，入生姜半分、枣三枚，煎至六分，去滓，不计时候稍热服。

治脾气虚，心腹胀满，不思饮食，体重无力，宜服人参散方。

人参（一两，去芦头）　丁香（半两）　白术（一两）　草豆蔻（一两，去皮）　枳实（半两，麸炒微黄）　木香（半两）　甘草（一分，炙微赤，锉）

右件药，捣粗罗为散。每服三钱，以水一中盏，入生姜半分、枣三枚，煎至六分，去滓，不计时候温服。忌生冷、油腻、湿面。

治脾气虚滞，心腹胀闷，四肢烦疼，少思饮食，宜服益智子散方。

益智子（一两，去皮）　沉香（三分）　赤茯苓（三分）　枳壳（半两，麸炒微黄，去瓤）　白术（二[29]分）　槟榔（三分）　紫苏子（三分，

微炒） 陈橘皮（一两，汤浸去白瓤，焙） 木香（半两）

右件药，捣筛为散。每服三钱，以水一中盏，煎至六分，去滓，食前温服。

治脾气虚，心腹胀满，不能食，槟榔散方。

槟榔（三分） 白术（一两） 草豆蔻（半两，去皮） 诃黎勒（一两，煨，用皮） 丁香（一分） 人参（一两，去芦头） 厚朴（一两，去粗皮，涂生姜汁，炙令香熟） 桂心（半两） 陈橘皮（三分，汤浸去白瓤，焙）

右件药，捣细罗为散。不计时候，以清粥饮调下一钱。忌生冷、油腻。

治脾气虚，心腹胀满，胸膈不利，少思饮食，宜服此方。

萝卜子（拣子好者五两，炒令熟，捣细罗，取末一两，余者有油，别烂研如膏） 沉香（一分） 白术（一分） 草豆蔻（一分，去皮）

右件药，捣细罗为散，入前萝卜子末，及别入白砂糖一钱半，同研令匀。每服一钱，抄在口内细嚼后，以米饮下其萝卜子膏，别入草豆蔻末一分、白砂糖三分，拌令匀，每取半枣大，亦细嚼米饮下，并不计时候服。

治脾胃气虚冷水谷不化诸方

夫人脏腑充实，脾胃和平，则能摧伏水谷，而无积滞也。若脏腑不足，为邪冷之气所乘，虽然饮食，脾胃虚弱，不能消磨，故令水谷不化也。

治脾胃气虚，积有冷气，食不消化，面色萎黄，四肢无力，或时吐逆，宜服丁香散方。

丁香（半两） 半夏（半两，汤浸七遍去滑） 人参（三分，去芦头） 甘草（一分，炙微赤，锉） 柴胡（三分，去苗） 陈橘皮（三分，汤浸去白瓤，焙） 干木瓜（一两） 厚朴（二两，去粗皮，蜜姜汁，炙令香熟） 白豆蔻（三分，去皮） 诃黎勒（一两，煨，用皮） 附子（一两，炮裂，去皮脐） 高良姜（三分，锉）

右件药，捣粗罗为散。每服三钱，以水一中盏，入生姜半分、枣三枚，煎至六分，去滓，不计时候稍热服。忌生冷、油腻、湿面、饴糖。

治脾胃虚冷，水谷不化，心腹疼痛，四肢无力，少思饮食，宜服吴茱萸散方。

吴茱萸（半两，汤浸七遍，焙干，微炒） 当归（三分，锉，微炒） 干姜（三分，炮裂，锉） 厚朴（二两，去粗皮，涂生姜汁，炙令香熟） 桂心（半两） 枳实（半两，麸炒微黄） 人参（三分，去芦头）甘草（半两，炙微赤，锉） 麦蘖（一两，微炒）

右件药，捣筛为散。每服三钱，以水一中盏，入枣三枚，煎至六分，去滓，食前稍热服之。

治脾胃虚冷，食即欲呕，心腹胀闷，水谷不消，四肢无力，宜服荜澄茄散方。

荜澄茄（半两） 木香（半两） 白豆蔻（半两，去皮） 白术（半两） 槟榔（半两） 草豆蔻（半两，去皮） 诃黎勒皮（半两） 肉豆蔻（半两，去壳） 枳壳（半两，麸炒微黄，去瓤） 白茯苓（半两） 干姜（半两，炮裂） 桂心（三分） 丁香（半两） 陈橘皮（半两，汤浸去白瓤，微炒） 甘草（半两，炙微赤，锉） 厚朴（一两，削去粗皮，涂生姜汁，炙令香熟）

右件药，捣筛为末。每服三钱，以水一中盏，入生姜半分、枣三枚，煎至六分，去滓，食前稍热服。

治脾胃虚冷，食不消化，腹胁气胀，不思饮食，四肢少力，宜服人参散方。

人参（一两，去芦头） 附子（一两，炮裂，去皮脐） 神曲（一两，微炒令黄） 白术（三分） 麦蘖（一两，炒微黄） 吴茱萸（半两，汤洗七遍，炮干微炒） 厚朴（一两，去粗皮，涂生姜汁，炙令香熟） 干姜（半两，炮裂） 陈橘皮（一两半，汤浸去白瓤，焙） 甘草（一分，炙微赤，锉） 草豆蔻（一两，去皮）

右件药，捣筛为散。每服三钱，以水一中盏，入枣三枚，煎至六分，去滓，不计时候稍热服。

治脾胃虚，冷气，宿食不消，吃物无味，四肢少力，宜服丁香散方。

丁香（半两） 桂心（三分） 白豆蔻（一两，去皮） 干姜（半两，炮裂，锉） 陈橘皮（一两，汤浸去白瓤，焙） 麦蘖（三分，微炒） 甘草（半两，炙微赤，锉） 厚朴（一两，去粗皮，涂生姜汁，炙令香熟） 白术（三分）

右件药，捣粗罗为散。每服三钱，以水一中盏，入枣三枚，煎至六分，去滓，食前稍热服。

治脾胃气虚冷，水谷不化，腹胁胀满，或时寒极，四肢逆冷，宜服白术圆方。

白术（一两） 吴茱萸（三分，汤浸七遍，焙干微炒） 诃黎勒（一两，煨，去皮） 附子（一两，炮裂，去皮脐） 人参（半两，去芦头） 桔梗（半两，去芦头） 桂心（三分） 干姜（半两，炮裂，锉） 细辛（半两） 荜茇（一两） 甘草（一分，炙微赤，锉）

右件药，捣罗为末，炼蜜和捣三二百杵，圆如梧桐子大。食前，以粥饮下三十圆。忌生冷、油腻、湿面。

治脾胃气虚冷，水谷不化，食即腹胀，胸膈不利，宜服厚朴圆方。

厚朴（三两，去粗皮，涂生姜汁，炙令香熟） 陈橘皮（二两，汤浸去白瓤，焙） 草豆蔻（一两，去皮） 白术（一两） 缩砂（一两，去皮） 诃黎勒（二两，煨，用皮） 桂心（一两） 干姜（一两，炮裂，锉）

右件药，捣罗为末，炼蜜和捣三二百杵，圆如梧桐子大。食前，以粥饮下三十圆。

治脾胃气虚冷，腹胀[30]气胀，不思饮食，四肢无力，睡恒不足，宜服神曲圆方。

神曲（二两，炒令微黄） 胡椒（一两） 陈橘皮（二两，汤浸去白瓤，焙） 厚朴（一两，去粗皮，涂生姜汁，炙令香熟） 桂心（一两） 诃黎勒（一两，煨，用皮） 干姜（一两，炮裂，锉） 白术（一两） 附子（一两，炮裂，去皮脐） 甘草（半两，炙微赤，锉） 当归（三分，锉，微炒） 白豆蔻（一两，去皮）

右件药，捣罗为末，炼蜜和捣三二百杵，圆如梧桐子大。不计时候，以粥饮下三十圆。忌生冷、油腻、湿面。

治脾胃气虚弱不能饮食诸方

夫脾者脏也，胃者腑也，脾胃二气以为表里。胃为水谷之海，主受盛水谷也，脾主磨而消之，则能嗜食。今脾胃俱虚弱，故不能饮食也。

治脾胃气虚弱，不能饮食，食即妨闷，四肢少力，疼痛，宜服红豆蔻散方。

红豆蔻（三分，去皮） 白术（三分） 桂心（三分） 厚朴（二两，去粗皮，涂生姜汁，炙令香熟） 人参（一两，去芦头） 陈橘皮（一两，汤浸去白瓤，焙） 诃黎勒散（三分，煨，用皮） 黄芪（三分，锉） 当归（三分，锉，微炒）

右件药，捣筛为散。每服三钱，以水一中盏，入生姜半分、枣三枚，煎至六分，去滓，不计时候稍热服。忌生冷、油腻、湿面。

治脾胃气虚，不思饮食，精神恐悸，上气顿绝，身心昏昧，口舌干焦，四肢无力，宜服木香散方。

木香（一两） 人参（一两，去芦头） 白茯苓（一两） 当归（一两，锉，微炒） 白芍药（半两） 桂心（半两） 麦门冬（一两，去心） 远志（一分，去心） 五味子（半两） 京三棱（半两，炮，锉） 白术（一两） 诃黎勒（半两，煨，用皮） 厚朴（一两，去粗皮，涂生姜汁，炙令香熟） 陈橘皮（一两，汤浸去白瓤，焙）

右件药，捣粗罗为散。每服三钱，以水一中盏，入生姜半分、枣三枚，煎至六分，去滓，不计时候温服。忌生冷、油腻。

治脾胃气虚弱，不能吃食，或时痰逆，四肢不和，宜服厚朴散方。

厚朴（二两，去粗皮，涂生姜汁，炙令香熟） 人参（一两，去芦头） 桂心（一两） 白术（一两） 陈橘皮（一两，汤浸去白瓤，焙） 甘草（半两，炙微赤，锉） 半夏（二分，汤洗七遍，去滑） 丁香（半两） 红豆蔻（半两，去皮）

右件药，捣筛为散。每服三钱，以水一中盏，入生姜半分、枣三枚，煎至六分，去滓，不计时候稍热服。忌生冷、油腻、饴糖。

治脾胃气虚弱，不能饮食，背心常冷，四肢不和，宜服人参散方。

人参（一两，去芦头）　白术（一两）　厚朴（一两半，去粗皮，涂生姜汁，炙令香熟）　高良姜（一两，锉）　川乌头（一两，炮裂，去皮脐）　桂心（一两）

右件药，捣筛为散。每服三钱，以水一中盏，入枣三枚，煎至六分，去滓，不计时候稍热服。

治脾胃气虚弱，不能食，食饮即吐，心腹时痛，宜服沉香散方。

沉香（半两）　人参（半两，去芦头）　陈橘皮（半两，汤浸去白瓤，焙）　红豆蔻（三分，去皮）　白术（半两）　桂心（半两）

右件药，捣粗罗为散。每服三钱，以水一中盏，入生姜半分、枣三枚，煎至六分，去滓，不计时候稍热服。

治脾胃气虚弱，呕逆，不能饮食，宜服草豆蔻拨刀方。

草豆蔻（一[31]枚，去皮）　高良姜（半两）　生姜汁（半合）

右件药，前二味细锉和匀，以水一中盏，煮取二合，并生姜汁溲[32]白面四两，为拨力[33]，以羊肉臛[34]汁内，煮令熟，空腹食之。

治脾胃气虚弱，不能饮食，宜服生姜煎方。

生姜（半斤，研取汁）　白蜜（十两）　人参末（四两）

右件药，用银锅子内，都搅令匀，以慢火熬成煎。每服，不计时候，以热粥饮调下一茶匙。

治脾胃气虚弱，不能饮食，肌肤瘦瘁，面色萎黄，宜服白术圆方。

白术（二两）　神曲（二两，微炒令黄）　人参（一两，去芦头）　干姜（三分，炮裂，锉）　陈橘皮（二两，汤浸去白瓤，焙）　荜茇（一两）

右件药，捣罗为末，煮枣肉和圆，如梧桐子大。不计时候，以粥饮下三十圆。

治脾实热咽喉不利诸方

夫脾胃之气，候于唇口，通于咽喉，连于舌本。咽喉者水谷之道路，神气之往来。若脾气壅实，则上焦生热，故令头痛心烦，口舌干燥，咽喉不利也。

治脾实热，舌本强，咽喉不利，体重不能行步，宜服柴胡散方。

柴胡（一两，去苗） 赤茯苓（三分） 玄参（三分） 大青（一两） 龙胆（三分，去芦头） 杏仁（三分，汤浸去皮尖双仁，麸炒微黄） 川芒硝（二两） 络石（二两） 川升麻（一两）

右件药，捣筛为散。每服三钱，以水一中盏，煎至六分，去滓，不计时候温服。忌炙煿、热面。

治脾实热，咽干头痛，心神烦渴，射干散方。

射干（一两） 石膏（三[35]两） 大青（三分） 葳蕤（二分） 赤茯苓（三分） 川升麻（三分） 黄芩（三分） 独活（半两） 甘草（半两，炙微赤，锉） 络石（三分） 杏仁（半两，汤浸去皮尖双仁，麸炒微黄）

右件药，捣筛为散。每服三钱，以水一中盏，入竹叶二七片、生地黄一分、生姜半分，煎至六分，去滓，不计时候温服。忌炙煿、热面。

治脾实热，喉中肿痛，热塞不通，升麻散方。

川升麻（一两） 射干（一两） 羚羊角屑（半两） 木通（半两，锉） 赤芍药（半两） 络石（三分） 甘草（半两，炙微赤，锉） 川大黄（一两，锉碎，微炙） 川芒硝（一两） 黄芩（三分）

右件药，捣筛为散。每服三钱，以水一中盏，入生地黄一分，煎至六分，去滓，不计时候温服。

治脾实热，咽喉干，头痛心烦，四肢壅闷，宜服枳壳散方。

枳壳（一两，麸炒微黄，去瓤） 石膏（二两） 子芩（半两） 柴胡（一两，去苗） 玄参（一两） 赤茯苓（半两） 川升麻（三分） 射干（三分） 羚羊角屑（半两） 甘草（半两，炙微赤，锉） 麦门冬（二[36]分，去心）

右件药，捣筛为散。每服三钱，以水一中盏，入竹叶二七片，煎至六分，去滓，不计时候温服。

治脾实热，舌本强，唇口肿，咽喉窒塞，心神烦热，宜服犀角散方。

犀角屑（三分） 独活（三分） 黄芩（一两） 川升麻（一两）

马牙消（一两）　玄参（一两）　射干（一两）　甘草（半两，炙微赤，锉）

右件药，捣筛为散。每服三钱，以水一中盏，煎至五分，去滓，入淡竹沥半合，更煎一两沸，不计时候温服。

治脾实热，唇肿心烦，咽喉不利，体热烦疼，宜服地骨皮散方。

地骨皮（三分）　麦门冬（一两，去心）　柴胡（一两半，去苗）　川升麻（一两）　赤芍药（三分）　甘草（半两，炙微赤，锉）　射干（一两）　石膏（二两）　龙胆（三分，去芦头）

右件药，捣筛为散。每服三钱，以水一中盏，煎至五分，去滓，入牛蒡汁一合，更煎一两沸，食后温服。

治脾脏实热，咽喉不利，口舌干燥，宜服犀角圆方。

犀角屑（一两）　牛蒡子（半两）　射干（半两）　川升麻（三分）　麦门冬（一两，去心，焙）　诃黎勒皮（半两）　木通（半两）　黄药（半两）　马牙消（半两，研）　龙脑（一钱，研）　甘草（半两，炙微赤，锉）

右件药，捣细罗为末，入研了药令匀，炼蜜和为圆，如梧桐子大。每服，以竹叶汤下二十圆，食后服。忌生果、炙煿、热面。

治脾胃气虚弱呕吐不下食诸方

夫脾与胃为表里，胃者脾之腑，脾者胃之脏，候于肌肉，主于水谷，水谷之精，化为气血以为荣卫，养于脏腑也。若脾胃虚弱，受于邪气，则气逆腹胀，水谷不消，故令呕吐也。

治脾胃气虚弱，胸中满闷，气促，呕吐不能下食，宜服白茯苓散方。

白茯苓（一两）　陈橘皮（一两，汤浸去白瓤，焙）　人参（一两，去芦头）　白术（三分）　五味子（三分）　草豆蔻（半两，去皮）　半夏（三[37]分，汤洗七遍，去滑）　甘草（一分，炙微赤，锉）

右件药，捣粗罗为散。每服三钱，以水一中盏，入生姜半分、枣三枚，煎至六分，去滓，不计时候稍热服。

治脾胃气虚弱，呕吐不能食，四肢少力，心腹妨闷，宜服白术散方。

白术（一两） 人参（三分，去芦头） 枳壳（半两，麸炒微黄，去瓤） 桂心（三分） 陈橘皮（半两，汤浸去白瓤，焙） 厚朴（二两，去粗皮，涂生姜汁，炙令香熟） 诃黎勒（一两，煨，用皮） 白豆蔻（一两，去皮）

右件药，捣粗罗为散。每服三钱，水一中盏，入生姜半分、枣三枚，煎至六分，去滓，不计时候稍热服。

治脾胃气虚弱，呕吐不下食，四肢无力，宜服此方。

白茯苓（一两） 陈橘皮（一两，汤浸去白瓤，焙） 人参（一两，去芦头） 白术（一两） 五味子（一两） 厚朴（二两，去粗皮，涂生姜汁，炙令香熟） 黄芪（一两，锉） 桂心（一两） 甘草（一分，炙微赤，锉） 半夏（三分，汤洗七遍，去滑）

右件药，捣粗罗为散。每服三钱，以水一中盏，入生姜半分、枣三枚，煎至六分，去滓，不计时候稍热服。

治脾胃气虚弱，不能饮食，食即呕吐，四肢羸瘦，少力，宜服此薤白汤方。

薤白（七茎） 粳米（半合） 大枣（四枚） 陈橘皮（三分，汤洗去白瓤，焙） 枳实（四枚，麸炒微黄） 生姜（一分） 豉（四十九粒）

右件药，细锉，都以水一大盏半，煎至八分，去滓，不计时候，稍热分为二服。

治脾胃气虚弱，脏腑积冷，呕吐宿食，四肢少力，面无颜色，宜服草豆蔻散方。

草豆蔻（二两，去皮） 半夏（半两，汤浸七遍去滑） 肉桂（三分，去皴皮） 人参（三分，去芦头） 木香（半两） 前胡（一两，去芦头） 高良姜（一两，锉） 白茯苓（一两） 附子（一两，炮裂，去皮脐） 陈橘皮（三分，汤浸去白瓤，焙） 厚朴（二两，去粗皮，涂生姜汁，炙令香熟） 白术（一两） 甘草（一分，炙微赤，锉）

右件药，捣筛为散。每服三钱，以水一中盏，入生姜半分、枣三枚，煎至六分，去滓，不计时候稍热服。

治脾胃气虚弱，食即呕吐，人参饮子方。

人参（一两，去芦头） 甘草（一分，炙微赤，锉） 陈橘皮（一

两，汤浸去白瓤，焙）　薤白（十四茎）　生姜（半两）

右件药，细锉，以水二大盏，煎取一盏二分，去滓，不计时候稍热分为三服。

治脾胃气虚弱，见食呕吐，半夏散方。

半夏（半两，汤洗七遍，去滑）　红豆蔻（三分，去皮）　茅香花（三分）　人参（一两，去芦头）　陈橘皮（一两，汤洗去白瓤，焙）　白术（一两）

右件药，捣粗罗为散。每服三钱，以水一中盏，入生姜半分、枣三枚，煎至六分，去滓，不计时候稍热服。

治脾胃气弱，不思饮食，胸中气满，四肢不和，食即呕吐，宜服荜澄茄散方。

荜澄茄（三分）　白豆蔻（三分，去皮）　丁香（三分）　沉香（半两）　木香（半两）　高良姜（半两，锉）　桂心（半两）　白术（一两）　人参（三分，去芦头）　陈橘皮（一两，汤浸去白瓤，焙）　干姜（半两，炮裂，锉）　半夏（半两，汤浸七遍去滑）　厚朴（三分，去粗皮，涂生姜汁，炙令香熟）　诃黎勒（三分，煨，用皮）

右件药，捣粗罗为散。每服三钱，以水一中盏，入生姜半分、枣三枚，煎至六分，去滓，不计时候温服。

治脾胃虚弱，胸膈气滞，吐逆不能下食，宜服白豆蔻圆方。

白豆蔻（一两，去皮）　干姜（一两，炮裂）　半夏（一两半，汤洗七遍去滑，微炒）　桂心（二分）　白术（三分）　细辛（三分）　木香（一两）　诃黎勒（二[38]两半，煨，用皮）　枳实（一两，麸炒微黄）

右件药，捣细罗为末，以酒煮面糊和圆，如梧桐子大。每服二十圆，不计时候，用后方厚朴汤下。

厚朴汤方。

厚朴（四两，去粗皮，涂生姜汁，炙令香熟）　人参（四两，去芦头）　陈橘皮（二两，汤浸去白瓤，炒）　甘草（一两，炙微赤，锉）

右件药，捣罗为散。每服三钱，用煎成小麦汁一中盏，入生姜半分，煎至六分，去滓，下前圆药。

治脾胃气虚弱，食即呕吐，四肢不和，心腹妨闷，宜服丁香圆方。

丁香（半两）　诃黎勒（一两，煨，用皮）　附子（一两，炮裂，去皮脐） 藿香（半两） 草豆蔻（一两，去皮） 荜茇（三分） 陈橘皮（一两，汤浸去白瓤，炒） 人参（一两，去芦头） 白茯苓（三分） 桂心（三分） 白术（一两） 甘草（一分，炙微赤，锉） 高良姜（一两，锉）

右件药，捣罗为末，炼蜜和捣三二百杵，圆如梧桐子大。不计时候，以姜枣汤下二十圆。

治脾胃气虚弱，腑脏积冷，或时呕吐，不能饮食，宜服荜茇圆方。

荜茇（一两） 胡椒（一两） 槟榔（一两） 诃黎勒（二两，煨，用皮） 白茯苓（一两） 肉桂（一两，去皴皮） 人参（一两，去芦头） 干姜（一两，炮裂，锉）陈橘皮（二两，汤浸去白瓤，焙）

右件药，捣罗为末，炼蜜和捣三二百杵，圆如梧桐子大。不计时候，以生姜汤下二十圆。忌生冷。

治脾脏冷气攻心腹疼痛诸方

夫脏腑气虚，脾胃衰弱，阳气不足，阴气有余，邪冷之气，内抟[39]于足太阴之经，伏留而不去。脾积冷气，乘之于心，正气与邪气交争，上下相击，故令心腹疼痛也。

治脾脏冷气，攻心腹疼痛，或胁下气聚不散，面色萎黄，手足常冷，不欲饮食，宜服京三棱散方。

京三棱（一两，炮，锉） 白术（一两） 桂心（半两） 青橘皮（一两，汤浸去白瓤，焙） 木香（半两） 芎䓖（二分） 枳壳（三分，麸炒微黄，去瓤） 槟榔（二分） 人参（一两，去芦头） 附子（一两，炮裂，去皮脐） 干姜（三分，炮裂，锉） 甘草（半两，炙微赤，锉） 当归（三分，锉，麸炒） 厚朴（一两，去粗皮，涂生姜汁，炙令香熟） 吴茱萸（半两，汤浸七遍，焙干微炒）

右件药，捣粗罗为散。每服三钱，以水一中盏，入枣三枚，煎至六分，去滓，不计时候稍热服。

治脾脏冷气，时攻心腹疼痛，面色青黄，常多呕逆，四肢虚乏，宜服肉豆蔻散方。

肉豆蔻（三枚，去壳）　白术（半两）　木香（半两）　半夏（半两，汤洗七遍，去滑）　丁香（半两）　青橘皮（半两，汤浸去白瓤，焙）　蓬莪茂（半两）　附子（半两，炮裂，去皮脐）　芎䓖（半两）　甘草（一分，炙微赤，锉）　当归（三分，锉，微炒）　桂心（半两）　干姜（半两，炮裂，锉）　厚朴（一两，去粗皮，涂生姜汁，炙令香熟）

右件药，捣粗罗为散。每服三钱，以水一中盏，入生姜半分、枣三枚，煎至六分，去滓，不计时候稍热服。

治脾脏冷气，攻心腹疼痛不可忍，宜服木香散方。

木香（半两）　桃仁（一分，汤浸去皮尖双仁，麸炒微黄）　吴茱萸（三分，汤浸七遍，焙干微炒）　青橘皮（一两，汤浸去白瓤，焙）　槟榔（三颗）　桂心（一两）　蓬莪茂（一两）　当归（一两，锉，麸炒）　干姜（三分，炮裂，锉）

右件药，捣细罗为散。不计时候，以热酒调下一钱。

治脾脏冷气，攻心腹疼痛，不丁[40]忍，宜服吴茱萸散方。

吴茱萸（半两，汤浸七遍，焙干微炒）　高良姜（半两，锉）　桂心（三分）　厚朴（二两，去粗皮，涂生姜汁，炙令香熟）　当归（半两，锉，微炒）　木香（半两）

右件药，捣筛为散。每服三钱，以水一中盏，煎至六分，去滓，不计时候稍热服。

治脾脏冷气，攻心腹疼痛，或吐清水，不思饮食，宜服木香散方。

木香（半两）　人参（二分，去芦头）　芎䓖（三分）　青橘皮（一两，汤浸去白瓤，焙）　白术（二分）　肉桂（二两，去皴皮）　附子（一两，炮裂，去皮脐）　当归（三分，锉，微炒）　厚朴（二两，去粗皮，涂生姜汁，炙令香熟）　草豆蔻（五枚，去皮）　高良姜（一两，锉）　吴茱萸（半两，汤浸七遍，焙干微炒）

右件药，捣筛为散。每服三钱，以水一中盏，煎至六分，去滓，不计时候稍热服。

治脾脏冷气，攻心腹疼痛，宿食不消，及腹胁胀闷，不思饮食，宜服红豆蔻

散方。

红豆蔻（一两，去皮）　木香（半两）　当归（三分，锉，微炒）　桂心（半两）　高良姜（一两，锉）　芎䓖（三分）　诃黎勒（半两，煨，用皮）　草豆蔻（六枚，去皮）　附子（一两，炮裂，去皮脐）　陈橘皮（一两，汤浸去白瓤，焙）　白术（半两）　神曲（三分，微炒令黄）

右件药，捣筛为散。每服三钱，以水一中盏，入枣三枚，同煎至六分，去滓，不计时候稍热服。

治脾脏久积虚冷，气攻心腹胀痛，胃气不和，见食即呕，面色萎黄，四肢无力，宜服阿魏圆方。

阿魏（面裹，煨面熟为度）　槟榔　青橘皮（汤浸，去白瓤，焙）　胡椒　丁香　荜茇　白豆蔻（去皮）　桂心　人参（去芦头）　附子（炮裂，去皮脐）　干姜（炮裂，锉）　蓬莪茂　诃黎勒（煨用皮，以上各半两）　麝香（一分，细锉）

右件药，捣罗为末，炼蜜和捣三二百杵，圆如梧桐子大。每服，不计时候，以热酒下二十圆。

治脾脏久积冷气，攻心腹疼痛，面色青黄，四肢无力，不思饮食，宜服荜茇圆方。

荜茇（三分）　木香（半两）　桂心（半两）　白茯苓（三分）　槟榔（一两）　附子（一两，炮裂，去皮脐）　胡椒（三分）　厚朴（二两，去粗皮，涂生姜汁，炙令香熟）　当归（二分，锉，微炒）　干姜（半两，炮裂，锉）　诃黎勒（一两，煨，用皮）　人参（一两，去芦头）

右件药，捣罗为末，炼蜜和捣三二百杵，圆如梧桐子大。每服，不计时候，粥饮下三十圆。

治脾脏虚冷，心腹有积滞气，发歇疼痛，心膈不利，两胁胀满，不能饮食，宜服硇砂煎圆方。

硇砂（二两，白色不夹石者，研）　阿魏（一分）　神曲（一两，别捣罗为末）　诃黎勒（一两，用皮）　丁香（半两）　荜茇（半两）　附子（半两，炮裂，去皮脐）　青橘皮（半两，汤浸去白瓤，焙）　白芥子（半两）　莳香子[41]（半两）　槟榔（半两）

右件药，诃黎勒以下，捣细罗为末，以好酒一升，先煎硇砂，次入阿魏，同煎五七沸。后以绵滤过，再煎之，后下神曲末，搅令调，慢火熬成膏。拌合诸药末入臼捣三二百杵，为圆如梧桐子大。每服十五圆至三十圆，食前以生姜汤下，温酒下亦得。

治脾脏积冷，气攻心腹疼痛，不能饮食，四肢无力，宜服诃黎勒圆方。

诃黎勒（二两，煨，用皮） 人参（一两，去芦头） 桂心（半两） 干姜（半两，炮裂，锉） 白茯苓（一两） 木香（半两） 肉豆蔻（三枚，去壳） 胡椒（半两） 京三棱（半两，炮，锉） 附子（一两，炮裂，去皮脐） 桔梗（一两，去芦头） 当归（一两，锉，微炒） 槟榔（一两） 陈橘皮（半两，汤浸去白瓤，焙） 厚朴（一两，去粗皮，涂生姜汁，炙令香熟）

右件药，捣罗为散，炼蜜和捣三五百杵，圆如梧桐子大。每服，不计时候，以温酒下三十圆。

治脾脏冷气，及夙有积块，时攻心腹疼痛，呕逆不思饮食，四肢羸瘦，宜服京三棱圆方。

京三棱（一两，炮裂） 鳖甲（一两，涂醋炙令黄，去裙襕） 木香（半两） 川大黄（半两，锉碎，微炒） 当归（半两，锉，微炒） 白术（半两） 厚朴（一两，去粗皮，涂生姜汁，炙令香熟） 赤芍药（半两） 干姜（半两，炮裂，锉） 吴茱萸（半两，汤浸七遍，焙干微炒） 陈橘皮（一两，汤浸去白瓤，焙） 诃黎勒（三分，煨，用皮） 防葵（半两） 桂心（一两） 槟榔（半两） 附子（一两，炮裂，去皮脐）

右件药，捣罗为末，炼蜜和捣三二百杵，圆如梧桐子大。每服不计时候，以生姜橘皮汤下三十圆。

治脾脏冷气腹内虚鸣诸方

夫人脏腑不和，脾胃虚弱，不能消于水谷，则腹胀虚鸣也。此皆阳气不足，阴气有余，邪冷之气，伏留在脏，流走往来不散，故令腹内虚鸣也。

治脾脏冷气，胸膈不利，腹内虚鸣，少思饮食，宜服赤茯苓散方。

赤茯苓（三分）　白术（三分）　桔梗（三分，去芦头）　槟榔（半两）　吴茱萸（一分，汤浸七遍，焙干微炒）　木香（半两）　沉香（半两）　当归（半两，锉，微炒）　枳实（一分，麸炒微黄）

右件药，捣筛为散。每服三钱，以水一中盏，入生姜半分、枣三枚，煎至六分，去滓，食前稍热服。忌生冷、油腻。

治脾脏久积冷气，流走腹内虚鸣，两胁胀满，少思饮食，宜服梧[42]梗散方。

桔梗（一两，去芦头）　白术（一两）　丹参（一两，去芦头）　白豆蔻（二[43]分，去皮）　附子（三分，炮裂，去皮脐）　高良姜（三分，锉）　木香（三分）　沉香（三分）　槟榔（三分）　诃黎勒（一两半，用皮）　陈橘皮（半两，汤浸去白瓤，微焙）

右件药，捣筛为散。每服三钱，以水一中盏，入生姜半分，煎至六分，去滓，食前稍热服。

治脾脏冷气，壅滞胀闷，腹内鸣转，不思饮食，宜服白术圆方。

白术（二两，生姜二两，同捣令烂，慢火炒令黄色）　桂心（半两）　槟榔（一两）　高良姜（一两，锉）　木香（半两）　人参（一两，去芦头）　阿魏（一分，面裹，煨令面熟为度）　吴茱萸（半两，汤浸七遍，焙干微炒）　陈橘皮（三分，汤浸去白瓤，焙）

右件药，捣罗为末，煎醋浸蒸饼，和捣一二百杵，圆如梧桐子大。每服食前，以生姜橘皮汤嚼下十圆。

治脾脏冷气积滞，醋心呕逆，宿食不消，腹脏虚鸣，时时疼痛，宜服吴茱萸圆方。

吴茱萸（半两，汤浸七遍，焙干微炒）　神曲（一两，炒令微黄）　陈橘皮（一两，汤浸去白瓤，焙）　白术（一两）　人参（一两，去芦头）　桂心（一两）　熟干地黄（一两）　干姜（半两，炮裂，锉）　诃黎勒（一两，煨，用皮）

右件药，捣罗为末，炼蜜和捣三二百杵，圆如梧桐子大。每服食前，以粥饮下二十圆。忌生冷。

治脾脏冷气，腹内虚鸣，胸膈气滞，不能饮食，虽食不消，又频呕逆，宜服诃黎勒圆方。

诃黎勒（一两半，煨，用皮）　吴茱萸（半两，汤浸七遍，焙干微炒）　白术（一两）　桂心（三分）　人参（一两，去芦头）　赤茯苓（一两）　桔梗（半两，去芦头）　陈橘皮（一两，汤浸去白瓤，焙）　红豆蔻（一两，去皮）　干姜（半两，炮裂，锉）　厚朴（二两，去粗皮，涂生姜汁，炙令香熟）

右件药，捣罗为末，炼蜜和捣三二百杵，圆如梧桐子大。每服，不计时候，以生姜汤下二十圆。

治脾脏冷气，腹内虚鸣，内寒外热，宿食不消，大便乍秘乍泄，腑脏不调，少思饮食，宜服厚朴圆方。

厚朴（一两半，去粗皮，涂生姜汁，炙令香熟）　白术（半两）　干姜（半两，炮裂，锉）　桔梗（一两，去芦头）　当归（一两，锉，微炒）槟榔（半两）　陈橘皮（半两，汤洗去白瓤，焙）　甘草（半两，炙微赤，锉）　诃黎勒（一两，煨，用皮）　白茯苓（半两）

右件药，捣罗为末，炼蜜和捣三二百杵，圆如梧桐子大。每服，食前以粥饮下二十圆。忌生冷、油腻。

治脾胃壅热呕哕诸方

夫脾气壅实，胃中有热，则阳气盛。阳气盛则胸膈烦满，痰饮积聚，则成呕哕。此皆体力强盛之人，肌肤充满，脾胃之中久多积热，致上焦不利，故令呕哕也。

治脾胃气壅痰滞，呕哕，见食即吐，宜服枇杷叶散方。

枇杷叶（一两，拭去毛，炙微黄）　木通（半两，锉）　前胡（半两，去芦头）　人参（一两，去芦头）　麦门冬（一两，去心）　麻仁（半两）　陈橘皮（半两，汤洗去白瓤，焙）　犀角屑（半两）　赤茯苓（三分）

右件药，捣筛为散。每服四钱，以水一中盏，入生姜半分，煎至六分，去滓，不计时候温服。

治脾胃壅热，呕哕烦渴，不下食，宜服陈橘皮散方。

陈橘皮（一两，汤浸去白瓤，焙） 羚羊角屑（半两） 麦门冬（二两，去心） 人参（一两，去芦头） 紫苏茎叶（一两） 泽泻（半两）

右件药，捣筛为散。每服四钱，以水一中盏，入生姜半分，煎至六分，去滓，不计时候温服。

又方。

陈橘皮（一两，汤浸去白瓤，焙） 人参（一两，去芦头） 葛根（一两） 芦根（一两，锉） 麦门冬（一两，去心） 枇杷叶（半两，拭去毛，微炙）

右件药，细锉和匀。每服半两，以水一大盏，入生姜半分，煎至六分，去滓，不计时候分温二服。

治脾胃积热，胸膈烦壅，呕哕不下食，宜服芦根饮子方。

芦根（二两，锉） 麦门冬（三两，去心） 人参（一两，去芦根） 黄芪（一两） 陈橘皮（一两，汤浸去白瓤，焙） 淡竹茹（一两）

右件药，细锉和匀。每服一两，以水一大盏半，入生姜半两，煎至一盏，去滓，入蜜一茶匙、生地黄汁半合，更煎一两沸，不计时候，分温三服。

治脾胃壅热，呕哕不下食，纵食，良久即吐，宜服麦门冬散方。

麦门冬（二两，去心） 赤茯苓（一两） 半夏（一两，汤洗七遍，去滑） 人参（一两，去芦头） 陈橘皮（半两，汤浸去白瓤，焙） 茅根（二两，锉） 甘草（半两，炙微赤，锉） 枇杷叶（一两，拭去毛，炙微黄） 前胡（半两，去芦头）

右件药，捣筛为散。每服三钱，以水一中盏，入生姜半分，煎至六分，去滓，不计时候温服。

治脾胃壅热呕哕，烦渴不止，宜服茅香散方。

茅香花（三分） 芦根（一两，锉） 麦门冬（三分，去心） 赤茯苓（三分） 甘草（半两，炙微赤，锉） 枇杷叶（三分，拭去毛，炙微黄）

右件药，捣筛为散。每服三钱，以水一中盏，入生姜半分、竹茹一分、粳米五十粒，煎至六分，去滓，不计时候温服。

治脾胃壅热，呕哕不能下食，心神烦乱，宜服芦根散方。

芦根（二两，锉） 人参（一两，去芦头） 甘草（半两，炙微赤，锉） 麦门冬（一两，去心） 茯神（一两）

右件药，捣筛为散。每服三钱，以水一中盏，入生姜半分，煎至六分，去滓，入生地黄汁半合，更煎一两沸，不计时候温服。

治脾胃壅热，气满不能食，纵食呕哕，宜服人参饮子方。

人参（一两，去芦头） 前胡（一两，去芦头） 生姜（半两） 粟米（半合） 薤白（七茎） 豉（半合）

右件药，细锉和匀。都以水二大盏，煎至一盏一分，去滓，不计时候分温三服。

治脾胃壅热，呕哕不下食，心膈烦躁，宜服此方。

糯米（半合，水淘，生研） 绿豆（半合，水淘，生研） 生姜（三分，研取汁） 蜜（一合） 新汲水（一[44]合）

右件药，相和，研滤取汁，入蜜调令匀，不计时候分为[45]服。

治脾胃气虚弱肌体羸瘦诸方

夫脾胃者，水谷之精化为气血，气血充盛，荣卫通流，润养身形，荣于肌肉也。若脏腑不足，脾胃虚伤，不能饮食，则令气血减少，肌体羸瘦也。

治脾胃气久虚，四肢无力，腑脏虚损，不欲饮食，日加羸瘦，体虚颤掉，宜服草豆蔻散方。

草豆蔻（半两，去皮） 青橘皮（半两，汤洗去白瓤，焙） 人参（一两，去芦头） 桂心（半两） 附子（三分，炮裂，去皮脐） 白茯苓（三分） 白术（半两） 当归（半两，锉，微炒） 枳实（半两，麸炒微黄） 厚朴（一两半，去粗皮，涂生姜汁，炙令香熟） 芎䓖（半两） 柴胡（半两，去苗） 桔梗（半两，去芦头） 白芍药（半两） 黄芪（半两，锉）

右件药，捣筛为散。每服二钱，以水一中盏，入生姜半分、枣三枚，煎至六分，去滓，不计时候稍热服。忌生冷、油腻、湿面、猪犬肉。

治脾胃气虚弱，不思饮食，肌体羸瘦，四肢无力，宜服思食补益人参散方。

人参（一两，去芦头） 白术（一两） 陈橘皮（一两，汤浸去白瓤，焙） 五味子（一两） 黄芪（一两，锉） 附子（一两，炮裂，去皮脐） 木香（半两） 甘草（一分，炙微赤，锉） 桂心（半两）

右件药，捣粗罗为散。每服三钱，以水一中盏，入生姜半分、枣三枚，煎至六分，去滓，不计时候温服。

治脾胃久虚，腹胁胀满，肌体羸瘦少力，大小便不调，或加气促，吃食减少，宜服诃黎勒散方。

诃黎勒（三分，煨，用皮） 木香（三分） 鳖甲（三分，涂醋炙令黄，去裙襕） 川大黄（三分，锉，微炒） 当归（三分，锉，微炒） 牛膝（三分，去苗） 桔梗（三分，去芦头） 肉桂（三分，去皴皮） 干姜（半两，炮裂，锉） 桃仁（半两，汤浸去皮尖双仁，麸炒微黄） 陈橘皮（一两，汤浸去白瓤，焙） 甘草（一分，炙微赤，锉） 白术（三分） 枳壳（三分，麸炒微[46]） 白芍药（三分）

右件药，捣筛为散。每服三钱，以水一中盏，入生姜半分，煎至六分，去滓，食前温服。忌生冷、油腻、牛犬肉、苋菜。

治脾胃气久弱，肌体羸瘦，或加劳气，大肠不调，有时痰逆，不思饮食，四肢少力，宜服人参散方。

人参（一两，去芦头） 柴胡（一两半，去苗） 白茯苓（一两） 厚朴（二两，去粗皮，涂生姜汁，炙令香熟） 白术（一两） 桔梗（一两，去芦头） 陈橘皮（三两，汤浸去白瓤，焙） 五味子（一两） 黄芪（一两，锉） 当归（一两，锉，微炒） 槟榔（一两） 甘草（半两，炙微赤，锉） 桂心（三分） 半夏（一两，汤洗七遍，去滑）

右件药，捣筛为散。每服三钱，以水一中盏，入生姜半分、枣三枚，煎至六分，去滓，不计时候温服。

治脾胃气虚弱，肌体羸瘦，四肢少力，或时痰逆，不思饮食，宜服丁香散方。

丁香（三分） 高良姜（三分，锉） 厚朴（二两，去粗皮，涂生姜汁，炙令香熟） 草豆蔻（三分，去皮） 白术（三分） 人参（三分，去芦头） 黄芪（三分，锉） 白茯苓（三分） 肉桂（三分，去皴皮） 附子（二分，炮裂，去皮脐） 诃黎勒（三分，煨，用皮） 陈橘皮（三分，汤浸去白瓤，焙） 半夏（半两，汤洗七遍，去滑） 枳壳（半两，麸炒微黄，去瓤） 甘草（一分，炙微赤，锉）

右件药，捣筛为散。每服三钱，以水一中盏，入生姜半分、枣三枚，煎至六分，去滓，不计时候温服。

治脾胃气虚弱，令人身重，不欲饮食，四肢少力，肌体羸瘦，宜服黄芪散方。

黄芪（三分，锉） 甘草（半两，炙微赤，锉） 桂心（一两） 白术（一两） 熟干地黄（一两） 人参（一两，去芦头） 厚朴（一[47]两，去粗皮，涂生姜汁，炙令香熟） 白茯苓（一两） 当归（一两，锉，微炒） 附子（一两，炮裂，去皮脐） 陈橘皮（一两，汤浸去白瓤，焙） 干姜（三分，炮裂，锉）

右件药，捣筛为散。每服三钱，以水一中盏，入生姜半分、枣三枚，煎至六分，去滓，不计时候温服。忌生冷、油腻、犬肉。

治脾胃气久弱，不思饮食，肌体羸瘦，少力，腹胁疼痛，面色萎黄，宜服白术圆方。

白术（一两） 槟榔（三分） 诃黎勒（三分，煨，用皮） 枳壳（三分，麸炒微黄，去瓤） 木香（半两） 附子（一两，炮裂，去皮脐） 白芷（半两） 肉豆蔻（三分，去壳） 桂心（三分） 丁香（半两） 当归（一两，锉，微炒） 干姜（半两，炮裂，锉） 缩砂（三分，去皮） 黄芪（一两，锉） 人参（半两，去芦头） 白茯苓（一两） 厚朴（二两，去粗皮，涂生姜汁，炙令香熟）

右件药，捣罗为末，炼蜜和捣三二百杵，圆如梧桐子大。每服，不计时候，以温酒下三十圆。忌生冷、油腻、湿面。

治脾胃气虚弱，肌体羸瘦，不思饮食，四肢少力，宜服补益黄芪圆方。

黄芪（三分，锉） 白茯苓（三分） 桂心（半两） 山茱萸（三分） 白术（三分） 麦门冬（半两，去心，焙） 当归（半两，锉，微炒） 五味子（半两） 石斛（三分，去根，锉） 人参（三分，去芦头） 附子（三分，炮裂，去皮脐） 陈橘皮（半两，汤浸去白瓤，焙） 熟干地黄（三分） 牛膝（三分，去苗） 薯蓣（三分）

右件药，捣罗为末，炼蜜和捣三二百杵，圆如梧桐子大。每服，不计时候，以姜枣汤下三十圆。忌生冷、油腻、牛犬肉。

治脾胃气虚弱，肌体羸瘦，不能饮食，食不消化，宜服附子圆方。

附子（一两，炮裂，去皮脐） 桂心（三分） 厚朴（二两，去粗皮，涂生姜汁，炙令香熟） 甘草（一分，炙微赤，锉） 当归（一分，锉，微炒） 小麦曲（二两，微炒令黄） 川椒（半两，去目及闭口，微炒出汗）

右件药，捣罗为末，炼蜜和捣三二百杵，圆如梧桐子大。每服，不计时候，以姜枣汤下二十圆。忌生冷、油腻、犬肉。

治脾脏虚冷泄痢诸方

夫脾胃及大肠虚弱，则邪冷之气乘之，食饮留滞不消，而成痢也。脾主消水谷，胃为水谷之海，今脾胃既虚，内积冷气，流于大肠，大肠为传道之府，化物出焉，今脏腑俱虚，故令泄痢也。

治脾脏虚冷，不思饮食，腹内疞痛，大肠泄痢，水谷不化，宜服厚朴散方。

厚朴（二两，去粗皮，涂生姜汁，炙令香熟） 人参（半两，去芦头）当归（三分，锉，微炒） 干姜（半两，炮裂，锉） 白术（半两） 干木瓜（三分） 高良姜（半两，锉） 诃黎勒（三分，煨，用皮） 桂心（三分） 木香（半两） 陈橘皮（半两，汤浸去白瓤，焙） 附子（一两，炮裂，去皮脐）

右件药，捣筛为散。每服三钱，以水一中盏，入枣三枚，煎至六分，去滓，不计时候稍热服。忌生冷、油腻。

治脾脏虚冷，大肠泄痢，腹内疼痛，四肢不和，少思饮食，宜服木香散方。

木香（一两） 肉豆蔻（一两，去壳） 人参（一两，去芦头） 附子（二两，炮裂，去皮脐） 当归（二两，锉，微炒） 干姜（一两，炮裂，锉） 甘草（半两，炙微赤，锉） 陈橘皮（二两，汤浸去白瓤，焙） 苍术（二两，麸炒） 吴茱萸（半两，汤浸七遍，焙干微炒） 厚

朴（二两，去粗皮，涂生姜汁，炙令香熟）

右件药，捣粗罗为散。每服三钱，以水一中盏，入枣三枚，煎至六分，去滓，食前稍热服之。

治脾脏虚冷，吃食减少，大肠泄痢，腹痛，四肢乏力，宜服白术散方。

白术（二[48]两） 干姜（半两，炮裂，锉） 桂心（半两） 人参（半两，去芦头） 厚朴（二两，去粗皮，涂生姜汁，炙令香熟） 陈橘皮（一两，汤浸去白瓤，焙）附子（二两，炮裂，去皮脐） 缩砂（一两，去粗[49]） 草豆蔻（一两，去皮） 当归（一两，锉，微炒） 诃黎勒（一两，煨，用皮）

右件药，捣筛为散。每服三钱，以水一中盏，入枣三枚，煎至六分，去滓，食前热服。

治脾脏虚冷，大肠泄痢，腹痛，食不消化，阿胶散方。

阿胶（一两，捣碎，炒令黄燥） 艾叶（一两，微炒） 干姜（三分，炮裂，锉） 赤石脂（三分） 当归（三两，锉，微炒） 厚朴（三两，去粗皮，涂生姜汁，炙令香熟） 桂心（半两） 芎䓖（半两） 附子（一两，炮裂，去皮脐）

右件药，捣细罗为散。每服，食前以热粥饮调下二钱。忌生冷、油腻、湿面。

治脾脏虚冷，大腹[50]泄痢，食不消化，腹内疼痛，手足多冷，面色青黄，宜服诃黎勒散方。

诃黎勒（一两，煨，用皮） 附子（一两，炮裂，去皮脐） 干姜（半两，炮裂，锉） 龙骨（一两，烧过） 吴茱萸（半两，汤浸七遍，焙干微炒） 当归（一两，锉，微炒）

右件药，捣细罗为散。每服食前，以热粥饮调下二钱。

治脾脏虚冷，大肠泄痢，腹内疼痛，四肢羸瘦，少力，或渴，不思饮食，宜服厚朴散方。

厚朴（二两，去粗皮，涂生姜汁，炙令香熟） 苍术（一两） 诃黎勒（一分，煨用皮） 当归（三分，锉，微炒） 干姜（半两，炮裂，锉）木香（半两） 缩砂（一两，去皮） 赤石脂（一两） 附子（一两，炮裂，去皮脐）

右件药，捣细罗为散。每服食前，以姜枣粥饮调下二钱。

治脾脏虚冷，大肠泄痢，腹痛，水谷不化，面色青黄，少思饮食，宜服木香圆方。

木香（半两） 附子（一两，炮裂，去皮脐） 赤石脂（一两） 吴茱萸（半两，汤浸七遍，焙干微炒） 缩砂（一两，去皮） 诃黎勒（一两，煨，用皮） 高良姜（三分，锉） 陈橘皮（一两，汤浸去白瓤，焙） 当归（三分，锉，微炒） 草豆蔻[51]（三分，去皮） 白术（一两） 厚朴（一两半，去粗皮，涂生姜汁，炙令香熟）

右件药，捣罗为末，炼蜜和捣三二百杵，圆如梧桐子大。每服食前，以热粥饮下三十圆。忌生冷、油腻。

治脾脏虚冷，食即呕逆，谷食不化，或多泄痢，宜服厚朴圆方。

厚朴（四两，去粗皮，涂生姜汁，炙令黄熟） 干姜（二两，炮裂，锉） 人参（一两半，去芦头） 吴茱萸（一两，汤浸七遍，焙干微炒） 陈橘皮（二两，汤浸去白瓤，焙） 白术（二两） 半夏（一两半，汤洗七遍，去滑） 当归（一两半，锉，微炒） 桔梗（一两，去芦头） 甘草（半两，炙微赤，锉）

右件药，捣罗为末，以酒煮面糊和圆如梧桐子大。每服，以姜枣汤下三十圆，不计时候服之。

治胃虚冷诸方

夫胃合于脾，足阳明是其经也，为水谷之海。凡五味、五谷入口[52]，则胃实而肠虚，食下，则肠实而胃虚，故六腑实而不满，五脏[53]满而不实。五脏气不足，调之于胃，胃虚则生寒，寒则若[54]饥，心腹恒痛，两胁虚胀，咽喉不利，食饮不下，面目浮肿，淅淅恶风，目中急，足胫寒，不得安卧，则是胃虚冷之候也。

治胃虚冷，淅淅恶寒，目中急痛，耳鸣，胫寒，不得卧，心腹多冷气，身体无泽，补胃黄芪散方。

黄芪（一两，锉） 防风（一两，去芦头） 柏子仁（一两） 细辛（一两） 桂心（一两） 陈橘皮（一两，汤浸去白瓤，焙） 人参（一两，去芦头） 芎䓖（一两） 甘草（一分，炙微赤，锉） 吴茱萸（一分，汤浸七遍，焙干微炒）

右件药，捣筛为散。每服五钱，以水一中盏，入生姜半分、枣三枚，煎至六分，去滓，食前温服。忌生冷、油腻。

治胃中虚冷，胸膈腹胁胀满，四肢不利，人参散方。

人参（三分，去芦头） 白术（半两） 赤茯苓（半两） 黄芪（半两，锉） 附子（三分，炮裂，去皮脐） 木香（半两） 桔梗（半两，去芦头） 大腹皮（半两，锉） 甘草（一分，炙微赤，锉） 陈橘皮（一两，汤浸去白瓤，焙） 诃黎勒（一两，煨，用皮）

右件药，捣筛为散。每服三钱，以水一中盏，煎至六分，去滓，食前温服。

治胃中虚冷，肌肉不荣，身体枯燥，骨节皆痛，宜服熟干地黄散方。

熟干地黄（一两） 白茯苓（三分） 当归（一分，锉，微炒） 麦门冬（三分，去心，焙） 干姜（半两，炮裂，锉） 川椒（一分，去目及闭口者，微炒去汗） 吴茱萸（一分，汤浸七遍，焙干微炒） 桂心（三分） 甘草（半两，炙微赤，锉） 人参（一两，去芦头） 五味子（三分） 木香（三分）

右件药，捣细罗为散。每服食前，以温酒调下二钱。忌生冷。

治胃中虚冷，气攻腹胁，妨闷，食久不消，宜服厚朴散方。

厚朴（二两，去粗皮，涂生姜汁，炙令香熟） 肉豆蔻[55]（三分，去壳） 木香（三分） 诃黎勒（一两，煨，用皮） 槟榔（三分） 陈橘皮（三分，汤浸去白瓤，焙）

右件药，捣罗为散。每服三钱，以水一中盏，入生姜半分、枣三分，煎至六分，去滓，食前稍热服。

治胃中虚冷，气上奔，胃[56]中愦闷，腹[57]疗痛，吐利宿水，宜服人参圆方。

人参（半两，去芦头） 桂心（半两） 干姜（半两，炮裂，锉）

白茯苓（半两）　陈橘皮（半两，汤浸去白瓤，焙）　诃黎勒（一两半，煨，用皮）　厚朴（一两，去粗皮，涂生姜汁，炙令香熟）　白术（半两）　木香（半两）

右件药，捣罗为末，炼蜜和捣一二百杵，圆如梧桐子大。每服食前，以粥饮下三十圆。

治胃实热诸方

夫胃实则热，热则恒渴引水，头痛如疟，唇口皆干，喜哕，或生乳痈，及缺盆、腋下肿，腹胀，身热心悬，消谷喜饥，溺色黄者，则是胃实热之候也。

治胃实热，苦头痛，汗不出，状如温疟，唇口皆干，或生乳痈，及缺盆、腋下肿，名曰胃实，宜服泻热栀子散方。

栀子仁（一两）　赤芍药（一两）　犀角屑（一两）　赤茯苓（二[58]两）　黄芩（一两）　射干（一两）　川大黄（一两，锉碎，微炒）

右件药，捣筛为散。每服半两，以水一大盏，煎至六分，去滓，入生地黄汁一合、蜜一大盏，搅令匀，更煎一两沸，食后分温二服。忌炙煿、热面。

治胃实热，若[59]头痛，汗不出，口中干燥，子芩散方。

子芩（三分）　赤茯苓（半两）　甘草（半两，炙微赤，锉）　柴胡（一两，去苗）　葛根（半两，锉）　麻[60]黄（半两，去根节）　石膏（三分）　五加皮（半两）

右件药，捣粗罗为散。每服三钱，以水一中盏，入生姜半分，煎至六分，去滓，食后温服。忌炙煿、热面。

治胃实热，常渴引饮水，宜服泄热芦根散方。

芦根（一两，锉）　赤茯苓（三分）　栝楼根（一两）　麦门冬（一两，去心）　知母（半两）　甘草（半两，炙微赤，锉）

右件药，捣筛为散。每服三钱，以水一中盏，入小麦五十粒、竹叶二七片、生地黄一分、生姜半分，煎至六分，去滓，食后放温服之。

治胃实热，多渴心烦，黄连圆方。

黄连（一两，去须）　栝楼根（一两）　麦门冬（一两半，去心，焙）　知母（三分）　茯神（三分）

右件药，捣罗为末，炼蜜和捣百余杵，圆如梧桐子大。食后，以粥饮下三十圆，或牛乳汁下亦得。忌炙煿、热面。

治胃实热，呕逆不下食，宜服犀角散方。

犀角屑（三分）　枇杷叶（一两，拭去毛，炙微黄）　葛根（三分，锉）　麦门冬（一两，去心）

右件药，捣粗罗为散。每服三钱，以水一中盏，入生姜半分，煎至六分，去滓，不计时候温服。

治胃中实热，吐逆不受饮食，心神烦渴，宜服此方。

生姜（半两，研取汁）　糯米（半合，淘，细研）　蜜（一合）

右件药相和，入新汲水一中盏，分为二服。

【校注】

① 大：永正抄本作“太”，义长可从。

② 夹：永正抄本作“来”，义长可从。

③ 王：通“旺”。

④ 精气，化气血以荣华：此八字据永正抄本补，此处脱文。

⑤ 阴气盛，阴气盛则：此七字据永正本抄本补，此处脱文。

⑥ 梦：永正抄本作“多”，义胜。

⑦ 皴：永正抄本作“皽”。

⑧ 二：永正抄本作“三”。

⑨ 颊：永正抄本作“烦”，义胜。

⑩ 妨闷：阻塞不通状。

⑪ 渴：据文义疑作“喝”。

⑫ 汁：永正抄本其下有“半升”二字，此处脱文。

⑬ 三：永正抄本作“二”。

⑭ 二：永正抄本作“三”。

⑮ 胀：永正抄本其下有“满痛”二字，此处疑脱。

⑯ 去：永正抄本作“七”，义胜。

⑰ 二：永正抄本作“三。”

⑱ 三：永正抄本作“二”。

⑲ 二：永正抄本作“一”。

⑳ 遥：“淫”的讹字。

㉑ 二：永正抄本作“一”。

㉒ 屑：永正抄本其下有“三分”二字，此处脱文。

㉓ 升：永正抄本作“分”。

㉔ 二：永正抄本作“一”。

㉕ 曲：把麦子或白米蒸过，使它发酵后再晒干，称为“曲”。可用来酿酒。

㉖ 曲：永正抄本作“面”，义胜。

㉗ 香：永正抄本其下有“三分”二字，此处脱文。

㉘ 持：永正抄本作“搏”，义胜。

㉙ 二：永正抄本作“三”。

㉚ 胀：永正抄本作“胁”，义胜。

㉛ 一：永正抄本作“二”。

㉜ 溲：浸泡。

㉝ 力：永正抄本作“刀”。

㉞ 肉臛（huò 获）：肉羹。

㉟ 三：永正抄本作“二”。

㊱ 二：永正抄本作“三”。

㊲ 三：永正抄本作“二”。

㊳ 二：永正抄本作“一”。

㊴ 抟：永正抄本作“搏”。

㊵ 丁：永正抄本作“可”，义长可从。

㊶ 茠香子：即“茴香”。

㊷ 梧：永正抄本作“桔”，义长可从。据下文“桔梗”一药，可知应为“桔”。

㊸ 二：永正抄本作“三”。

㊹ 一：永正抄本作“五”。

㊺ 为：其下永正抄本有“三”，此处脱文。

㊻ 微：永正抄本其下有“黄去瓤”三字，此处脱文。

㊼ 一：永正抄本作“二”。

㊽ 二：永正抄本作“一”。

㊾ 粗：据文义，其下疑脱“皮”字。

㊿ 腹：永正抄本作“肠”，义胜。

(51) 蔻：永正抄本作“蔻”，义胜。

(52) 五味、五谷入口：此六字据永心抄本补，此处脱文。

(53) 满，五脏：此三字据永正抄本补，此处脱文。

(54) 若：永正抄本作“苦”。

(55) 蔻：永正抄本作“蔻”，义胜。

(56) 胃：永正抄本作“胸”，义胜。

(57) 腹：永正抄本其下有“中”字，此处疑脱。

(58) 二：永正抄本作“一”。

(59) 若：永正抄本作“苦”，义胜。

(60) 痳：同“麻”。

卷第六

肺脏论

论曰：西方生燥，燥生金，金生辛，辛生肺，肺生皮毛，毛生肾。肺主鼻，其在天为燥，在地为金，在体为皮毛，在脏为肺，在色为白，在音为商，在声为哭，在变动为咳，在窍为鼻，在味为辛，在志为忧，在臭为腥[①]，在液为涕，在虫为介，在性为义，其华在毛，其充在皮，其在神为魄。并精出入谓之魄，魄者神之别灵，精气之所辅佐也。故肺者金也，王于秋，手太阴是其经，与大肠手阳明合，大肠为腑主表，肺为脏主里。肺气盛为有余，则喘嗽上气，肩[②]背痛，汗出，阴股膝胫皆痛，是谓肺气之实也，则宜泻之。肺气不足则少气，不能大[③]息，胸满嗌干，是为肺气之虚也，则宜补之。肺脉来浮涩而短者，是平脉也。反得浮大而洪者，是心之乘肺，火之克金，为大逆不可治也。反得沉濡而滑者，是肾之乘肺，子之克母，虽病当愈。反得大而缓者，是脾之乘肺，母之克子，虽病不死。反得弦而长者，是肝之乘肺，木之乘金，其病可治。肺脉来不上不下，如循鸡羽，曰肺病，按之索消如风吹毛，曰死。真肺脉至，大而虚，如以毛羽中人，色赤不泽，毛折者死矣。

治肺虚补肺诸方

夫肺为华盖，覆于诸脏。若肺虚则生寒，寒则阴气盛，阴气盛则声嘶，语言用力，颤掉缓弱，少气不足，咽中干，无津液，虚寒之气，恐怖不乐，咳嗽及喘，鼻有清涕，皮毛焦枯，诊其脉沉缓，此是肺虚之候也。

治肺气虚，恶寒咳嗽，鼻有清涕，喘息气微，四肢少力，宜服补肺白石英散方。

白石英（一两，细研如粉）　五味子（一两）　麦门冬（三分，去心）　干姜（半两，炮裂，锉）　白茯苓（一两）　附子（一两，炮裂，去皮脐）　甘草（半两，炙微赤，锉）　桂心（一两）　阿胶（一两，捣碎，炒令黄燥）　人参（一两，去芦头）　陈橘皮（一两，浸汤去白瓤，焙）

右件药，捣粗罗为散。每服三钱，以水一中盏，大[④]枣三枚，煎至六分，去滓，不计时候温服。忌生冷、油腻等。

治肺脏气虚，胸中短气，咳嗽声微，四肢少力，宜服此补肺阿胶散方。

阿胶（一两，捣碎，炒令黄燥）　薯蓣（一两）　人参（一两，去芦头）　五味子（一两）　麦门冬（一两，去心，焙）　干姜（半两，炮裂，锉）　杏仁（三分，汤浸去皮尖双仁，麸炒微黄）　白术（一两）　桂心（三分）

右件药，捣细罗为散。每服，不计时候，以粥饮调下一钱。

治肺脏气虚无力，手脚颤掉，吃食减少，宜服补肺黄芪散方。

黄芪（一两，锉）　人参（一两，去芦头）　茯神（一两）　麦门冬（一两，去心）　白术（三分）　五味子（一两）　桂心（一两）　熟干地黄（一两）　陈橘皮（一两，汤浸去白瓤，焙）　当归（三分，锉，微炒）　甘草（半两，炙微赤，锉）　白芍药（三分）　牛膝（三分，去苗）

右件药，捣筛为散。每服三钱，以水一中盏，入生姜半分、枣三枚，煎至六分，去滓，不计时候温服。

治肺脏气虚，咳嗽少力，言语声嘶，吃食全少，日渐羸瘦，宜服补肺人参散方。

人参（一两，去芦头）　紫菀（半两，洗去苗土）　鹿角胶（一两，捣碎，炒令黄燥）　黄芪（一两，锉）　桂心（一两）　紫苏茎叶（三分）　白术（三分）　五味子（半两）　熟干地黄（一两）　杏仁（半

两，汤浸去皮尖双仁，麸炒微黄）　干姜（半两，炮裂，锉）

右件药，捣筛为散。每服三钱，以水一中盏，入枣三枚，煎至六分，去滓，不计时候温服。

治肺脏气虚，伤冷咳嗽，怯寒无力，不思饮食，宜服补肺杏仁散方。

杏仁（一两，汤浸去皮尖双仁，麸炒微黄）　桂心[5]　厚朴（二两，去粗皮，涂生姜汁，炙令香熟）　人参（一两，去芦头）　诃黎勒（一两，煨，用皮）　白术（三分）　甘草（半两，炙微赤，锉）　干姜（三分，炮裂，锉）　陈橘皮（一两，汤浸去白瓤，焙）　附子（一两，炮裂，去皮脐）　白茯苓（一两）

右件药，捣粗罗为散。每服三钱，以水一中盏，入枣三枚，煎至六分，去滓，不计时候温服。

治肺脏气虚，失声，胸中痛，喘息鸣，宜服补肺钟乳圆方。

钟乳粉（一两）　麦门冬（三分，去心，焙）　桂心（一两）　五味子（一两）　桑根白皮（半两，锉）　白石英（一两，细研，水飞过）　人参（一两，去芦头）　干姜（半两，炮裂，锉）　陈橘皮（一两，汤浸去白瓤，焙）　薯蓣（三分）　白茯苓（三分）

右件药，捣罗为末，用枣肉和圆，如梧桐子大。再[6]服，不计时候，以粥饮下三十圆。

治肺实泻肺诸方

夫肺实则生热，热则阳气盛，阳气盛则胸膈烦满，口赤鼻张，饮水无度，上气咳逆，咽中不利，体背生疮，尻阴股膝踹胫足皆痛，诊其脉滑实者，是肺实之候也。

治肺脏气实，心胸壅闷，咳嗽烦喘，大肠不利，宜服泻肺大麻仁散方。

大麻仁（二两）　桑根白皮（三分，锉）　槟榔（一两）　天门冬（二分，去心）　赤茯苓（三分）　枳壳（三分，麸炒微黄去瓤）　汉防己（三分）　甘草（半两，炙微赤，锉）

右件药，捣粗罗为散。每服三钱，以水一中盏，入生姜半分，煎至六分，去滓，不计时候温服。忌炙煿、热面、大蒜。

治肺脏气实，上焦痰滞，不下饮食，宜服泻肺散方。

枳壳（三分，麸炒微黄去瓤） 旋覆花（半两） 川芒硝（一两） 前胡（三分，去芦头） 川大黄（一两，锉碎微炒）

右件药，捣粗罗为散。每服三钱，以水一中盏，入生姜半分，煎至六分，去滓，不计时候温服。

治肺脏气实，心胸烦壅，咳嗽喘促，大肠气滞，宜服泻肺大黄煎方。

川大黄（二两，锉碎微炒） 生地黄汁（三合） 杏仁（一两，汤浸去皮尖双仁，生研） 枳壳（一两，麸炒微黄，去瓤） 牛蒡根汁（二合） 郁李仁（二两，汤浸去皮尖，微炒）

右件药，捣细罗为散，用蜜四两、酥二两，入前二味汁，同于银锅子内入诸药末，搅令匀，慢火煎令成膏，收于瓷合[⑦]内。每服，不计时候，以清粥饮调下一茶匙。

治肺脏气实，心胸壅闷，喘促咳嗽，面目浮肿，宜服泻肺圆方。

马兜铃（一两） 款冬花（半两） 甜葶苈（三分，隔纸炒令紫色） 赤茯苓（一两） 杏仁（一两，汤浸去皮尖双仁，麸炒微黄） 汉防己（三分） 甘草（半两，炙微赤，锉） 陈橘皮[⑧] 桑根白皮（一两，锉） 皂夹（四梃不蚛[⑨]者去黑皮，涂醋炙微黄焦，去子）

右件药，捣罗为末，炼蜜和捣三二百杵，圆如梧桐子大。每服，不计时候，以温水下三十圆。

治肺脏气实，胸膈壅滞，大肠不利，宜服牵牛子圆方。

牵牛子（一分，生用） 马牙消（一两，炼令汁尽） 鸡肶胵（半两，生用，阴干） 甜葶苈（半两，隔纸炒令紫色） 杏仁（半两，汤浸去皮尖双仁，麸炒微黄）

右件药，捣罗为末，炼蜜和圆，如梧桐子大。每服，不计时候，以温酒下三十圆。

治肺脏气实，心胸壅闷，咳嗽喘促，大肠气滞，葶苈圆方。

甜葶苈（三分，隔纸炒令紫色） 杏仁（三七枚，汤浸去皮尖双仁，麸炒微黄） 牵牛子（一两，微炒） 汉防己（一两） 陈橘皮（半两，汤浸去白瓤，焙）

右件药，捣罗为末，炼蜜和圆，如梧桐子大。每服，不计时候，煎桑根白皮汤下二十圆。

又方。

川大黄（一两，锉碎微炒） 五味子（一两） 车前子（一两）

右件药，捣罗为末，炼蜜和捣三二百杵，圆如梧桐子大。每服，不计时候，以温水下三十圆。

治肺气不足诸方

夫脏腑之精气，皆右注于肺，肺主于气，气为卫，流行于诸阳之经，荣华于皮毛。若其气不足，则胸膈短气，咽中闭塞，咳逆涕唾，寒从背起，口中如含霜雪，语言失声，皮毛萎悴，皆肺气不足之候也。

治肺气不足，烦满喘嗽，气逆上冲，唾血，或自惊恐，皮毛自起，或呕逆歌笑，心烦不定，耳中虚鸣，或如风雨，面色常白，宜服白石英散。

白石英（一两，细研如粉） 钟乳粉（一两） 款冬花（二两） 桂心（一两） 天门冬（一两，去心） 桑根白皮（一两，锉） 紫菀（一两，洗去苗土） 人参（一两半，去芦头） 五味子（二两） 白茯苓（一两）

右件药，捣筛为散。每服三钱，以水一中盏，入生姜半分、枣三枚、糯米五十粒，煎至六分，去滓，不计时候温服。

治肺气不足，胸中短气，咳嗽恶寒，白术散方。

白术（三分） 紫菀（半两，洗去苗土） 干姜（半两，炮裂，锉） 人参（三分，去芦头） 熟干地黄（三分） 桂心（一两） 五味子（三分） 甘草（半两，炙微赤，锉） 黄明胶（三分，捣碎，炒令黄燥） 白茯苓（三分）

右件药，捣筛为散。每服三钱，以水一中盏，入枣三枚、糯米五十粒，煎至六分，去滓，不计时候温服。

治肺气不足，逆满上气，咽喉中闭塞，寒从背起，口中如含霜雪，言语失声，甚者吐血，宜服紫菀散方。

紫菀（一两，洗去苗土）　五味子（一两）　款冬花（一两）　桂心（一两）　麦门冬（二两，去心）　桑根白皮（二两）

右件药，捣筛为散。每服四钱，以水一中盏，入生姜半分、枣三枚、粳米五十粒，煎至六分，去滓，不计时候温服。

治肺气不足，心胸烦满，喘促咳嗽，五味子散方。

五味子（一两）　白石英（一两，细研如粉）　钟乳粉（一两）　桂心（一两）　桑根白皮（一两，锉）　紫菀（三分，洗去苗土）　紫苏子（一两，微炒）　麦门冬（一两，去心）　陈橘皮（一两半，汤浸去白瓤，焙）　杏仁（三十枚，汤浸去皮尖双仁，麸炒微黄）

右件药，捣罗为散。每服四钱，以水一中盏，入生姜半分、枣三枚、糯米五十粒，煎至六分，去滓，不计时候温服。

治肺气虚损不足，气之[10]，胸中烦闷，宜服此方。

陈橘皮（二两，汤浸去白瓤，焙）　麻黄（二两，去根节）

右件药，捣筛为散。每服三钱，以水一中盏，入小麦五十粒，煎至六分，去滓，不计时候温服。

治肺脏中风诸方

夫肺中风者，由腠理开疏，气血虚弱，风邪所侵，攻于脏腑也。肺主于气，气为卫，卫为阳，阳气行于表，荣华于皮肤。若卫气虚少，风邪相搏，则胸满短气，冒闷汗出，嘘吸颤掉，语声嘶塞，身体沉重，四肢萎弱，其脉浮数者，是肺脏中风之候也。

治肺脏中风，气攻，背痛项强，皮毛焦枯，头疼鼻塞，四肢不利，遍身瘙痒，宜服防风散方。

防风（三分，去芦头）　人参（三分，去芦头）　赤茯苓（三分）　贝母（三分，煨令微黄）　前胡（三分，去芦头）　半夏（三分，汤浸七遍去滑）　芎䓖（三分）　木香（三分）　天麻（三分）　羌活（三分）

桂心（三分） 甘菊花（三分） 细辛（三分） 附子（三分，炮裂，去皮脐） 麻黄（三分，去根节） 藁本（三分） 桑根白皮（三分，锉） 杏仁（二分，汤浸去皮尖双仁，麸炒微黄）

右件药，捣筛为散。每服三钱，以水一中盏，入生姜半分、薄荷二七叶，煎至六分，去滓，不计时候温服。忌热面、鸡、猪、鱼等。

治肺脏中风，项强头旋，胸满短气，嗌干，嘘吸颤掉[11]，语声嘶塞，四肢缓弱，宜服芎䓖散方。

芎䓖（一两） 防风（三分，去芦头） 独活（三分） 桂心（三分） 前胡（三分，去芦头） 甘菊花（半两） 附子（三分，炮裂，去皮脐） 麻黄（一两，去根节） 细辛（半两） 五味子（三分） 黄芪（半两，锉） 杏仁（三分，汤浸去皮尖双仁，麸炒微黄） 人参（三分，去芦头） 茯神（三分） 山茱萸（半两） 甘草（半两，炙微赤，锉）

右件药，捣筛为散。每服四钱，以水一中盏，入生姜半分，煎至六分，去滓，不计时候稍热服。忌生冷、毒滑、油腻。

治肺脏中风冷，头疼项强，背痛鼻干，心闷，语声不出，胸中少气，四肢无力，疼痛，宜服独活散方。

独活（一两） 细辛（一两） 附子（一两，炮裂，去皮脐） 甘菊花（一两） 麻黄（一两，去根节） 木通（一两，锉） 五味子（一两） 赤茯苓（一两） 紫菀（一两，去苗土，洗） 桂心（一两） 白术（一两） 芎䓖（一两） 桑根白皮（一两，锉） 甘草（一两，炙微赤，锉） 杏仁（一两，汤浸去皮尖双仁，麸炒微黄）

右件药，捣筛为散。每服四钱，以水一中盏，煎至六分，去滓，不计时候温服。

治肺脏中风，项强头旋，皮中如虫行，腹胁胀满，语声不出，四肢顽痹，大肠不利，宜服白蒺藜散方。

白蒺藜（三分，微炒，去刺） 羌活（三分） 沙参（三分，去芦头） 丹参（三分） 麻黄（三分，去根节） 白术（三分） 羚羊角屑（三分） 细辛（三分） 萆薢（三分） 五加皮（三分） 五味子（三分） 生干地黄（三分） 赤茯苓（三分） 杏仁（三分，汤浸去皮尖双仁，麸炒微黄）　菖蒲（三分）　枳壳（三分，麸炒微黄，去瓤）　郁李仁（三分，汤浸去皮尖，微炒）　附子（三分，炮裂，去皮脐）　桂心（三分）　木通（三分，锉）　槟榔（三分）

右件药，捣筛为散。每服四钱，以水一中盏，入生姜半分，煎至六分，去滓，不计时候温服。忌生冷、毒滑、鱼肉。

治肺脏中风，项强，皮毛焦瘁，口干心烦，头目不利，四肢无力，疼痛，宜服犀角散方。

犀角屑　天竺黄（细研）　人参（去芦头）　卷柏　赤箭　藁本　羌活　防风（去芦头）　芎䓖　桂心　独活　五加皮　黄芪　甘菊花　麻黄（去根节）　赤芍药　细辛　当归（锉，微炒）　枳壳（麸炒，微黄，去瓤）　天门冬（去心，焙）　苍耳子　甘草（炙微赤，锉，以上各半两）　牛黄（半分，细研入）　麝香（半分，细研入）

右件药，捣细罗为散，入研了药，都研令匀。每服，不计时候，以荆芥薄荷汤调下一钱。

治肺脏中风，心胸气促，项背强硬，皮肤不仁，麻黄散方。

麻黄（三分，去根节）　附子（三分，炮裂，去皮脐）　天麻（三分）　白花蛇肉（三分，酥拌炒微黄）　防风（三分，去芦头）　细辛（三分）　芎䓖（三分）　菖蒲（三分）　荆芥（三分）　桑根白皮（三分，锉）　白蒺藜（三分，微炒，去刺）　杏仁（三分，汤浸去皮尖双仁，麸炒微黄）　牛黄（一分，细研）　麝香（一分，细研）

右件药，捣细罗为散。每服，不计时候，以薄荷酒调下一钱。

治肺脏中风，项强背痛，四肢缓弱，言语不出，冒闷咽干，手足颤掉，心胸短气，目眩头旋，皮肤顽痹，牛黄圆方。

牛黄（半两，细研）　赤箭（半两）　羌活（半两）　细辛（半两）　桂心（半两）　当归（半两，锉，微炒）　甘菊花（半两）　防风（半两，去芦头）　天雄（半两，炮裂，去皮脐）　麻黄（半两，去根节）　蔓荆子（半两）　白术（半两）　杏仁（半两，汤浸去皮尖双仁，麸炒微黄）　萆薢（半两，锉）　茯神（半两）　山茱萸（半两）　羚羊角屑（半两）　芎䓖（半两）　犀角屑（半两）　五加皮（半两）　五味子（半两）　阿胶（半两，捣研，炒令黄燥）　人参（半两，去芦头）　枫

香（半两）　天南星（半两，炮裂）　白附子（半两，炮裂）　龙脑（一分，细研）　麝香（一分，细研）

右件药，捣罗为末，入研了药，更研令匀，炼蜜和捣三二百杵，圆如梧桐子大。每服，不计时候，以荆芥汤下十五圆。

治肺脏风毒皮肤生疮瘙痒诸方

夫肺主于表，荣于皮毛。若热毒结伏在于脏腑，积蓄日久，不能宣通，则攻于表也。或触冒风寒，腠理开疏，风邪客于肌肉。真气散失，邪气与卫气并行。风热相搏，流走皮肤之间，则生疮而多痒也。

治肺风，皮肤瘙痒，搔之成疮，心神虚烦，头目不利，宜服牛黄散方。

牛黄（细研）　犀角屑　杏仁（汤浸去皮尖双仁，麸炒微黄）　防风（去芦头）　细辛　天竺黄（细研）　茯神　白鲜皮　川大黄（锉碎，微炒）　羌活　子芩　麦门冬（去心，焙）　白僵蚕（微炒）　槟榔　羚羊角屑　甘草（炙微赤，锉，以上各半两）　麝香（一分，细研）

右件药，捣细罗为散，入牛黄、麝香，更研令匀。每服，不计时候，以荆芥汤调下一钱。忌热面、鸡、猪、鱼、蒜等物。

治肺脏风毒，攻皮肤，生疮肿疼痛，心神烦热，羚羊角散方。

羚羊角屑　赤茯苓　防风（去芦头）　麦门冬（去心，焙）　犀角屑　白蒺藜（微炒，去刺）　苦参（锉）　秦艽（去苗）　子芩　川升麻　地骨皮　牛蒡子（微炒）　桑根白皮（锉）　枳壳（麸炒微黄，去瓤）　黄芪（锉）　柴胡（去苗）　川大黄（锉碎，微炒）　玄参　栀子仁　甘草（炙微赤，锉，以上各半两）

右件药，捣细罗为散。每服，不计时候，以温浆水调下一钱。忌鸡猪、毒滑物。

治肺脏风毒，皮肤生疮，欲似大风[12]者，宜服五参散方。

人参（一两，去芦头）　沙参（一两，去芦头）　玄参（半两）　苦参（一两）　丹参（一两）　赤箭（一两）　乌蛇（三两，酒浸去皮骨，炒令黄）　白蒺藜（一两，微炒，去刺）　甘草（半两，炙微赤，锉，以

上九味捣细罗为散） 桑根白皮（一两） 白杨皮（一两） 地骨皮（一两） 槐白皮（一两）

右件药，桑根白皮等四味，并细锉，用生姜汁煮三二十沸，取出，焙干，捣细罗为散，与前九味药末相和令匀。每服，不计时候，以温酒调下一钱。

治肺脏风毒壅滞，皮肤及面上瘖疱，或如麻豆，苦痒。搔之即赤痛，或破为疮，枫香散方。

枫香 景天花 荠苨 贝母（煨令微黄） 甘草（炙微赤，锉） 天麻 防风（去芦头） 细辛 牡荆子 甘菊花 羌活 川升麻 藁本 白鲜皮 荷叶 紫菀（洗去苗土） 石膏（细研） 枳实（麸炒令黄，以上各半两）

右件药，捣细罗为散，不计时候，温浆水调下一钱。

治肺脏风毒，遍身生疮，或生白癜，或生斑点，及皮肤皴裂，宜服白花蛇散方。

白花蛇（二两，酒浸去皮骨，炙微黄） 天麻（一两） 槐子（一两，微炒） 羌活（一两） 防风（一两，去芦头） 晚蚕沙（一两，微炒） 蔓荆子（一两） 白鲜皮（一两） 威灵仙（一两） 枳壳（一两，麸炒微黄，去瓤） 甘草（半两，炙微赤，锉）

右件药，捣细罗为散，不计时候，以温酒调下一钱。

治肺脏风毒，鼻塞，面痒生疮，独活散方。

独活（一两） 蔓荆子（半两） 人参（一两，去芦头） 黄芩（三分） 玄参（三分） 秦艽（三分，去苗） 沙参（三分，去芦头） 枳壳（三分，麸炒微黄，去瓤） 羚羊角屑（三分） 白鲜皮（三分） 防风（二分，去芦头） 甘菊花（三分）

右件药，捣细罗为散。每服，不计时候，以温浆水调下一钱。

治肺脏风毒壅热，鼻塞干燥，大肠秘涩，宜服枳实散方。

枳实（一两，麸炒令黄） 川大黄（一两半，锉，微炒） 川朴硝（一两半） 郁李仁（一两半，汤浸去皮尖，微炒） 芎䓖（三分） 牛蒡子（三分，微炒）

右件药，捣细罗为散。每服，不计时候，以蜜水调下一钱。

治肺脏风毒，皮肤生疮疹，宜服玄参圆方。

玄参（三分） 羚羊角屑（三分） 木香（三分） 羌活（三分） 白鲜皮（三分） 沙参（三分，去芦头） 零陵香（二分） 槟榔（三分） 人参（三分，去芦头） 赤茯苓（三分） 黄芪（三分，锉） 白芷（三分） 马牙消（三分） 龙脑（一分，研） 麝香（一分，研） 铅霜（一分，研）

右件药，捣罗为末，入龙脑等，同研令匀，炼蜜和捣三二百杵，圆如梧桐子大。每服，不计时候，以薄荷汤嚼下十圆。

治肺脏风毒，皮肤遍生疮疱，颈颔生结核，宜服犀角圆方。

犀角屑（半两） 连翘（三分） 麦门冬（三分，去心，焙） 子芩（半两） 川升麻（三分） 地骨皮（二[13]分） 防风（三分，去芦头） 秦艽（一分，去苗） 川大黄（半两，锉碎微炒） 栀子仁（半两） 漏芦（一分） 乌蛇（二两，酒浸去皮骨，炙微黄） 牛蒡子（三分，微炒） 苦参（一分，锉） 枳壳（三分，麸炒微黄，去瓤） 白蒺藜（一分，微炒，去刺）

右件药，捣罗为末，炼蜜和捣三二百杵，圆如梧桐子大。不计时候，以温浆水下二十圆。

治肺脏风毒，皮肤疮癣，心神烦躁体热，宜服乌蛇圆方。

乌蛇（二两，酒浸去皮骨，炙微黄） 秦艽（三分，去苗） 犀角屑（一两） 川升麻（三分） 子芩（三分） 牛蒡子（三分，微炒） 枳壳（一两，麸炒微黄，去瓤） 防风（三分，去芦头） 川大黄（一两，锉碎微炒） 苦参（三分，锉）

右件药，捣罗为末，炼蜜和捣三二百杵，圆如梧桐子大。不计时候。以温浆水下二十圆。

治肺脏风毒，皮肤瘙痒，疮疥瘾疹，宜服白花蛇圆方。

白花蛇（二两，酒浸去皮骨，炙微黄） 人参（一两，去芦头） 玄参（一两） 沙参（一两，去芦头） 丹参（一两） 苦参（一两，锉） 枳壳（半两，麸炒微黄，去瓤） 黄芩（半两） 防风（半两，去芦头） 漏芦（半两） 白蒺藜（半两，炒微黄，去刺） 川大黄（半两，锉碎，微炒） 秦皮（半两，去苗） 白鲜皮（半两） 甘草（半两，炙微赤，

锉）

右件药，捣罗为末，炼蜜和捣三二百杵，圆如梧桐子大。每服，不计时候，以温酒下三十圆。

治肺脏风毒，攻皮肤瘙痒，搔之成疮，或生风疹，鼻塞，头目昏闷烦热，宜服天麻圆方。

天麻（三分） 防风（半两，去芦头） 乌蛇肉（一两，酒浸，炙微黄） 人参（半两，去芦头） 羚羊角屑（半两） 枳壳（三分，麸炒微黄，去瓤） 犀角屑（半两） 赤茯苓（三分） 牛蒡子（三分，微炒） 麦门冬（三分，去心，焙） 黄芩（半两） 羌活（三分） 麻黄（一两，去根节） 苦参（三分，锉） 秦艽（三分，去苗）

右件药，捣罗为末。炼蜜和捣三二百杵，圆如梧桐子大。不计时候。以温浆水下二十圆。

治积年肺脏风毒，遍身生疮，大肠壅滞，心神烦躁，宜服皂荚煎圆方。

皂荚（二斤，不蚛肥好者用一斤，生捣碎，以水一斗浸一宿，揉取汁） 梨（一十枚） 生薄荷（二斤） 生荆芥（一斤）

以上三味，入在皂荚水内，同揉洗令极烂，以生绢绞取汁。

前皂荚（一斤，刮去黑皮，以酥二两薄涂，慢火炙令黄焦酥尽为度） 防风（去芦头） 威灵仙 独活 羌活 甘菊花 （以上各二两）

右件药，捣罗为末，以一半入在前药汁内，于银锅中，慢火熬，看稀稠得所，入余一半药，同溲[14]为圆，如梧桐子大。每服，不计时候，以温浆水下二十圆。

治肺脏风毒，皮肤结硬，及遍身瘙痒生疮，大肠不利，宜服大麻仁圆方。

大麻仁（二两，别研如膏） 防风（一两，去芦头） 枳壳（一两，麸炒微黄，去瓤） 旋覆花（一两） 川大黄（三两，锉碎，微炒） 木香（一两） 槟榔（一两） 川升麻（一两） 杏仁（一两，汤浸去皮尖双仁，麸炒微黄）

右件药，捣罗为末，以不蚛皂荚二十挺[15]碎捶，用水四升，揉取汁，慢火熬成膏，入前药末，和捣三二百杵，圆如梧桐子大。每服，不计时候，以温水下三十圆。

治肺脏风毒，皮肤赤痒，生疮肿疼痛，宜服五参圆方。

人参（半两，去芦头）　丹参（一两）　玄参（一两）　沙参（一两，去芦头）　苦参（一两，锉）　茯神（二分）　秦艽（三分，去苗）　白附子（三分，炮裂）　枳壳（三分，麸炒微黄，去瓤）　羌活（三分）　川大黄（二两，锉碎，微炒）　乌蛇（二两，酒浸去皮骨，炙微黄）　细辛（三分）　白鲜皮（三分）　防风（三分，去芦头）

右件药，捣罗为末，炼蜜和捣三二百杵，圆如梧桐子大。不计时候，以温浆水下三十圆。

治肺脏风毒，攻皮肤生疮，黄连圆方。

黄连（去须）　川大黄（锉碎，微炒）　苦参（锉）　防风（去芦头）　枳壳（麸炒微黄，去瓤）　川升麻　牛蒡子（微炒）　木通（锉）　秦艽（去苗）　黄芩　（以上各一两）

右件药，捣罗为末，炼蜜和捣三二百杵，圆如梧桐子大。不计时候，以温浆水下三十圆。

治肺脏风毒，外攻皮肤，瘙痒生疮，宜服此方。

天麻（一两）　蝉壳（一两）　皂荚（三两，去皮涂酥炙令黄焦，去子）

右件药，捣罗为末，用精白羊肉烂研，和圆如梧桐子大。每服，不计时候，以荆芥汤下二十圆。

治肺脏风毒，皮肤生疮疥，宜服此方。

牡荆子（三两）　防风（三两，去芦头）　皂荚（一十梃，去皮，涂酥炙黄焦，去子）　桑螵蛸（二两，微炒）

右件药，捣罗为末，炼蜜和捣三二百杵，圆如梧桐子大。每服，不计时候，以荆芥汤下二十圆。

治肺脏伤风冷多涕诸方

夫脏腑虚弱，气血不足，则风冷之气伤于肺也。肺主气，气之所行，循环经络。若气虚则外邪所侵，真气与邪气相搏，故令咳逆恶寒，语声散失，目眩头旋，鼻多涕也。

治肺脏外伤风寒，头目不利，多涕，宜服桂心散方。

桂心（三分）　白术（三分）　厚朴（一两，去粗皮，涂生姜汁，炙令香熟）　人参（三分，去芦头）　陈橘皮（一两，汤浸去白瓤，焙）　半夏（半两，汤洗七遍，去滑）　附子（三分，炮裂，去皮脐）　赤茯苓（三分）　五味子（三分）　麻黄（三分，去根节）　干姜（半两，炮裂，锉）　杏仁（半两，汤浸去皮尖双仁，麸炒微黄）　细辛（半两）　甘草（半两，炙微黄，锉）

右件药，捣筛为散。每服三钱，以水一中盏，入生姜半分、枣三枚，煎至六分，去滓，不计时候稍热服。忌生冷、猪、鱼、油腻等。

治肺脏外伤风冷，时有咳嗽，头目不利，多涕，宜服细辛散方。

细辛（三分）　芎䓖（半两）　干姜（半两，炮裂，锉）　杏仁（半两，汤浸去皮尖双仁，麸炒微黄）　赤茯苓（三分）　白术（三分）　附子（三分，炮裂，去皮脐）　桂心（半两）　前胡（半两，去芦头）　甘草（半两，炙微赤，锉）　陈橘皮（一两，汤浸去白瓤，焙）　厚朴（一两，去粗皮，涂生姜汁，炙令香熟）

右件药，捣筛为散。每服三钱，以水一中盏，入生姜半分、枣三枚，煎至六分，去滓，不计时候稍热服。忌生冷、湿面、油腻。

治肺脏伤风冷，头目昏重，常多清涕，少思饮食，白术散方。

白术（半两）　人参（一两，去芦头）　肉桂（半两，去皴皮）　桔梗（半两，去芦头）　细辛（半两）　甘草（半两，炙微赤，锉）　厚朴（一两半，去粗皮，涂生姜汁，炙令香熟）　陈橘皮（一两，汤浸去白瓤，焙）　杏仁（三分，汤浸去皮尖双仁，麸炒微黄）

右件药，捣筛为散。每服三钱，以水一中盏，入生姜半分、枣三枚，煎至六分，去滓，不计时候稍热服。

治肺脏因伤风冷，痰嗽不止，心膈烦满，或时呕逆，鼻中多涕，前胡散方。

前胡（一两，去芦头）　桔梗（半两，去芦头）　半夏（半两，汤洗七遍，去滑）　白术（三分）　人参（三分，去芦头）　枳壳（二分，麸炒微黄，去瓤）　桂心（一两）　甘草（半两，炙微赤，锉）　陈橘皮（一两，汤浸去白瓤，焙）　细辛（半两）　枇杷叶（半两，拭去毛，炙

微黄）　厚朴（一两半，去粗皮，涂生姜汁，炙令香熟）

右件药，捣筛为散。每服三钱，以水一中盏，入生姜半分、枣三枚，煎至六分，去滓，不计时候稍热服。

治肺脏伤风冷，咳嗽，头痛不可忍，及多涕，厚朴散方。

厚朴（一两半，去粗皮，涂生姜汁，炙令香熟）　前胡（一两，去芦头）　桂心（一两）　石膏（一两）　赤芍药（一两）　贝母（一两，煨令微黄）　甘草（一分，炙微赤，锉）　杏仁（三分，汤浸去皮尖双仁，麸炒微黄）

右件药，捣筛为散。每服三钱，以水一中盏，入生姜半分、枣三枚，煎至六分，去滓，不计时候稍热服。

治肺脏伤风冷，咳嗽多涕，心膈痰逆，不欲饮食，宜服人参散方。

人参（三分，去芦头）　半夏（半两，汤洗七遍，去滑）　干姜（半两，炮裂，锉）　白茯苓（三两）　白术（半两）　甘草（半两，炙微赤，锉）　五味子（半两）　肉桂（半两，去皴皮）　陈橘皮（一两，汤洗去白瓤，焙）　黄芪（半两，锉）　诃黎勒（三分，煨，研皮）

右件药，捣筛为散。每服三钱，以水一中盏，入生姜半分、枣三枚，煎至六分，去滓，不计时候稍热服。

治肺脏伤风冷，鼻中多涕，四肢疼痛，不思饮食，当归散方。

当归（半两，炒，微锉）　人参（三分，去芦头）　桂心（三分）　干姜（半两，炮裂，锉）　白术（半两）　白茯苓（半两）　甘草（半两，炙微赤，锉）　芎䓖（半两）　陈橘皮（一两，汤浸去白瓤，焙）　细辛（半两）　白芍药（半两）

右件药，捣筛为散。每服三钱，以水一中盏，入生姜半分、枣三枚，煎至六分，去滓，不计时候稍热服。

治肺气头面四肢浮肿诸方

夫肺者，内主于气，外应皮毛。若肺气不足，邪气所攻，则经络否涩，脏腑壅滞，胸膈痰饮结聚不消，咳逆面虚，心腹胀满，邪气与卫气相搏，流溢皮肤，遂令浮肿，状如水气也。

治肺气，面目浮肿，咳嗽烦热，心腹壅滞，胸满气促，宜服郁李仁散方。

郁李仁（一两，汤浸去皮尖，微炒） 汉防己（一两） 赤茯苓（一两） 贝母（一两，煨令微黄） 商陆（一两） 木香（一两） 槟榔（一两） 桑根白皮（一两） 杏仁（一两，汤浸去皮尖双仁，麸炒微黄） 紫苏茎叶（一两） 陈橘皮（一两，汤浸去白瓤，焙）

右件药，捣筛为散。每服四钱，以水一中盏，入生姜半分、枣三枚，煎至六分，去滓，不计时候温服。忌生冷、鸡、鱼、尖蒜。

治肺气壅盛，攻头面，四肢浮肿，胸膈痰逆，不下食，宜服泽漆散方。

泽漆（一两） 羌活（三分） 杏仁（一两，汤浸去皮尖双仁，麸炒微黄） 旋覆花（三分） 贝母（一两，煨令微黄） 半夏（一两，汤洗七遍，去滑） 猪苓（一两，去黑皮） 前胡（三分，去芦头） 大腹皮（三分，锉） 汉防己（一两） 桑根白皮（三分，锉） 甜葶苈（一两，隔纸炒令紫色） 陈橘皮（一两，汤浸去白瓤，焙）

右件药，捣筛为散。每服三钱，以水一中盏，入生姜半分、枣三枚，煎至六分，去滓，不计时候温服。

治肺气攻注，遍身虚肿，按之没指，心腹气滞，大小便涩，状如水气，宜服赤茯苓散方。

赤茯苓（一两） 汉防己（一两） 川大黄（一两半，锉） 槟榔（三分） 柴胡（一两，去苗） 紫苏茎叶 甜葶苈（三分，隔纸炒令叶黄） 桑根白皮（一两，锉） 陈橘皮（一两，汤浸去白瓤，焙）

右件药，捣筛为散。每服四钱，以水一中盏，煎至六分，去滓，食前温服。

治肺气攻四肢，肿满疼痛，宜服陈橘皮散方。

陈橘皮（一两，汤浸去白瓤，焙） 射干（三分） 汉防己（半两） 赤茯苓（一两） 大腹皮（一两，锉） 泽泻（三分） 泽漆（半两） 桑根白皮（三分，锉）

右件药，捣筛为散。每服四钱，以水一中盏，入黑豆五十粒，煎至六分，去滓，食前温服。

治肺气壅滞，关膈不通，四肢浮肿，喘息促急，坐卧不得，宜服大腹皮散方。

大腹皮（三分，锉） 汉防己（半两） 桑根白皮（三分，锉） 木通（三分，锉） 赤茯苓（一两） 郁李仁（一两，汤浸去皮尖，微炒） 甜葶苈（一两半，隔纸炒令紫色） 泽漆（三分） 桂心（半两） 百合（二分） 陈橘皮（一两，汤浸去白瓤，焙）

右件药，捣罗为散。每服三钱，以水一中盏，入生姜半分、枣三枚，煎至六分，去滓，不计时候温服。

治肺气咳嗽，喘急妨闷，面目浮肿，马兜铃散方。

马兜铃（一两） 桑根白皮（一两，锉） 汉防己（半两） 甘草（半两，炙微赤，锉） 半夏（三分，汤洗七遍，去滑） 甜葶苈（半两，隔纸炒令紫色） 百合（三分） 天门冬（三分，去心） 赤茯苓（三分）

右件药，捣罗为散。每服三钱，以水一中盏，入生姜半分，煎至六分，去滓，不计时候温服。

治肺气喘促烦热，面目浮肿，大肠不利，宜服葶苈圆方。

甜葶苈（一两，隔纸炒令紫色） 杏仁（一两，汤浸去皮尖双仁，麸炒微黄） 马兜铃（一两） 汉防己（二两） 郁李仁（一两，汤浸去皮尖，微炒） 皂荚（无蚛者，小便浸二宿后，去黑皮，涂酥炙令焦黄，去子，捣末一两） 鸡子黄（五枚，泻纸上，焙干为末）

右件药，捣罗为末，煮枣肉和圆，如梧桐子大。每服，不计时候，以生姜汤下二十圆。

治肺脏气壅，面目四肢浮肿，喘促咳嗽，胸膈满闷，烦热，汉防己圆方。

汉防己（一两） 商陆（一两） 麻黄（一两，去根节） 赤茯苓（一两） 桑根白皮（一两半，锉） 甜葶苈（一两，隔纸炒令紫色） 蛤蚧（一对头尾全者，涂酥炙微黄） 杏仁（一两，汤浸去皮尖双仁，麸炒微黄）

右件药，捣罗为末，炼蜜和捣三二百杵，圆如梧桐子大。每服，不计时候，以生姜汤下二十圆，粥饮下亦得。

治肺气咳嗽，头面虚肿，大便秘涩，宜服此方。

甜葶苈（二两，以水净过，日晒干，却用浆水浸半日或一炊久，取出

又晒干）　汉防己（半两）　桑根白皮（三分，锉）　郁李仁（二两，汤浸去皮尖，微炒）

右件药，捣罗为末，煮枣肉和圆，如梧桐子大。每服，不计时候，以粥饮下二十圆。

又方。

甘遂（半两，煨令微黄）　川大黄（半两，锉碎，微炒）　甜葶苈（半两，隔纸炒令紫色）　前胡（二分，去芦头）　巴豆（一分，去皮心研，纸裹压去油）

右件药，捣罗为末，炼蜜和捣一二百杵，圆如绿豆大。每服空心，以粥饮下三圆。

治肺气喘急诸方

夫肺为四脏之上盖，通行诸脏之精气，气则为阳，流行脏腑，宣发腠理，而气者，皆肺之所主也。若肺虚，邪气所乘，则壅胀，壅胀则肺脏不利，不利则气道涩，故肺气逆而喘急也。

治肺气喘急，时嗽，坐卧不得，喉中鸣，心胸满闷，宜服马兜铃散方。

马兜铃（三分）　桑根白皮（三分，锉）　汉防己（半两）　麻黄（三分，去根节）　白茯苓（一两）　柴胡（三分，去苗）　白前（半两）　大腹皮（三分，锉）　陈橘皮（一两，汤浸去白瓤，焙）　桔梗（三分，去芦头）　五味子（半两）　甘草（一分，炙令微赤，锉）　紫菀（半两，洗去苗土）　杏仁（五十枚，汤浸去皮尖双仁，麸炒微黄）

右件药，捣筛为散。每服三钱，以水一中盏，入生姜半分，煎至六分，去滓，不计时候温服。忌炙煿、热面。

治肺气喘急，不思饮食，大腹皮散方。

大腹皮（锉）　赤茯苓　枳壳（麸炒微黄，去瓤）　桔梗（去芦头）　人参（去芦头）　陈橘皮（汤浸去白瓤，焙）　半夏（汤洗七遍，去滑）　川大黄（锉碎，微炒）　杏仁（汤浸去皮尖双仁，麸炒微黄）　诃黎勒皮

桂心　（以上各半两）　甘草（一分[16]，炙微赤，锉）

右件药，捣筛为散。每服三钱，以水一中盏，煎至六分，去滓，不计时候温服。

治肺气壅滞，咳嗽，发即气喘，妨闷，紫苏散方。

紫苏茎叶[17]　猪苓（一两，去黑皮）　陈橘皮（一两，汤浸去白瓤，焙）　马兜铃（七颗，细锉，和皮子）　桑根白皮（一两，锉）　麦门冬（一两，去心）　大腹皮（一两，锉）　赤茯苓（一两）　枳壳（一两，麸炒微黄，去瓤）

右件药，捣筛为散。每服四钱，以水一中盏，入生姜半分，煎至六分，去滓，不计时候温服。

治肺气喘急，腹胁疼痛，麻黄散方。

麻黄（二两，去根节）　赤茯苓（一两）　桂心（一两）　桔梗（一两半，去芦头）　杏仁（四十九枚，汤浸去皮尖双仁，麸炒微黄）　甘草（半两，炙微赤，锉）

右件药，捣筛为散。每服四钱，以水一中盏，煎至六分，去滓，不计时候温服。

治肺气喘急，下焦虚伤，宜服阿胶膏方。

阿胶（三两，捣碎炒令黄燥，捣末）　白羊肾（三对，去筋膜，切细研）　杏仁（三两，汤浸去皮尖双仁，麸炒微黄，研如膏）　薯蓣（二两，捣为末）　薤白（一握，细切）　牛黄酥（四两）　羊肾脂（四两，煮去滓）

右件药，相和，于瓷瓶内贮之，蒸半日，令药成膏。每服，不计时候，以暖酒调下一茶匙。

治肺气喘急，咳嗽，桔梗散方。

桔梗（一两，去芦头）　桑根白皮（三分，锉）　甘草（半两，炙微赤，锉）　诃黎勒皮（三分）　花桑叶（半两）　贝母（半两，煨令微黄）

右件药，捣细罗为散。每服，不计时候，以糯米粥饮调下一钱。

治肺气喘急，不得眠卧，头不着枕，无问昼夜，长倚物坐，唯食稀粥。服此药，其气急，当日便减，更经三五日，卧稳头着枕，小便通，心腹气散，二十日外，平复如故。兼治十种水病，无不愈者，朴硝丸方。

川朴硝（二两，炼熟） 川芒硝（二两，炼熟） 硝石（一两，以上三味同研令细） 犀角屑（一两） 椒目（一两，微炒过，以上两味捣罗为末） 莨菪子（一两，水淘去浮者，水煮令芽出，候干，却炒令黑色） 甜葶苈（一两，隔纸炒令紫色） 杏仁（二两，汤浸去皮尖双仁，麸炒微黄，以上三味同捣如膏）

右件药，都研令匀，以枣肉和捣三五百杵，圆如梧桐子大。每服，不计时候，以枣汤下十五圆。

治肺气，定喘嗽，牛黄圆方。

牛黄（半两，细研） 人参（一两，去芦头） 赤茯苓（一两） 诃黎勒（三分，煨，用皮） 蛤蚧（一对，头尾全者，涂酥炙令微黄） 杏仁（三分，汤浸去皮尖双仁，麸炒微黄） 甘草（半分[18]，炙微赤，锉）

右件药，捣罗为末，入牛黄更研令匀，炼蜜蜡同和圆，如鸡头实大。不计时候，含一圆咽津。

治肺气喘急，坐卧不得，宜服汉防己圆方。

汉防己（一两） 干姜（半两，炮裂，锉） 甜葶苈（三分，隔纸炒令紫色） 猪牙皂荚（一两，去黑皮，涂酥炙令焦黄，去子）

右件药，捣罗为末。以枣肉和捣一二百杵，圆如梧桐子大。每服，不计时候，煎桑根白皮汤下十圆。

治多年肺气，累疗不差，心膈烦热，喘促，宜服此方。

砒霜（一两，以熟绢裹，用大萝卜一枚，开一窍入砒霜，又用萝卜塞却，以线缠系，内铛中以水入灯心五束，煮半日出之，取砒霜研令细，入后药用之） 五味子（半两，捣末） 金箔（五十片，研） 黄药（半两，捣末） 银箔（五十片，研） 绿豆粉（一两） 密陀僧（半两，研） 腻粉（一钱）

右件药，同研令匀，煮枣肉和圆，如梧桐子大。以沙糖温水，研化一圆，食后服之。

治久患肺气喘急，痰壅闷乱，宜服葶苈圆方。

甜葶苈（一两，隔纸炒令紫色，别研如膏）　贝母（一两，煨令微黄，捣末）　杏仁（一两，汤浸去皮尖双仁，麸炒微黄，研如膏）　皂荚（二两，捶碎，以酒五合揉取汁，熬成膏）

右件药，都研令匀，以皂荚膏和圆，如梧桐子大。每服，不计时候，以桑根白皮汤下二十圆。

治肺气喘急，睡卧不安，猪肶[19]酒方。

猪肶（三具，细切）　大枣（五十枚，去核）

右二味，以无灰酒五升，浸经三日。每服，不计时候，温服一小盏。兼治经季嗽病。

治肺伤风冷声嘶不出诸方

夫脏腑皆受气于肺，肺主于气，气为阳，阳气和平，则声音通畅也。若形寒饮冷，两寒相感，则伤于肺，是以风冷为阴，阴邪搏于阳，阴阳不调，气道不通，故令声嘶不出也。

治肺脏，外伤风冷，声嘶言不能出，胸膈气滞，宜服半夏散方。

半夏（半两，汤洗七遍，去滑）　细辛（三分）　桔梗（半两，去芦头）　杏仁（三分，汤浸去皮尖双仁，麸炒微黄）　陈橘皮（一两，汤浸去白瓤，焙）　麻黄（三分，去根节）　桂心（二两）　前胡（半两，去芦头）　枳壳（二两，麸炒微黄，去瓤）　紫菀（半两，洗去苗土）　桑根白皮（半两，锉）　贝母（半两，煨令微黄）　柴胡（半两，去苗）　甘草（一分，炙微赤，锉）　木通（半两，锉）　诃黎勒皮（半两）

右件药，捣筛为散。每服四钱，以水一中盏，入生姜半分、枣三枚，煎至六分，去滓，不计时候稍热服。忌生冷、热面。

治肺伤风冷，背寒，语声嘶不出，咳嗽气急，宜服五味子散方。

五味子（半两）　桂心（一两）　附子（一两，炮裂，去皮脐）　款冬花（半两）　桔梗（半两，去芦头）　鸡苏茎叶（一两）　干姜（半两，炮裂，锉）

右件药，捣筛为散。每服三钱，以水一中盏，入枣三枚，煎至六分，去滓，不计时候稍热服。

治肺脏伤风冷，语声嘶不出，或吃食后虚喘，宜服附子散方。

附子（一两，炮裂，去皮脐） 麻黄（一两，去根节） 杏仁（一两，汤浸去皮尖双仁，麸炒微黄） 甘草（一分，炙微赤，锉） 赤茯苓（三分） 菖蒲（半两） 肉桂（一两，去皴皮） 陈橘皮（一两，汤浸去白瓤，焙）

右件药，捣筛为散。每服三钱，以水一中盏，入生姜半分、枣三枚，煎至六分，去滓，不计时候稍热服。

治肺脏伤风冷，语声嘶不出，喘促痰逆，宜服麻黄散方。

麻黄（三分，去根节） 五味子（三分） 桂心（半两） 甘草（一分，炙微赤，锉） 半夏（半两，汤洗七遍，去滑） 人参（三分，去芦头） 干姜（半两，炮裂，锉） 陈橘皮（三分，汤浸去白瓤，焙） 杏仁（一两，汤浸去皮尖双仁，麸炒微黄）

右件药，捣筛为散。每服三钱，以水一中盏，入生姜半分、枣三枚，煎至六分，去滓，不计时候稍热服。

治肺脏伤风冷，语声嘶不出，喘息不得，宜服紫菀散方。

紫菀（三分，洗去苗土） 五味子（半两） 甘草（一分，炙微赤） 麻黄（半两，去根节） 赤茯苓（三分） 木通（半两，锉） 桂心（三分） 陈橘皮（三分，汤浸去白瓤，焙） 杏仁（一两，汤浸去皮尖双仁，麸炒微黄）

右件药，捣筛为散。每服三钱，以水一中盏，入生姜半分，煎至六分，去滓，不计时候稍热服。

治肺脏伤风冷，喘促咳嗽，言语声嘶，咽喉不利，宜服贝母圆方。

贝母（半两，煨令微黄） 细辛（三分） 桂心（一两） 菖蒲（三分） 甘草（一分，炙微赤，锉） 百合（半两） 紫菀（三分，洗去苗土） 杏仁（半分，汤浸去皮尖双仁，麸炒微黄） 陈橘皮（一两，汤浸去白瓤，焙）

右件药，捣筛为末，炼蜜和捣三二百杵，圆如弹子大。每服，不计时候，以绵裹一圆含咽津。

治肺脏伤风冷，声嘶，宜服温肺顺气通声含化菖蒲煎方。

菖蒲（一两，末） 桂心（二两，末） 生姜（半斤，绞取汁） 白蜜（十二两）

右件药，先以水一大盏，煎菖蒲、桂心取五分，次入姜汁，并蜜，炼成煎。不计时候，取一茶匙含化咽津。

治肺脏气壅，外伤风冷，语声嘶不出，咽喉干痛，宜服生地黄煎方。

生地黄汁（一升） 生姜汁（二合） 生麦门冬汁（半升） 牛酥（五两） 白蜜（半斤） 枣肉（三十枚，研）

以上六味，相和于银锅中，慢火熬令稀稠得所，入后药。

桂心（一两） 贝母（一两，煨令微黄） 细辛（一两） 杏仁（一两，汤浸去皮尖双仁，麸炒微黄，研如膏） 菖蒲（一两） 皂荚子仁（一两，微炒）

右件药，捣细罗为散，入前地黄煎中，搅令匀。不计时候，取一茶匙含化咽津。

治肺脏痰毒壅滞诸方

夫痰毒者，由肺脏壅热，过饮水浆，积聚在于胸膈，冷热之气相搏，结实不消。故令目眩头旋，心腹痞满，常欲呕吐，不思饮食，皆由痰毒壅滞也。

治肺脏久积痰毒，在于胸膈不散，少思饮食，宜服半夏散方。

半夏（一两，汤洗七遍，去滑） 木香（半两） 人参（一两，去芦头） 槟榔（三分） 桔梗（半两，去芦头） 陈橘皮（三分，汤浸去白瓤，焙） 前胡（一两，去芦头） 赤茯苓（二两） 桂心（半两） 旋覆花（半两） 麦门冬（一两，去心） 枇杷叶（三分，拭去毛，炙微黄） 细辛（三分） 甘草（半两，炙微赤，锉） 枳壳（二两，麸炒微黄，去瓤）

右件药，捣筛为散。每服三钱，以水一中盏，入生姜半分，煎至六分，去滓，不计时候温服。忌炙煿、热面、猪犬肉等。

治肺脏痰毒，胸膈壅滞，宜服甘菊花散方。

甘菊花　人参（去芦头）　大腹皮（锉）　半夏（汤洗七遍，去滑）　木香　白术　威灵仙　枳壳（麸炒微黄，去瓤）　肉桂（去皴皮）　诃黎勒皮　赤茯苓　郁李仁（汤浸去皮尖，微炒）　甘草（炙微赤，锉，以上各一两）

右件药，捣筛为散。每服三钱，以水一中盏，入生姜半分，煎至六分，去滓，不计时候温服。

治肺脏痰毒壅滞，头旋目眩，宜服旋覆花散方。

旋覆花（半两）　人参（半两，去芦头）　枇杷叶（半两，拭去毛，炙微黄）　赤茯苓（一两）　蔓荆子（一两）　前胡（一两，去芦头）　桔梗（半两，去芦头）　防风（半两，去芦头）　甘草（半两，炙微赤，锉）　枳壳（一两，麸炒微黄，去瓤）　半夏（三分，汤洗七遍，去滑）

右件药，捣筛为散。每服四钱，以水一中盏，入生姜半分，煎至六分，去滓，不计时候温服。忌炙煿、热面。

治肺脏痰毒壅滞，心胸满闷，肩背烦疼，不欲饮食，宜服桑根白皮散方。

桑根白皮（一两，锉）　半夏（半两，汤洗七遍，去滑）　赤茯苓（一两）　前胡（一两，去芦头）　大腹皮（三分，锉）　白术（半两）　木香（半两）　甘草（一分，炙微赤，锉）　川大黄（一两，锉碎微炒）

右件药，捣筛为散。每服三钱，以水一中盏，入生姜半分，煎至六分，去滓，不计时候温服。

治肺脏痰毒壅滞，气逆咳嗽，不思饮食，宜服人参散方。

人参（一两，去芦头）　麻黄（三分，去根节）　甜葶苈（三分，隔纸炒令紫色）　枳壳（三分，麸炒微黄，去瓤）　木通（三分，锉）　乌梅（七枚，用肉，微炒）　桔梗（三分，去芦头）　紫菀（三分，洗去苗土）　桑根白皮（三分，锉）　甘草（半两，炙微赤，锉）　赤茯苓（半两）　款冬花（三分）

右件药，捣筛为散。每服三钱，以水一中盏，入生姜半分，煎至六分，去滓，不计时候温服。

治肺脏痰毒壅滞。心膈昏闷。宜服前胡散方。

前胡（去芦头）　紫菀（洗去苗土）　诃黎勒皮　枳实（麸炒微黄，

以上各一两）

右件药，捣细罗为散。每服一钱，不计时候，以温水调服。

治肺脏壅热吐血诸方

夫肺居膈上，与心脏相近，心主于血，肺主于气，气血相随，循环表里。若脏腑久积热毒，则胸膈壅滞，血与气逆行，上注于肺，肺壅不利，故令吐血也。又有体虚劳损，酒食过度，愁忧思虑，恚怒气逆，伤于肺者，亦皆吐血不止也。

治肺壅热，吐血不止，宜服红蓝花散方。

红蓝花（一两） 犀角屑（三分） 茅根（三分，锉） 麦门冬（三分，去心） 伏龙肝（半斤，以水五大盏 浸滤取汁）

右件药，捣筛为散。每服三钱，以浸伏龙肝水一中盏，入竹茹一分，煎至六分，去滓，不计时候温服。

治肺壅热，吐血不止，宜服刺蓟散方。

刺蓟（半两） 川升麻（半两） 鹿角胶（半两，捣碎炒令黄燥） 羚羊角屑（半两） 青竹茹（半两） 当归（半两，锉，微炒） 生干地黄（一两） 甘草（一分，生用）

右件药，捣筛为散。都以水二大盏半，煎至一盏半，去滓，分温五服，不计时候。

治肺脏壅热吐血，心膈烦闷，宜服天竺黄散方。

天竺黄 人参（去芦头） 侧柏叶（微炙） 川大黄（锉碎，微炒） 犀角屑 黄芪（锉） 赤茯苓 马兜铃 （以上各半两） 鹿角胶（一两，捣碎，炒）

右件药，捣细罗为散。每服，不计时候，暖生地黄汁，调下一钱。

治肺壅热气逆，吐血，宜服蒲黄散方。

蒲黄（三分） 当归（半两，锉，微炒） 人参（半两，去芦头） 天门冬（半两，去心，焙） 麦门冬（半两，去心，焙） 甘草（半两，生用） 黄芪（一两，锉） 赤芍药（半两） 阿胶（一两，捣碎，炒令

黄燥）　生干地黄（一两）

右件药，捣细罗为散。每服，不计时候，以粥饮调下一钱。

治肺壅热，吐血后咳嗽，虚劳少力，宜服补肺百花煎方。

白蜜（五合）　生地黄汁（三合[20]）　生姜汁（一合）　黄牛乳（五合）　藕汁（三合）　秦艽（一两，去苗）　白茯苓（一两）　柴胡（一两，去苗）　干柿（五枚，煮软，细研如糊）　杏仁（二两，汤浸去皮尖双仁，麸炒微黄）　黄明胶（四两，捣碎，炒令黄燥）

右件药，捣细罗为散，与蜜及诸药汁，兼干柿同于银锅子内，以慢火煎成膏，别收于合器中。每服，不计时候，以粥饮调下一茶匙。

治肺壅热极，肺胀喘，吐血不止，宜服此方。

生藕汁（二合）　生地黄汁（二合）　刺蓟根汁（二合）　牛蒡根汁（二合）　生蜜（一合）　生姜汁（半合）

右件药，汁调和令匀，每服一小盏，不计时候温服。

又方。

黄明胶（一两，捣碎，炒令黄燥）　桑叶（一两）　伏龙肝（一两半）

右件药，捣细罗为散。每服，不计时候，以糯米粥饮调下一钱。

又方。

生地黄（四两，研取汁）　鹿角胶（一两，捣碎炒令黄燥，为末）

右件药，以童子小便一中盏，于银器中，下地黄汁及胶末搅令匀，煎三两沸，分温三服。

治肺脏壅热诸方

夫肺主于气，气为阳，阳盛则生热也。又脏腑气血充实，久积热毒在内，致胸膈烦满，口舌干燥，卫气壅滞不通流，故令肺壅而生热也。

治肺脏壅热，心胸不利，少欲吃食，宜服枳壳散方。

枳壳（三分，麸炒微黄，去瓤）　前胡（半两，去芦头）　川升麻（半两）　赤茯苓（半两）　子芩（半两）　麦门冬（三分，去心）　沙

参（三分，去芦头）　玄参（半两）　茅根（半两，锉）　甘草（半两，炙微赤，锉）　木通（半两，锉）

右件药，捣筛为散。每服三钱，以水一中盏，入生姜半分、竹叶二七片，煎至六分，去滓，不计时候温服。忌炙煿、猪鸡犬肉。

治肺脏壅热，胸膈烦闷，四肢疼痛，宜服柴胡散方。

柴胡（去苗）　桔梗（去芦头）　枳壳（麸炒微黄，去瓤）　麦门冬（去心）　鳖甲（涂醋，炙令黄，去裙襕）　地骨皮　生干地黄　人参（去芦头）　葳蕤　赤茯苓　木通　赤芍药　甘草（炙微赤，锉，以上各半两）

右件药，捣筛为散。每服四钱，以水一中盏，煎至六分，去滓，不计时候温服。忌热面、炙煿、苋菜等。

治肺脏壅热，心胸烦闷，嗽逆，食少，大肠不利，宜服紫菀散方。

紫菀（一两，洗去苗土）　桔梗（一两，去芦头）　芦根（一[21]两，锉）　甘草（半两，炙微赤，锉）　川大黄（一两，锉碎，微炒）　川朴硝（一两）　木通（一两，锉）

右件药，捣筛为散。每服三钱，以水一中盏，煎至六分，去滓，不计时候温服。

治肺脏壅热，烦躁喘粗，不思饮食，宜服汉防己散方。

汉防己（一两）　赤茯苓（一两）　白前（一两）　桔梗（一两，去芦头）　川大黄（一两，锉碎，微炒）　陈橘皮（一两，汤浸去白瓤，焙）木通（一两，锉）　紫菀（一两，去苗）　紫苏茎叶（一两）　天门冬（一两，去心）　枳壳（一两，麸炒微黄）　甘草（一两，炙微赤，锉）

右件药，捣筛为散。每服三钱，以水一中盏，煎至六分，去滓，不计时候温服。

治肺脏壅热，心胸不利，吃食全少，四肢烦疼，宜服黄芪散方。

黄芪（锉）　赤茯苓　人参（去芦头）　麦门冬（去心）　枳壳（麸炒，微黄去瓤）　川升麻　前胡（去芦头）　百合　赤芍药　紫菀（洗去苗土）　甘草（炙微赤，锉）　沙参　知母　（以上各一两）

右件药，捣筛为散。每服三钱，以水一中盏，煎至六分，去滓，不计时候温服。

治肺脏壅热，喘促心烦，食少，宜服麦门冬散方。

麦门冬（一两，去心） 柴胡（二两，去苗） 杏仁（一两，汤浸去皮尖双仁，麸炒微黄） 石膏（三两） 麻黄（一两，去根节） 赤茯苓（三分） 紫菀（三分，洗去苗土） 吴蓝（三分） 甘草（半两，炙微赤，锉）

右件药，捣粗罗为散。每服三钱，以水一中盏，入生姜半分、竹叶二七片，煎至六分，去滓，不计时候温服。

治肺脏壅热，喘逆胸满，仰息不食，宜服赤茯苓散方。

赤茯苓（一两） 石膏（一两） 杏仁（三分，汤浸去皮尖双仁，麸炒微黄） 旋覆花（半两） 半夏（半两，汤洗七遍，去滑） 紫菀（一两，洗去苗土） 麻黄（一两，去根节） 甘草（半两，炙微赤，锉） 桑根白皮（一两，锉）

右件药，捣筛为散。每服三钱，以水一中盏，入生姜半分，竹叶二七片，煎至六分，去滓，不计时候温服。

治肺脏壅热，喘促咳嗽，心神烦闷，宜服天门冬圆方。

天门冬（一两，去心，焙） 麦门冬（一两，去心，焙） 人参（一两，去芦头） 赤茯苓（一两） 百合（一两） 桑根白皮（一两，锉） 紫菀（一两，洗去苗土） 杏仁（一两，汤浸去皮尖双仁，麸炒微黄） 贝母（一两，煨令微黄） 前胡（三分，去芦头） 五味子（三分） 甘草（半两，炙微赤，锉）

右件药，捣罗为末，炼蜜和捣三五百杵，圆如弹子大。每服食后，绵裹一圆，含化咽津。

治肺脏壅热，久嗽，涕唾稠粘，气促不能食，宜服天门冬煎方。

天门冬（二两，去心，以水一升半煮令极烂，候水尽细研） 紫菀（一两，洗去苗土） 桔梗（一两，去芦头） 贝母（一两，煨令微黄） 赤茯苓（一两半） 木通（一两，锉） 桑根白皮（一两，锉，以上同捣细罗为散） 生地黄汁（四合） 藕汁（三合） 生麦门冬汁（三合） 酥（二两） 白蜜（二合）

右件药，先下地黄、麦门冬、藕汁，煎六七沸，次下前散搅令匀，即下酥，缓火煎如饧，收于盒中。每于食后，及夜间，含一茶匙，细细咽津。

治肺脏壅热烦闷，口干，宜服犀角圆方。

犀角屑（一两）　川升麻（三分）　黄连（三分，去须）　赤茯苓（三分）　栀子仁（半两）　木通（一两，锉）　子芩（三分）　玄参（三分）　天门冬（三分，去心，焙）

右件药，捣罗为末，炼蜜和捣三二百杵，圆如梧桐子大。每于食后，及夜临卧时，煎淡竹叶汤下二十圆。

治肺脏壅热烦闷，宜服此方。

新百合（四两）

右用蜜半盏，拌和百合，蒸令软，时时含如枣大，咽津。

治肺萎诸方

夫肺主于气，为四脏之上盖，其气通于皮毛，故令风邪易伤也。若人气血虚弱，动作劳伤，或因汗下之后，津液枯竭，肺气不足，不能宣通诸脏，因成肺萎也。其病咳唾而呕逆，多吐涎沫，咽喉干燥，小便滑数，欲饮水者，必愈。欲咳而不能咳，吐唾稠黏脓血，小便不利者，难治，诊其脉数者，是其候也。

治肺萎咳嗽，涕唾稠黏，小便不利，宜服紫菀散方。

紫菀（三分，洗去苗土）　桔梗（三分，去芦头）　木通（三分，锉）　旋覆花（半两）　桑根白皮（二分，锉）　赤茯苓（二分）　甘草（半两，炙微赤，锉）　茅根（半两，锉）　白蒺藜（三分，微炒去刺）

右件药，捣筛为散。每服四钱，以水一中盏，煎至六分，去滓，不计时候温服。忌生冷、油腻、鸡、猪等。

治肺萎咳嗽，涕唾稠黏，咽喉不利，心神烦热，宜服百部散方。

百部（一两）　桔梗（一两，去芦头）　射干（一两）　川升麻（一两）　天门冬（一两，去心）　木通（一两，锉）　甘草（半两，炙微赤，锉）　沙参（半两，去芦头）　川大黄（半两，锉碎，微炒）

右件药，捣筛为散。每服四钱，以水一中盏，入竹叶二七片，煎至六分，去滓，不计时候温服。

治肺萎咳嗽，涕唾稠黏，胸膈烦壅，咽喉不利，宜服桑白皮散方。

桑根白皮（半两，锉） 桔梗（一[22]分，去芦头） 木通（三分，锉） 紫菀（三分，洗去苗土） 槟榔（三分） 旋覆花（半两） 款冬花（半两） 前胡（半两，去芦头） 杏仁（半两，汤浸去皮尖双仁，麸炒微黄）

右件药，捣筛为散。每服三钱，以水一中盏，入生姜半分，煎至六分，去滓，不计时候温服。

治肺萎咳嗽，吐脓血，胸胁胀满，短气羸瘦，不思饮食，宜服生干地黄散方。

生干地黄（一两） 甘草（半两，炙微赤，锉） 麦门冬（半两，去心） 赤茯苓（一两） 半夏（三分，汤洗七遍，去滑） 麻黄（三分，去根节） 紫菀（三分，洗去苗土） 五味子（三分） 柴胡（一两，去苗） 射干（半两） 黄芩（三分） 桑根白皮（三分，锉）

右件药，捣筛为散。每服三钱，以水一中盏，入生姜半分、枣三枚，煎至六分，去滓，不计时候温服。

治肺萎咳嗽，日月久远，喘息促，肩胛高，仰卧不安，宜服白前散方。

白前（三分） 旋覆花（半两） 桑根白皮（一两，锉） 赤茯苓（一两） 汉防己（半两） 麻黄（半两，去根节） 紫菀（一两，洗去苗土） 五味子（半两） 白蒺藜（半两，微炒去刺）

右件药，捣粗罗为散。每服四钱，以水一中盏，煎至五分，去滓，不计时候温服。

治肺萎，咳唾如稠胶，日夜计升以上，坐卧不安，胁肋疼痛，宜服赤芍药散方。

赤芍药（三分） 赤茯苓（一两） 桔梗（三分，去芦头） 贝母（一两，煨令微黄） 甘草（半两，炙微赤，锉） 款冬花（半两） 獭肝（半两，微炙） 紫菀（一两，洗去苗土）

右件药，捣粗罗为散。每服四钱，以水一中盏，煎至六分，去滓，不计时候温服。

治肺萎多涎唾，小便数者，此肺已中冷，必多头眩，若小便数，不渴不咳

者，宜服此方。

白芍药（一两半）　干姜（一两，炮裂，锉）　甘草（一两半，炙微赤，锉）

右件药，捣筛为散。每服三钱，以水一中盏，煎至六分，去滓，不计时候温服。

治肺萎吐涎沫，宜服此方。

皂荚（半两，去黑皮，涂酥炙令焦黄，去子）　桂心（一两半）　甘草（一两半，炙微赤，锉）

右件药，捣筛为散。每服三钱，以水一中盏，入生姜半分、枣三枚，煎至六分，去滓，不计时候温服。

治肺萎损败，气喘，咳嗽有血，宜服阿胶散方。

阿胶（一两，捣碎，炒令黄燥）　熟干地黄（三分）　白茯苓（半两）　人参（三分，去芦头）　麦门冬（半两，去心，焙）　蛤蚧（一只头尾全，涂酥炙令微黄）　侧柏叶（一两，涂酥炙令黄）

右件药，捣细罗为散。每服，不计时候，以粥饮调下一钱。

治肺萎咳嗽，胸中满而振寒，脉数，咽干或渴，时时出唾，又吐脓如米粥者，宜服桔梗散方。

桔梗（三两，去芦头）　甘草（一两，炙微赤，锉）　赤茯苓（三[23]两）

右件药，捣筛为散。每服三钱，以水一中盏，煎至六分，去滓，不计时候温服。

治肺萎，唾多出血，心中满[24]温，宜服此方。

生甘草（二两）

右捣粗罗为散。每服三钱，以水一中盏，煎至六分，去滓，不计时候温服。

治大肠虚冷诸方

夫大肠合于肺，手阳明是其经也，为传导之府，化物出焉。若虚则生寒，寒则肠鸣泄痢，食不消化，皮肤干燥，则是大肠虚冷之候也。

治大肠虚冷，乏气拘急，腰痛羸瘦，宜服附子散方。

附子（一两半，炮裂，去皮脐）　人参（一两，去芦头）　干姜（一两，炮裂，锉）　赤芍药（一两）　桂心（一两）　甘草（一两，炙微赤，锉）

右件药，捣筛为散。每服三钱，以水一中盏，入枣三枚，煎至六分，去滓，食前温服。忌热面、鸡、猪、鱼等。

治大肠虚冷，肠鸣泄利，腹胁气痛，饮食不化，宜服诃黎勒散方。

诃黎勒（一两半，煨，用皮）　附子（一两，炮裂，去皮脐）　当归（三分，锉，微炒）　桔梗（半两，去芦头）　肉豆蔻（三分，去壳）　木香（半两）　吴茱萸（一分，汤浸七遍，焙干微炒）　甘草（一分，炙微赤，锉）　陈橘皮（一两，汤浸去白瓤，焙）

右件药，捣筛为散。每服三钱，以水一中盏，入生姜半分、枣三枚，煎至六分，去滓，食前稍热服。

治大肠虚冷，肠鸣腹痛，食不消化，宜服吴茱萸散方。

吴茱萸（半两，汤浸七遍，焙干微炒）　陈橘皮（一两，汤浸去白瓤，焙）肉豆蔻（半两，去壳）　高良姜（一两，锉）　干姜（半两，炮裂，锉）　缩砂（一两，去皮）　神曲（一两，捣碎，炒微黄）　白术（一两）　厚朴（二两，去粗皮，涂生姜汁，炙令香熟）　甘草（半两，炙微赤，锉）

右件药，捣细罗为散。食前，以粥饮调下二钱。

治大肠虚冷，肠鸣腹痛，下痢，不思饮食，宜服草豆蔻散方。

草豆蔻（一两，去皮）　高良姜（三分，锉）　桂心（半两）　丁香（半两）　木香（半两）　白术（半两）　当归（半两，锉碎微炒）　白豆蔻（半两，去皮）　陈橘皮（一两，汤浸去白瓤，焙）　肉豆蔻（半两，去壳）　甘草（一分，炙微赤，锉）

右件药，捣细罗为散。食前，以姜枣汤调下一钱。

治大肠虚冷，切痛，肠鸣，食不消化，宜服木香圆方。

木香（一两）　诃黎勒（一两半，煨，用皮）　白术（一两）　桂心（一两）　附子（二两，炮裂，去皮脐）　芜荑（一两，微炒）　高良姜

（一两，锉）　厚朴（二两，去粗皮，涂生姜汁，炙令香熟）　肉豆蔻（半两，去壳）　干姜（三分，炮裂，锉）　甘草（半两，炙微赤，锉）

右件药，捣罗为末，用神曲末煮作糊，和捣三二百杵，圆如梧桐子大。食前，以姜枣汤下一十圆。

治大肠实热诸方

夫大肠实，实则生热，热则肠结胀满，喜气喘咳，身面热，喉中噎，乍实乍虚，乍来乍去。大肠有宿滞，则发热寒栗如疟之状，秘涩不通，则是大肠实热之候也。

治大肠实热，头痛目眩，惊狂，喉痹，腹胁满闷，手足烦痛，宜服赤茯苓散方。

赤茯苓（一两）　川大黄（一两半）　犀角屑（三分）　枳实（三分，麸炒微黄）　麦门冬（一两，去心）　杏仁（半两，汤浸去皮尖双仁，麸炒微黄）　石膏（一两）　丹参（半两）　槟榔（一两）

右件药，捣筛为散。每服三钱，以水一中盏，煎至六分，去滓，食前温服。忌热面、炙煿。

治大肠实热，上气喘咳，心神烦闷，宜服杏仁散方。

杏仁（一两，汤浸去皮尖双仁，麸炒微黄）　赤芍药（三分）　黄芩（三分）　细辛（三分）　五味子（三分）　川大黄（一两半，锉碎微炒）　麦门冬（三分，去心）　石膏（二两）　甘草（一两，炙微赤，锉）

右件药，捣筛为散。每服三钱，以水一中盏，煎至六分，去滓，食前温服。

治大肠实热，心神烦躁，口内生疮，宜服羚羊角散方。

羚羊角屑（三分）　青竹茹（一两）　黄芩（三分）　栀子仁（三分）　紫苏茎叶（三分）　杏仁（三分，汤浸去皮尖双仁，麸炒微黄）　玄参（三分）　木通（三分）　赤茯苓（三分）　川朴硝（一两）　甘草（半两，炙微赤，锉）　川大黄（一两，锉碎，微炒）

右件药，捣筛为散。每服三钱，以水一中盏，煎至六分，去滓，入生地黄汁一合，更煎一两沸，不计时候温服。

治大肠实热，肠胀不通，热气上冲，口内生疮，宜服大腹皮散方。

大腹皮（二两，锉） 柴胡（一两，去苗） 诃黎勒皮（一两） 枳壳（一两，麸炒微黄，去瓤） 川大黄（二两，锉碎，微炒） 羚羊角屑（三分） 川朴硝（二两） 甘草（半两，炙微赤，锉）

右件药，捣筛为散。每服三钱，以水一中盏，煎至六分，去滓，食前温服。

治大肠实热，气壅不通，心腹胀满，发歇寒热，宜服柴胡散方。

柴胡（一两，去苗） 赤芍药（一两） 枳实（三分，麸炒微黄） 杏仁（三分，汤浸去皮尖双仁，麸炒微黄） 黄芩（三分） 川大黄（二两，锉碎微炒） 槟榔（一两） 汉防己（三分） 甘草（半两，炙微赤，锉）

右件药，捣筛为散。每服三钱，以水一中盏，煎至六分，去滓，食前温服。

治大肠实热，秘涩不通，心烦闷乱，宜服槟榔圆方。

槟榔（一两） 羌活（一两） 郁李仁（一两，汤浸去皮尖，微炒） 木香（一两） 川大黄（一两，锉，微炒） 牵牛子（四两，捣罗取末二两） 青橘皮（一两，汤浸去白瓤，焙） 麻仁（一两，别研如膏）

右件药，捣罗为末，炼蜜和捣三二百杵，圆如梧桐子大。每于食前，以生姜汤下二十圆。

【校注】

① 腥：永正抄本作“腥”，义长可从。

② 肩：永正抄本作“肩”，义长可从。

③ 夫：永正抄本作“大”，“大”是“太”的古体字，义胜。

④ 大：永正抄本作“入”。

⑤ 心：永正抄本其下有“一两”二字，此处脱文。

⑥ 再：永正抄本作“每”，义长可从。

⑦ 合：盒子。

⑧ 皮：永正抄本其下有“三分”，此处脱文。

⑨ 蚛（zhòng 中）：虫咬；被虫咬坏的。

⑩ 之：永正抄本作“乏”，义长可从。

⑪ 嘘吸颤掉：嘘吸，吐纳呼吸。颤掉，抖动，摇动。

⑫ 大风：指麻风病。

⑬ 二：永正抄本作"一"。

⑭ 溲：调和。

⑮ 挺：竿状物的计量单位，相当于"杆""支"。

⑯ 一分：永正抄本作"半两"。

⑰ 叶：永正抄本其下有"一两"二字，此处脱文。

⑱ 分：永正抄本作"两"。

⑲ 胵（yí 胰）：豕息肉也。

⑳ 三合：永正抄本作"五合"。

㉑ 一：永正抄本作"二"。

㉒ 一：永正抄本作"三"。

㉓ 三：永正抄本作"二"。

㉔ 满：永正抄本作"温"，义胜。

卷第七

肾脏论

论曰：北方生寒，寒生水，水生咸，咸生肾，肾生骨髓，髓生肝。肾主耳，其在天为寒，在地为水，在体为骨，在脏为肾，在色为黑，在音为羽，在声为呻，在变动为慄，在窍为耳，在味为咸，在志为恐，在臭为腐，在液为唾，在虫为鳞，在性为智，其华在发，其充在骨，其在神精与志。骨髓之液谓之精，意有所存谓之志，生性之本，元气之根，补精所舍，故曰精志也。夫肾者水也，主于冬，足少阴是其经，与膀胱足太阳合，膀胱为腑主表，肾为脏主里。肾气盛为志有余，则病腹胀餐泄，体重胫肿，喘咳汗出，恶风，面目黑，小便黄，是为肾气之实也，则宜泻之。肾气不足则腰背冷，胸内痛，耳鸣或聋，足冷厥，小腹痛，是为肾气之虚也，则宜补之。冬肾脉来沉濡而滑者，是平脉也。反得大而缓者，是脾之乘肾，土之克水，为大逆不可治。反得浮涩而短者，是肺之乘肾，母之克子，虽病可治。反得弦而长者，是肝之乘肾，子之克母，虽病自愈。反得浮而洪者，是心之乘肾，火之克水，其病可治。肾脉来如引葛，按之益坚，曰肾病。真肾脉至坚而沉，如弹石辟辟然，其色黄黑不泽毛折者，乃死矣。

治肾虚补肾诸方

夫肾脏者，足少阴之经也，左则为肾，右为命门。肾与命门者，神精之所舍，元气之所系也。若肾虚则腰背切痛，不能俯仰，足胫小弱，多恶风寒，手足厥冷，呼吸少气，骨节烦疼，脐腹结痛，面色黧黑，两耳虚鸣，肌骨干枯，小便滑数，诊其脉浮细而数者，是肾虚之候也。

治肾气虚，两胁下胀，小腹急痛，胸中矩气[①]，宜服补肾磁石散方。

磁石（二两，捣碎，水淘去赤汁） 当归（一两，锉，微炒） 黄芪（一两，锉） 五味子（一两） 牛膝（一两，去苗） 白茯苓（一两） 陈橘皮（三分，汤浸去白瓤，焙） 桂心（一两半） 石斛（一两，去苗） 白芍药（一两） 附子（三两，炮裂，去皮脐） 川椒（半两，去目及闭口者，微炒去汗） 枳壳（半两，麸炒微黄，去瓤） 沉香（一两） 人参（一两，去芦头）

右件药，捣粗罗为散。每服四钱，以水一中盏，入生姜半分、枣三枚，煎至六分，去滓，不计时候稍热服。

治肾虚少气，腹胀腰疼，小腹急痛，手足逆冷，饮食减少，面色萎黑，百节酸疼，日渐无力，宜服补肾熟干地黄散方。

熟干地黄（二两） 五味子（一两） 桂心（一两） 当归（一两，锉，微炒） 白芍药（一两） 牛膝（一两，去苗） 杜仲（一两，去粗皮，炙微黄，锉） 石斛（一两，去根，锉） 人参（一两，去芦头） 附子（一两，炮裂，去皮脐） 白茯苓（一两） 荜澄茄（二分） 厚朴（一两，去粗皮，涂生姜汁，炙令香熟） 白术（一两） 沉香（一两）

右件药，捣筛为散。每服四钱，以水一中盏，入生姜半分、枣三枚，煎至六分，去滓，不计时候稍热服。

治肾气虚，腰胯脚膝无力，小腹急痛，四肢酸疼，手足逆冷，面色萎黑，虚弱不足，宜补肾石斛散方。

石斛（一两，去根，锉） 当归（半两，锉，微炒） 人参（半两，去芦头） 杜仲（一两，去粗皮，微炙，锉） 五味子（半两） 附子（一两，炮裂，去皮脐） 熟干地黄（一两） 白茯苓（三分） 沉香（一两） 黄芪（半两，锉） 白芍药（三分） 牛膝（三分，去苗） 棘刺（半两） 桂心（半两） 防风（半两，去芦头） 萆薢（一两，锉） 肉苁蓉（一两，酒浸一宿，刮去皴皮，炙令干） 磁石（三两，捣碎，水淘去赤汁）

右件药，捣粗罗为散。每服四钱，以水一中盏，入生姜半分、枣三枚，煎至六分，去滓，不计时候稍热服。

春季补肾肾沥汤方。

牛膝（一两，去苗） 人参（三分，去芦头） 五味子（三分） 白茯苓（三分） 附子（一两，炮裂，去皮脐） 熟干地黄（一两） 续断（三分） 覆盆子（三分） 狗脊（三分） 防风（三分，去芦头） 磁石（一两，捣碎，水淘去赤汁，以帛绢包之） 甘草（一分，炙微赤，锉）

右件药，捣粗罗为散。每服五钱，以水一大盏，用羊肾一对，切去脂膜，入生姜半分、枣三枚，每与磁石包子同煎至五分，去滓，食前温服。

夏季补肾肾沥汤方。

附子（一两，炮裂，去皮脐） 桂心（一两半） 白茯苓（一两） 石南（三分） 山茱萸（三分） 石斛（三分，去根，锉） 人参（一两，去芦头） 杜仲（三分，去粗皮，炙微黄，锉） 当归（一两，锉，微炒） 五味子（一两） 熟干地黄（二两） 泽泻（一两） 肉苁蓉（一两，酒浸一宿，刮去皴皮，炙令干） 磁石（二两，捣碎，水淘去赤汁，以帛绢包之）

右件药，捣粗罗为散。每服五钱，水一大盏，以羊肾一对，切去脂膜，入生姜半分、枣三枚，每与磁石包子同煎至五分，去滓，食前温服。

秋季补肾肾沥汤方。

黄芪（三分，锉） 牛膝（三分，去苗） 五味子（三分） 桂心（三分） 白茯苓（半两） 白芍药（半两） 人参（半两，去芦头） 五加皮（半两） 甘草（半两，炙微赤，锉） 当归（三分，锉，微炒） 磁石（二两，捣碎，水淘去赤汁，以帛绢包之）

右件药，捣粗罗为散。每服五钱，以水一大盏，以羊肾一对，切去脂膜，生姜半分，枣三枚，每与磁石包子同煎至五分，去滓，食前温服。

冬季补肾肾沥汤方。

石斛（一两，去根） 五味子（三分） 黄芪（三分，锉） 熟干地黄（一两） 人参（三分，去芦头） 桑螵蛸（半两，微炙） 附子（一两，炮裂，去皮脐） 防风（半两，去芦头） 白龙骨（一两） 肉苁蓉

（一两，酒浸去皴皮，微炙）　磁石（一两，捣碎，水淘去赤汁，以帛子包之）　川椒（半两，去目及闭口者，微炒去汗）　桂心（半两）　甘草（半两，炙微赤，锉）

右件药，捣筛为散。每服五钱，水一大盏，以羊肾一对，切去脂膜，入生姜半分、枣三枚，每与磁石包子同煎至六分，去滓，食前温服。

治肾脏久虚，体瘦骨疼，腰痛足冷，视听不利，食少无力，宜服补肾肾沥汤方。

磁石（五两，烧醋淬七遍，捣碎，以帛包之）　肉苁蓉（一两，酒浸去皴皮，微炙）　黄芪（一两，锉）　人参（一两，去芦头）　白茯苓（一两）　芎䓖（一两）　肉桂（一两，去皴皮）　菖蒲（一两）　当归（一两，锉，微炒）　熟干地黄（一两）　石斛（一两，去根）　覆盆子（一两）　干姜（一两，炮裂，锉）　附子（一两，炮裂，去皮脐）　五味子（一两）

右件药，捣筛为散。每服五钱，水一大盏，以羊肾一对，切去脂膜，每与磁石包子同煎至五分，去滓，空心及晚食前温服。

治肾虚劳损，咳逆短气，四肢烦疼，腰背相引痛，面色黧黑，骨间多疼，小便赤黄，耳目不聪，虚之羸瘦，宜服补肾肾沥汤方。

白茯苓（一两）　泽泻（一两）　人参（一两，去芦头）　五味子（一两）　芎䓖（一两）　甘草（半两，炙微赤，锉）　黄芪（一两，锉）　当归（一两，锉，微炒）　杜仲（一两，去粗皮，微炙，锉）　桂心（一两半）　石斛（一两，去根，锉）　熟干地黄（二两）　肉苁蓉（一两，酒浸去皴皮，微炙）　磁石（三两，捣碎，水淘去赤汁，以帛包之）

右件药，捣筛为散。每服半两，水二大盏，以羊肾一对，细切去脂膜，入生姜一分、枣五枚，每与磁石包子同煎至一大盏，去滓，食前分温二服。

治肾虚，嘘吸短气，腰背疼痛，体重无力，食少羸瘦，宜服补肾肾沥汤方。

黄芪（一两，锉）　五味子（一两）　沉香（一两）　附子（一两，炮裂，去皮脐）　巴戟（一两）　人参（一两，去芦头）　泽泻（一两）　石斛（一两，去根，锉）　牛膝（一两，去苗）　杜仲（一两，去粗皮，炙微黄，锉）　桂心（一两半）　石南（一两）　丹参（一两）　当归（一两，锉，微炒）　棘刺（一两，锉）　茯神（一两）　肉苁蓉（一两，酒浸一宿，刮去皴皮，炙令干）　磁石（五两，捣碎，水淘去赤汁，以帛包之）

右件药，捣筛为散。每服半两，水二大盏，以羊肾一对，细切去脂膜，入生姜一分、枣五枚，每与磁石包子同煎至一大盏，去滓，食前分温二服。

治肾脏久虚，面色萎黑，足冷耳鸣，四肢羸瘦，脚膝缓弱，小便滑数，宜服补肾肉苁蓉圆方。

肉苁蓉（二两，酒浸去皴皮，微炙）　磁石（二两，烧醋淬七遍，捣碎，细研水飞过）　熟干地黄（二两）　山茱萸（三分）　桂心（一两）　附子（一两，炮裂，去皮脐）　薯蓣（三分）　牛膝（一两，去苗）　石南（三分）　白茯苓（三分）　泽泻（三分）　黄芪（三分，锉）　鹿茸（二两，去毛，涂酥，炙令微黄）　五味子（三分）　石斛（一两，去根，锉）　覆盆子（三分）　远志（二分，去心）　补骨脂（一两，微炒）　萆薢（三分，锉）　巴戟（三分）　杜仲（一两，去粗皮，炙微黄，锉）　菟丝子（二两，酒浸三日，曝干，别杵为末）　白龙骨（一两）

右件药，捣罗为末，炼蜜和捣三五百杵，圆如梧桐子大。每服，空心以温酒下三十圆，晚食前再服。

治肾脏气虚，肌肤羸瘦，面色黧黑，脚膝无力，小便滑数，宜服补肾腽肭脐圆方。

腽肭脐[②]（一两，微炙）　补骨脂（一两，微炒）　牛膝（三分，去苗）　天雄（一两，炮裂，去皮脐）　白茯苓（一两）　桑螵蛸（一两，微炙）　楮实（一两半，水淘去浮者，晒干微炒）　五味子（一两）　石斛（一两，去根）　覆盆子（一两）　桂心（一两半）　菟丝子（一两半，酒浸三日，曝干，别杵为末）　麋茸（一两，去毛，涂酥，炙微黄）　巴戟（一两）　熟干地黄（一两半）　肉苁蓉（二两半，酒浸一宿，刮去皴皮，炙干）　磁石（一两，烧醋淬七遍，捣碎，细研水飞过）

右件药，捣罗为末，炼蜜和捣三五百杵，圆如梧桐子大。每日空心及晚食前，以温酒下三十圆。

治肾脏气虚，胸中短气，腹胁腰脚疼痛，志意不乐，视听不明，肌肤消瘦，体重无力，宜服补肾巴戟圆方。

巴戟（一两） 石斛（半两，去根，锉） 鹿茸（一两，去毛，涂酥，炙微黄） 当归（三分，锉，微炒） 白石英（三分，细研，水飞过） 石韦（三分，去毛） 石长生（三分） 桂心（一两） 天雄（一两，炮裂，去皮脐） 远志（三分，去心） 菟丝子（一两，酒浸三宿，曝干） 白茯苓（三分） 钟乳粉（一两） 肉苁蓉（一两，酒浸一宿，刮去皴皮，炙干） 五味子（三分） 牛膝（三分，去苗） 蛇床子（三分） 牡蛎（一两，烧为粉） 柏子仁（三分） 附子（一两，炮裂，去皮脐） 补骨脂（一两，微炒） 薯蓣（三分） 沉香（一两） 荜澄茄（一[3]分） 熟干地黄（一两） 黄芪（三分，锉） 川椒（三分，去目及闭口者，微炒去汗）

右件药，捣罗为末，炼蜜和捣三五百杵，圆如梧桐子大。每日，空心以温酒下三十圆，晚食前再服。

治肾实泻肾诸方

夫肾主水，而藏于精。若实则阳气盛，若阳气盛则生热，热则舌燥咽肿，心烦嗌干，胸胁时痛，喘咳汗出，小腹胀满，胁背强急，体重骨热，小便赤黄，好怒好忘，足下热痛，诊其脉浮紧者，是肾实之候也。

治肾脏实热，心胸烦闷，腹胁胀满，腰脊强急，四肢不利，宜服泻肾生干地黄散方。

生干地黄（一两半） 丹参（一两） 赤茯苓（一两） 麦门冬（一两半，去心） 槟榔（一两） 羚羊角屑（一两） 五加皮（一两） 枳壳（一两，麸炒微黄，去瓤）牛膝（一两，去苗） 前胡（一两，去芦头） 黄芩（一两） 甘草（半两，炙微赤，锉）

右件药，捣筛为散。每服四钱，以水一中盏，入淡竹叶二七片，煎至六分，去滓，食前温服。

治肾脏实热，小腹胀满，足下热疼，耳聋，腰脊离解，梦伏水中，宜服泻肾大黄散方。

川大黄（二两，蜜水浸一宿，曝干） 赤茯苓（一两） 黄芩（一两） 泽泻（一两） 菖蒲（一两） 甘草（半两，炙微赤，锉） 磁石（二两，捣碎，水淘去赤汗） 玄参（一两） 五加皮（一两） 羚羊角屑（半两）

右件药，捣筛为散。每服五钱，以水一大盏，煎至六分，去滓，入生地黄汁一合，食前分温二服。

治肾脏实热，好忘，耳听无声，四肢满急，腰背动转痛强，宜服泻肾玄参散方。

玄参（一两） 赤茯苓（一两） 黄芩（一两） 泽泻（一两） 川升麻（一两） 川芒硝（一两） 磁石（二两，捣碎，水淘去赤汁） 羚羊角屑（一两） 赤芍药（一两） 杏仁（一两，汤浸去皮尖双仁，麸炒微黄） 甘草（半两，炙微赤，锉）

右件药，捣筛为散。每服半两，以水一大盏半，入生地黄半两、淡竹叶二七片，煎至八分，去滓，食前分温二服。

治肾脏实热，腹胁不利，心膈烦满，腰背拘急，足下热痛，宜服泻肾赤茯苓散方。

赤茯苓（二两） 丹参（三分） 牡丹（三分） 生干地黄（三分） 甘草（半两，炙微赤，锉） 猪苓（三分，去黑皮） 槟榔（一两） 子芩（三分） 泽泻（三分） 五加皮（三分） 羚羊角屑（一两） 牛膝（三分，去苗） 枳壳（一两，麸炒微黄，去白瓤）

右件药，捣筛为散。每服四钱，以水一中盏，煎至六分，去滓，食前温服。

治肾脏气实，肩背拘急，小腹胀满，烦热，胸胁时痛，腰脊强直，小便赤黄，宜服泻肾泽泻散方。

泽泻（一两） 黄芩（三分） 赤茯苓（三分） 木通（三分，锉） 赤芍药（半两） 羚羊角屑（半两） 黄芪（三分，锉） 槟榔（三分） 玄参（三分）

右件药，捣筛为散。每服四钱，以水一中盏，煎至六分，去滓，食前温服。

治肾脏实热，小腹壅滞，腰脊疼痛，肩背拘急，宜服泻肾槟榔散方。

槟榔（一两） 赤茯苓（三分） 羚羊角屑（三分） 泽泻（三分） 柴胡（三分，去苗） 赤芍药（三分） 木通（三分，锉） 桃仁（三分，汤浸去皮尖双仁，麸炒微黄） 甘草（半两，炙微赤，锉）

右件药，捣粗罗为散。每服四钱，以水一中盏，入生地黄半两，煎至六分，去滓，食前温服。

治肾脏实热，膀胱气滞，小便黄赤，涩痛不通，宜服榆皮散方。

榆白皮（三分，锉） 葵根（三分，锉） 泽泻（三分） 木通（三分，锉） 瞿麦（三分） 赤茯苓（三分） 桑螵蛸（三分，微炒） 甘草（三分，炙微赤，锉） 川芒硝（二两） 当归（半两，锉，微炒） 子芩（一两） 石韦（三分，去毛）

右件药，捣粗罗为散。每服三钱，水一中盏，入生姜半分，煎至六分，去滓，食前温服之。

治肾气不足诸方

夫肾脏者，元气之根，神精所舍。若其气虚弱，则阴气有余，阳气不足，故令心悬少气，小腹胀急，目视昏暗，耳无所闻，腰脚酸疼，心胸满闷，喜恐多睡，小便滑数，嗜卧无力，则是肾气不足之候也。

治肾气不足，胸中心[④]气，目常茫茫，小腹胀疼，腰背急痛，阳气衰弱，两耳虚鸣，心烦咽干，饮食无味，宜服磁石散方。

磁石（二两，捣碎，水淘去赤汁） 五味子（三分） 羚羊角屑（三分） 熟干地黄（一两） 黄芪（三分，锉） 玄参（三分） 丹参（三分） 麦门冬（一两，去心） 白茯苓（三分） 泽泻（三分） 桂心（三分） 枳实（三分，麸炒微黄）

右件药，捣粗罗为散。每服四钱，水一中盏，入生姜半分，煎至六分，去滓，食前温服之。

治肾气不足，胸胁时痛，骨节酸疼，目常茫茫，耳不审听，背膂拘急，体重嗜卧，宜服熟干地黄散方。

熟干地黄（一两） 天门冬（一两，去心） 五味子（三分） 附子（一两，炮裂，去皮脐） 当归（三分，锉，微炒） 芎䓖（三分） 黄芪（三分，锉） 桂心（三分） 山茱萸（三分） 石斛（三分，去根） 沉香（一两） 磁石（一两，捣碎，水淘去赤汁）

右件药，捣粗罗为散。每服四钱，水一中盏，入生姜半分，煎至六分，去滓，食前温服之。

治肾气不足，体重嗜卧，骨节酸疼，目暗耳鸣，多恐喜唾，腰背强痛，小腹满急，食饮无味，心悬少气，宜服肉苁蓉散方。

肉苁蓉（一两半，酒浸，去皴皮，微炙） 石斛（一两，去根） 五味子（一两） 黄芪（一两，锉） 丹参（一两） 牛膝（一两，去苗） 肉桂（二两，去粗皮） 附子（一两，炮裂，去皮脐） 当归（一两，锉，微炒） 人参（一两，去芦头） 沉香（一两） 白茯苓（一两） 石南（一两） 杜仲（一两，去粗皮，炙微赤，锉） 枳实（一两，麸炒微黄） 熟干地黄（一两） 磁石（二两，捣碎，水淘去赤汁，以绢包之）

右件药，捣筛为散。每服四钱，以水一中盏，每用磁石包子同煎至五分，去滓，空心及晚食前热服。

治肾气不足，风冷所攻，脏腑气虚，视听不利，肌体羸瘦，腰脚酸疼，饮食无味，小便滑数，宜服石龙芮圆方。

石龙芮（一两） 石斛（三分，去根，锉） 牛膝（三分，去苗） 续断（三分） 菟丝子（一两，酒浸三日，曝干，别捣为末） 肉桂（一两，去皴皮） 鹿茸（一两，去毛，涂酥，炙微黄） 肉苁蓉（三分，酒浸一宿，刮去皱皮，炙令干） 杜仲（三分，去粗皮，炙令微黄，锉） 白茯苓（三分） 熟干地黄（三分） 附子（一两，炮裂，去皮脐） 巴戟（半两） 防风（三分，去芦头） 桑螵蛸（半两，微炙） 芎䓖（半两） 山茱萸（三分） 覆盆子（半两） 补骨脂（三分，微炒） 荜澄茄（三分） 五味子（半两） 泽泻（一两） 沉香（三分） 蒔香子（三分，微炒）

右件药，捣罗为末，炼蜜和捣三五百杵，圆如梧桐子大。每服，空心以温酒下三十圆，晚食前再服。

治肾气不足，体重无力，腰背强痛，脚膝酸疼，耳目不聪，忽忽喜忘，悲恐不乐，阳气虚弱，小便失精，宜服天雄圆方。

天雄（一两，炮裂，去皮脐） 石斛（三分，去根，锉） 五味子（三分） 巴戟（一两） 白茯苓（三分） 熟干地黄（一两） 远志（三分，去苗） 人参（半两，去芦头） 补骨脂（三分，微炒） 蛇床子（一两） 泽泻（三分） 薯蓣（三分） 石南（三分） 萆薢（三分，锉） 附子（三分，炮裂，去皮脐） 沉香（二⑤分） 石龙芮（三分） 桂心（三分） 棘刺（三分） 黄芪（三分，锉） 白龙骨（一两） 菟丝子（三分，酒浸三日，曝干，别杵为末） 杜仲（三分，去粗皮，炙微黄，锉） 肉从蓉（三分，酒浸一宿，刮去皱皮，炙干）

右件药，捣罗为散，炼蜜和捣三二百杵，圆如梧桐子大。每日空心及晚食前，以温酒下三十圆。

治肾脏中风诸方

夫肾气虚弱，风邪所侵，则踞而腰疼，不得俯仰，或则冷痹，或则偏枯，两耳虚鸣，语声浑浊，面多浮肿，骨节酸疼，志意沉昏，喜怒好忘，肌色黧黑，身体沉重，多汗恶风，隐曲不利，此是肾中风之候也。

治肾脏中风，腰脊疼痛，不得俯仰，两脚冷痹，缓弱不遂，头昏耳聋，语音浑浊，四肢沉重，宜服独活散方。

独活（一两） 附子（一两，炮裂，去皮脐） 防风（半两，去芦头） 芎䓖（半两） 丹参（半两） 萆薢（半两，锉） 菖蒲（半两） 天麻（一两） 桂心（一两） 黄芪（半两） 当归（一两，锉，微炒） 细辛（半两） 山茱萸（半两） 白术（半两） 甘菊花（半两） 牛膝（半两） 枳壳（半两，麸炒微黄，去瓤） 甘草（半两，炙微赤，锉）

右件药，捣筛为散。每服四钱，以水一中盏，入生姜半分，煎至六分，去滓，不计时候温服。

治肾脏风邪所伤，语音謇急，腰脊不可转侧，脚膝缓弱疼痹，头旋耳鸣，身体沉重无力，宜服天雄散方。

天雄（一两，炮裂，去皮脐） 石龙芮（三分） 独活（三分） 防风（三分，去芦头） 麻黄（一两，去根节） 茯神（三分） 杜仲（三分，去粗皮，炙微黄，锉） 萆薢（三分，锉） 丹参（三分） 桂心（一两） 羌活（三分） 五味子（三分） 细辛（三分） 牛膝（三分，去苗） 当归（三分，锉，微炒） 人参（三分，去芦头） 枳壳（半两，麸炒微黄，去瓤）

右件药，捣筛为散。每服四钱，以水一中盏，入生姜半分，煎至六分，去滓，不计时候温服。

治肾虚中风，腰脚缓弱，顽痹不仁，颜色苍黑，语音浑浊，志意不定，头目昏疼，腰背强痛，四肢拘急，体重无力，宜服侧子散方。

侧子（一两，炮裂，去皮脐） 麻黄（一两，去根节） 汉防己（三分） 当归（三分，锉，微炒） 海桐皮（三分，锉） 牛膝（三分，去苗） 羌活（一两） 防风（三分，去芦头） 白术（三分） 桂心（一两） 甘菊花（三分） 羚羊角屑（三分[6]） 附子（一两，炮裂，去皮脐） 茵芋（三分） 五加皮（三分） 甘草（半两，炙微赤，锉）

右件药，捣筛为散。每服四钱，以水一中盏，入生姜半分，煎至六分，去滓，不计时候温服。

治肾脏中风，踞而腰痛，脚膝偏枯，皮肤顽痹，语声謇涩，两耳虚鸣，举体乏力，面无颜色，志意不乐，骨筋酸疼，宜服萆薢散方。

萆薢（一两，锉） 茵芋（半两） 杜仲（半两，去粗皮，炙微黄，锉） 天雄（三分，炮裂，去皮脐） 石南（半两） 石龙芮（半两） 踯躅（半两，微炒） 独活（二分） 附子（三分，炮裂，去皮脐） 狗脊（半两） 当归（半两，锉，微炒） 麻黄（三分，去根节） 干蝎（半两，微炒） 桑螵蛸（半两，微炒） 菖蒲（半两） 赤箭（二分） 甘菊花（三分） 牛膝（三分，去苗） 木香（二分） 芎䓖（二分） 麝香（半两，细研）

右件药，捣细罗为散。每服食前，以温酒调下二钱。

治肾脏中风，脚膝麻痹无力，腰背强直疼痛，言语不利，面色萎黑，肌体羸瘦，宜服蛜蝌[6]圆方。

蛜蝌（三分，微炒） 白附子（三分，炮裂） 防风（三分，去芦头） 天麻（三分） 天雄（三分，炮裂，去皮脐） 白花蛇（一两，酒浸去皮骨，炙微黄） 黄芪（三分，锉） 萆薢（三分） 桂心（一两） 独活（三分） 丹参（三分） 当归（三分，锉，微炒） 安息香（一两） 海桐皮（三分，锉） 补骨脂（三分，微炒） 仙灵脾（三分） 牛膝（一两，去苗） 雄黄（半两，细研，水飞过） 麝香（半两，细研） 肉苁蓉（三分，酒浸一宿，刮去皱皮，炙令干）

右件药，捣罗为末，炼蜜和捣三五百杵，圆如梧桐子大。每服，以温酒下三十圆，日二服。

治肾脏气虚，风邪所中，腰脚缓弱无力，视听不聪，腰脊酸疼，脐腹虚冷，颜色不泽，志意昏沉，宜服天麻圆方。

天麻（一两半） 附子（一两，炮裂，去皮脐） 巴戟（一两） 鹿茸（二两，去毛，涂酥，炙微黄） 菖蒲（一两） 石斛（一两半，去根，锉） 蛜蝌（一两，微炒） 萆薢（一两，锉） 肉桂（一两，去皴皮） 牛膝（一两，去苗） 天雄（一两，炮裂，去皮脐） 独活（一两） 丹参（一两） 当归（一两，锉，微炒） 杜仲（一两，去皴皮，炙微黄，锉） 肉苁蓉（一两半，酒浸一宿，刮去皴皮，炙令干） 磁石（二两，烧令通赤，醋淬七遍，细研，水飞过）

右件药，捣罗为末，炼蜜和捣三五百杵，圆如梧桐子大。每服，空心及晚食前，以温酒下二十圆。

治肾脏风冷气诸方

夫人脏腑虚损，肾气不足，则内生于寒，风邪之气乘虚所侵，入于足少阴之经，风冷相搏，伏留在脏，久而不除，攻于脐腹，胀满疼痛，故谓之风冷气也。

治肾脏风冷气，腹胁胀满，心胸壅滞，腰脚无力，脾胃虚弱，少思饮食，宜

服木香散方。

木香（三两） 白蒺藜（三分，微炒，去刺） 茯香子（三分） 羌活（三分） 赤茯苓（三分） 青橘皮（半两，汤浸去白瓤，焙） 桃仁（三分，汤浸去皮尖双仁，麸炒微黄） 诃黎勒皮（一两） 附子（三分，炮裂，去皮脐） 沉香（一两） 槟榔（一两）

右件药，捣筛为散。每服四钱，以水一中盏，入生姜半分，煎至六分，去滓，不计时候温服。

治肾脏风冷气，腰脊相引痛，脚膝疼痹，体虚无力，宜服沉香散方。

沉香（一两） 白术（三分） 防风（三分，去芦头） 石龙芮（三分） 细辛（三分） 天雄（三分，炮裂，去皮脐） 牛膝（三分，去苗） 萆薢（三分，锉） 黄芪（一两，锉） 当归（三分，锉，微炒） 石斛（一两，去根，锉） 桂心（一两半） 杜仲（三分，去粗皮，炙微黄，锉） 木香（三分） 五味子（半两） 人参（一两，去芦头）

右件药，捣筛为散。每服四钱，以水一中盏，入生姜半分、枣三枚，煎至六分，去滓，食前稍热服。

治肾脏风冷气，腰脚疼痛，头目昏闷，耳鸣腹胀，四肢无力，宜服附子圆方。

附子（一两，炮裂，去皮脐） 五加皮（二[8]分） 丹参（三分） 麋角霜（一两） 石斛（一两，去根，锉） 牛膝（一两，去苗） 蛇床子（二分） 巴戟（三分） 桂心（三分） 海桐皮（三分） 木香（三分） 菖蒲（三分） 汉椒（三分，去目及闭口者，微炒去汗） 磁石（二两，烧醋淬七遍，捣碎，细研水飞过）

右件药，捣罗为末，炼蜜和捣三二百杵，圆如梧桐子大。每日空心，以温酒下三十圆，晚食前再服。

治肾脏风冷气，腹胁疼痛，四肢无力，宜服硇砂圆方。

硇砂（一两） 肉豆蔻（一两，去壳） 木香（一两） 槟榔（一两） 硫黄（一两，细研，水飞过） 蛜蝌（一两，微炒） 附子（一两，炮裂，去皮脐） 天麻（一两） 蓬莪茂（一两） 青橘皮（一两，汤浸去白瓤，焙） 白附子（一两，炮裂） 阿魏（半两，面裹，煨） 肉桂（一两，去皴皮） 丁香（半两） 茯香子（一两半） 桃仁（半两，

汤浸去皮尖双仁，麸炒微黄）

右件药，捣罗为末，用无灰酒三升，调药末，于银锅内，以慢火熬，看硬软得所，圆如梧桐子大。每服食前，温酒下三十圆。

治肾脏风冷气，脐腹虚胀疼痛，莳香圆方。

莳香子（三分） 附子（三分，炮裂，去皮脐） 硇砂（三分） 天麻（三分） 木香（三分） 白附子（三分，炮裂） 白矾（三分，烧令汁尽） 阿魏（三分，面裹，煨面熟为度） 自然铜（三分，细研） 干蝎（一两，微炒） 桃仁（二两，汤浸去皮尖双仁，麸炒微黄）

右件药，捣罗为末，以酒煮面糊和捣百余杵，圆如梧桐子大。每服不计时候，以生姜、葱白煎酒下二十圆。

治肾脏风冷气，攻心腹疼痛，宜服此蚺螂圆方。

蚺螂（一两，微炒） 硇砂（半两） 木香（半两） 肉豆蔻（一两，去壳） 青橘皮（半两，汤浸去白瓤，焙） 阿魏（一两，面裹，煨面热为度） 自然铜（一两，细研） 桃仁（半两，汤浸去皮尖双仁，麸炒微黄） 安息香（半两） 硫黄（半两，细研） 附子（半两，炮裂，去皮脐） 磁石（二两，烧醋淬七遍，捣碎，细研，水飞过）

右件药，捣罗为末，用醋浸蒸饼，和捣三二百杵，圆如绿豆大。每服不计时候，以热生姜酒下二十圆。

治肾脏风虚耳鸣诸方

夫足少阴肾之经者，是宗脉之所聚也。其气上通于耳，耳者肾之窍，若经脉虚损，气血不足，为风邪所乘，入于耳脉，则正气否塞，不能宣通，邪正相击，故令耳虚鸣也。

治肾脏风虚，两耳常鸣，腰背痛强，小便多利，虚羸无力，宜服附子散方。

附子（一两，炮裂，去皮脐） 石斛（三分，去根，锉） 杜仲（三分，去粗皮，炙微黄，锉） 五味子（三分） 人参（三分，去芦头） 熟干地黄（一两） 续断（三分） 牛膝（三分，去苗） 桂心（一两）

沉香（一两）　黄芪（三分，锉）　当归（三分，锉，微炒）　木香（三分）　白龙骨（一两）　磁石（二两，捣碎，水淘去赤汁）

右件药，捣粗罗为散。每服四钱，以水一中盏，入生姜半分、枣三枚，煎至六分，去滓，食前温服。

治肾脏风虚，耳中恒鸣，或如风雨声，宜服菖蒲散方。

菖蒲（一两）　远志（三分，去心）　附子（一两，炮裂，去皮脐）　桂心（一两）　防风（三分，去芦头）　人参（三分，去芦头）　山茱萸（三分）　杜仲（三分，去粗皮，炙微黄，锉）　熟干地黄（一两）　天麻（三分）　石斛（三分，去根，锉）　沉香（一两）　黄芪（三分，锉）　磁石（二两，捣碎，水淘去赤汁，以帛包之）

右件药，捣粗罗为散。每服五钱，以水一大盏，入磁石包子同煎，至六分，去滓，食前温服。

治肾脏风虚，两耳常鸣，宜服肾沥汤方。

磁石（二两，捣碎，水淘去赤汁，以帛包之）　巴戟（一两）　附子（一两，炮裂，去皮脐）　沉香（半两）　石斛（半两，去根，锉）　人参（半两，去芦头）　肉桂（一两，去皴皮）　白茯苓（半两）　牛膝（三分，去苗）　黄芪（半两，锉）　五味子（半两）　桑螵蛸（半两，微炒）　泽泻（半两）　防风（半两，去芦头）　熟干地黄（一两）　山茱萸（三分）

右件药，捣粗罗为散。每服五钱，以水一大盏，用羊肾一对，切去脂膜，入生姜半分，每用磁石包子同煎至五分，去滓，空心及晚食前温服。

治肾脏风虚，耳鸣，四肢羸瘦，小便滑数，夜卧多寒，吃食减少，宜服肾沥汤方。

磁石（二两，捣碎，水淘去赤汁，以帛包之）　肉苁蓉（一两，酒浸，洗去皴皮，微炙）　人参（三分，去芦头）　附子（一两，炮裂，去皮脐）　黄芪（三分，锉）　熟干地黄（一两）　桑螵蛸（一两，微炒）　桂心（三分）　石南（三分）　五味子（三分）　白龙骨（三分）　白茯苓（三分）

右件药，捣粗罗为散。每服五钱，以水一大盏，用羊肾一对，切去脂膜，生姜半分、枣三枚，每用磁石包子同煎至五分，去滓，空心及晚食前温服。

治肾脏风虚，两耳常鸣，宜服肾沥汤方。

附子（一两，炮裂，去皮脐） 桂心（三分） 熟干地黄（三分） 人参（三分，去芦头） 山茱萸（三分） 磁石（二两，捣碎，水淘去赤汁，以帛包之） 肉苁蓉（二两，酒浸一宿，刮去皴皮，炙令干）

右件药，捣粗罗为散。每服五钱，以水一大盏，用羊肾一对，切去脂膜，入生姜半分、薤白三茎，每用磁石包子同煎至五分，去滓，空心及晚食前温服。

治肾脏风虚，耳内常鸣，宜服肉苁蓉圆方。

肉苁蓉（二两，酒浸一宿，刮去皴皮，炙令干） 菟丝子（一两，酒浸三日，曝干，别杵为末） 熟干地黄（一两） 黄芪（一两，锉） 巴戟（一两） 防风（三分，去芦头） 鹿角胶（二两，捣碎，炒令黄燥） 五味子（一两） 菖蒲（一两） 山茱萸（一两） 牛膝（一两，去苗） 附子（一两，炮裂，去皮脐） 泽泻（一两） 干姜（半两，炮裂，锉）

右件药，捣罗为末，炼蜜和捣三五百杵，圆如梧桐子大。每日空心，以温酒下三十圆，晚食前再服，渐加至五十圆。

治肾脏风虚，耳内恒鸣，腰脚疼痛，宜服鹿茸圆方。

鹿茸（一两，去毛，涂酥，炙微黄） 磁石（一两，烧醋淬七遍，捣碎细研，水飞过） 天雄（一两半，炮裂，去皮脐） 肉苁蓉（一两，酒浸一宿，刮去皴皮，炙令干） 桂心（一两半） 巴戟（一两） 五味子（一两） 石斛（一两，去根，锉） 菖蒲（一两）

右件药，捣罗为末，炼蜜和捣三二百杵，圆如梧桐子大。每服，食前以温酒下三十圆。

治肾脏风虚耳鸣，腰脊强直，小便数滑，桑螵蛸圆方。

桑螵蛸（三分，微炒） 菖蒲（三分） 山茱萸（三分） 磁石（二两，烧醋淬七遍，捣碎细研，水飞过） 肉苁蓉（一两，酒浸一宿，刮去皴皮，炙令干） 附子（一两，炮裂，去皮脐） 续断（三分） 五味子（三分） 萆薢（一两） 沉香（一两） 茯香子（一两）

右件药，捣罗为末，炼蜜和捣三二百杵，圆如梧桐子大。每日空心及晚食前，以温酒下三十圆。

治肾脏积冷气攻心腹疼痛诸方

夫表里俱虚，脏腑衰弱，阳气不足，阴气有余，则内生于寒也。若人肾脏气虚，下焦积冷，寒冷之气，伏留在脏，乘虚上攻于心腹，故令疼痛也。

治肾脏积冷，气攻心腹疼痛，两胁胀满，不思饮食，宜服白豆蔻散方。

白豆蔻（半两，去皮） 莳香子（半两） 槟榔（半两） 木香（半两） 干姜（一分，炮裂，锉） 附子（半两，炮裂，去皮脐） 吴茱萸（一分，汤浸七遍，焙干微炒） 青橘皮（半两，汤浸去白瓤，焙） 硫黄（半两，细研入）

右件药，捣细罗为散。不计时候，以热酒调下一钱。

治肾脏积冷，气攻心腹疼痛，发歇不定，宜服木香煎方。

木香（一两） 干蝎（半两，微炒） 桂心（一两） 青橘皮（一两，汤浸去白瓤，焙） 阿魏（半两，面裹，煨面熟为度） 附子（一两，炮裂，去皮脐） 桃仁（一两，汤浸去皮尖双仁，麸炒微黄）

右件药，捣细罗为散，用童子小便二大盏，煎药成膏，收于不津器中。每服，不计时候，以热生姜酒调下一茶匙。

治肾脏积冷，气攻心腹疼痛，四肢逆冷，不思饮食，宜服沉香散方。

沉香（一两） 吴茱萸（半两，汤浸七遍，焙干微炒） 槟榔（一两） 青橘皮（一两，汤浸去白瓤，焙） 附子（一两半，炮裂，去皮脐） 莳香子（半两）

右件药，捣细罗为散。每服不计时候，以热酒调下一钱。

治肾脏积冷，气攻心腹疼痛，喘促闷乱欲绝，或出冷汗，宜服硇砂散方。

硇砂（一两） 木香（一两） 青橘皮（一两，汤浸去白瓤，焙） 莳香子（一两） 桂心（一两） 荜澄茄（一两）

右件药，捣细罗为散。每服，以生姜汁少许，热酒一中盏，搅和令匀，调下一钱。不计时候服。

治肾脏积冷，气攻心腹疼痛，或吐冷沫，不思饮食，木香散方。

木香（半两） 丁香（半两） 乳香（半两） 莳香子（半两） 桂心（三分） 硫黄（半两，细研入）

右件药，捣细罗为散，入研了药令匀。每服，以炒生姜热酒调下一钱。不计时候服之。

治肾脏积冷，气攻心腹疼痛，四肢逆冷，面色青黄，或时呕吐，不思饮食，宜服蛜蝌圆方。

蛜蝌（三分） 木香（三分） 当归（三分，锉，微炒） 附子（三分，炮裂，去皮脐） 肉桂（半两，去皴皮） 朱砂（半两，细研） 阳起石（半两，酒煮半日，细研，水飞过） 阿魏（半两，面裹，煨面熟为度） 硫黄（一两半） 水银（一两） 硇砂（三分） 自然铜（半两，细研） 槟榔（半两） 莳香子（三分） 干姜（半两，炮裂，锉） 磁石（半两，烧醋淬七遍，捣碎细研，水飞过） 桃仁（半两，汤浸去皮尖双仁，麸炒微黄）

右件药，捣罗为末，将硫黄、水银同结为砂子，细研，入诸药末和匀。醋煮面糊，和捣三二百杵，圆如绿豆大。每服，不计时候，以热酒下二十圆。

治肾脏积冷，气攻心腹疼痛，面色青黄，四肢逆冷，宜服硫黄圆方。

硫黄（一两，细研，水飞过） 槟榔（一两） 木香（一两） 附子（一两，炮裂，去皮脐） 干姜（半两，炮裂，锉） 桂心（一两） 胡芦巴（一两） 莳香子（二两） 吴茱萸（一两，汤浸七遍，曝干，炒令熟）

右件药，捣罗为末，用醋煮软饭和捣百余杵，圆如梧桐子大。每服不计时候，以热酒下二十圆。

治肾脏积冷，下焦久虚，邪冷气攻，心腹疼痛，汗出口干，阴缩声散，手足逆冷，宜服硇砂圆方。

硇砂（一两，细研） 干蝎（三分，微炒） 阿魏（半两，研入） 桃仁（半两，汤浸去皮尖双仁，麸炒微黄） 青橘皮（半两，汤浸去白瓤，微炒） 木香（半两） 自然铜（三分，细研） 白附子（半两，炮裂） 莳香子（三分） 安息香（半两） 肉豆蔻（三分，去壳） 川乌

头（半两，炮裂，去皮脐）　磁石（三分，烧醋淬七遍，捣碎细研，水飞过）　附子（半两，炮裂，去皮脐）

右件药，捣细罗为末，入研了药令匀，以醋煮面糊和圆，如梧桐子大。每服不计时候，以生姜酒下十圆，至十五圆。

治肾脏积冷，气攻心腹，疼痛不可忍，阿魏圆方。

阿魏（一分，面裹，煨面熟为度）　桃仁（半两，汤浸去皮尖双仁，麸炒微黄）　木香（半两）　干蝎（半两，微炒）　硇砂（一分）　自然铜（一分，细研）　白矾（半两，烧灰）

右件药，捣罗为末，用醋煮面糊和圆，如绿豆大。每服，以热生姜酒下二十圆，不计时候服。

治肾脏虚冷，气攻心腹疞痛，状如锥刀所刺，宜服此方。

硫黄（一两，细研，水飞过）　朱砂（三分，细研，水飞过）　木香（三分）　硇砂（半两）　莳香子（三分）

右件药，捣罗为末，都研令匀，用软粟米饭和圆，如梧桐子大。每服，不计时候，以热酒下二十圆。

治肾脏积冷，气攻心腹疼痛，面青足冷，宜服此方。

硇砂（二两）　桃仁（一两，汤浸去皮尖双仁，研如膏）

右先以酒一小盏，煎硇砂十余沸，候消化，澄滤取清，去砂石后，却入铫子⑨内，与桃仁膏旋旋添酒煎，约入酒一大盏已来，煎成膏，用蒸饼末和圆，如梧桐子大。每服不计时候，以热酒下二十圆。

治肾脏积冷，气攻心腹，疼痛不可止，宜服绿玉丹方。

青古钱三十文，烧醋淬七遍，后铺于净地上，遍掺硇砂末二两令匀，用盆子合二七日，刮取硇砂，研为末，用热醋浸蒸饼和圆，如绿豆大。每服，不计时候，以热生姜酒下五圆，或七圆。

治肾脏积冷，气攻心腹疼痛，气欲绝，宜服雄黄圆方。

雄黄（一分）　朱砂（一分）　黄丹（半两）　巴豆（十枚，去皮心，研，纸裹压去油）　麝香（一钱）

右件药，同细研如粉，用软饭和圆，如绿豆大。每服。不计时候。以热酒下五圆。

治肾脏积冷，气攻心腹疼痛，频发不止，宜服麝香圆方。

麝香（半两，细研） 阿魏（半两，面裹，煨面熟为度） 干蝎（三分，微炒） 桃仁（五十枚，汤浸去皮尖双仁，麸炒微黄）

右件药，捣罗为末，炼蜜和圆，如绿豆大。每服，不计时候，以热酒下二十圆。

治肾脏风毒流注腰脚疼痛诸方

夫肾主于腰脚，荣于骨髓。若脏腑不足，阴阳虚微，风冷所侵，伤于足少阴之经，经络既虚，为邪所搏，久而不除，流注腰脚，故令疼痛也。

治肾脏风毒流注，腰脚疼痛，筋脉拘急，宜服萆薢散方。

萆薢（一两，锉） 杜仲（一两，去粗皮，炙微黄，锉） 牛膝（一两，去苗） 五加皮（一两） 槟榔（一两） 当归（一两，锉，微炒） 酸枣仁（一两，微炒） 独活（一两） 海桐皮（一两，锉） 附子（一两，炮裂，去皮脐） 防风（一两，去芦头） 肉桂（一两，去皴皮） 羚羊角屑（一两） 木香（一两） 枳壳（一两，麸炒微黄，去瓤）

右件药，捣筛为散。每服四钱，以水一中盏，入生姜半分，煎至六分，去滓，食前温服之。

治肾脏风毒流注，腰脚疼痛，宜服羌活散方。

羌活（一两） 牛膝（一两，去苗） 桂心（三分） 附子（一两，炮裂，去皮脐） 萆薢（三分，锉） 海桐皮（三分，锉） 防风（半两，去芦头） 五加皮（一两） 当归（一两，锉，微炒）

右件药，捣粗罗为散。每服四钱，以水一中盏，煎至五分，入酒二合，更煎三两沸，去滓，食前温服。

治肾脏风毒流注，腰脚筋骨疼痛，行立艰难，宜服牛膝圆方。

牛膝（二两，去苗） 虎胫骨（一两，涂酥，炙微黄） 羌活（一两） 海桐皮（三分） 当归（三分[10]，锉，微炒） 巴戟（三分） 芎䓖（三分） 薏苡仁（三分） 防风（三分，去芦头） 桂心（三分） 杜仲（一两，去粗皮，微炙，锉） 鹿茸（一两，去毛，涂酥，炙微黄）

石斛（三分，去根，锉）　附子（一两，炮裂，去皮脐）　熟干地黄（一两）　酸枣仁（三分，微炒）　肉苁蓉（一两，酒浸一宿，刮去皴皮，炙干）　仙灵脾（三分）　补骨脂（三分，微炒）　干蝎（三分，微炒）　天麻（三分）　木香（三分）　槟榔（一两）

右件药，捣罗为末，炼蜜和捣三二百杵，圆如梧桐子大。每服，食前以温酒下三十圆。

治肾脏风毒流注，腰脚疼痛，宜服杜仲圆方。

杜仲（二两，去粗皮，炙微黄，锉）　续断（一两）　丹参（半两，去芦头）　萆薢（三分，锉）　芎䓖（半两）　虎胫骨（一两，涂酥，炙令黄）　桂心（半两）　附子（一两，炮裂，去皮脐）　牛膝（三分，去苗）　赤芍药（三分）　海桐皮（三分）　干蝎（三分，微炒）

右件药，捣罗为末，炼蜜和捣三二百杵，圆如梧桐子大。每日空心及晚食前，以温酒下三十圆。

治肾脏风毒流注，腰脚疼痛，四肢少力，不能饮食，宜服石斛圆方。

石斛（一两，去根，锉）　防风（一两，去芦头）　仙灵脾（三分）　牛膝（二两，去苗）　鹿茸（一两，去毛，涂酥，炙微黄）　天雄（一两，炮裂，去皮脐）　桂心（三分）　羌活（一两）　当归（一两，锉，微炒）　附子（一两，炮裂，去皮脐）　木香（半两）　杜仲（一两，去粗皮，炙微黄，锉）

右件药，捣罗为末，炼蜜和捣三五百杵，圆如梧桐子大。每日空心，温酒下三十圆，晚食前再服。

治肾脏风毒流注，腰脚疼痛，及腹胁滞闷，宜服沉香圆方。

沉香（一两）　桂心（三分）　海桐皮（三分）　鹿茸（一两，去毛，涂酥，炙微黄）　附子（一两，炮裂，去皮脐）　萆薢（三分，锉）　干蝎（半两，微炒）　牛膝（一两，去苗）　槟榔（三分）

右件药，捣罗为末，炼蜜和捣三二百杵，圆如梧桐子大。每服，食前以温酒下三十圆。

治肾脏风毒流注，腰脚疼痛，行立无力，宜服虎骨浸酒方。

虎胫骨（二两，涂酥，炙令黄）　熟干地黄（二两）　续断（一两）　赤箭（一两）　石斛（一两，去根，锉）　防风（一两，去芦头）　牛膝

（一两，去苗） 丹参（一两，去芦头） 桂心（一两） 当归（一两，锉，微炒） 萆薢（一两，锉） 芎䓖（一两） 酸枣仁（一两，微炒） 山茱萸（一两） 五味子（一两） 漏芦（一两） 五加皮（一两） 附子（一两，炮裂，去皮脐） 仙灵脾（一两） 骨碎补（一两） 荆芥（半两） 川椒（半两，去目及闭口者，微炒去汗） 海桐皮（一两） 肉苁蓉（一两，酒浸一宿，刮去皴皮，炙令干） 木香（一两） 乌蛇（一条重五两，用无灰酒浸三宿后取出，去头尾及皮骨，炙微黄）

右件药，都细锉，用生绢袋盛，以无灰酒三斗，浸经七日后，每于食前，暖一小盏服之。

治肾脏风毒流注，腰膝拘急疼痛，宜服薏苡仁浸酒方。

薏苡仁（三两） 防风（二两，去芦头） 牛膝（三[12]两，去苗） 独活（二两） 生干地黄（二两） 黑豆（五合，炒令熟） 当归（一两，锉，微炒） 酸枣仁（三分，微炒） 芎䓖（一两） 丹参（二两，去芦头） 桂心（二两） 附子（二两，炮裂，去皮脐）

右件药，细锉，以生绢袋盛，用清酒二斗，渍五七宿后，每于食前，暖一小盏服之。

治肾脏冷气卒攻脐腹疼痛诸方

夫肾脏冷气，卒攻脐腹疼痛者，由肾气虚弱，宿有冷疹，或久坐湿地，强力入水，或食生冷过度，触冒风寒，伤于肾经，阳气虚微，阴气独盛，邪正相击，故令卒攻脐腹，疼痛不可忍也。

治肾脏冷气卒攻，脐腹疼痛不可忍，手足逆冷，沉香散方。

沉香（一[11]两） 附子（一两，炮裂，去皮脐） 肉豆蔻（一两，去壳） 肉桂（三分，去皴皮） 青橘皮（三分，汤浸去白瓤，焙） 蒔香子（三分） 蓬莪茂（三分） 阿魏（三分，面裹，煨面熟为度）

右件药，捣细罗为散。每服，不计时候，以温酒调下二钱。

治肾脏冷气卒攻，脐腹及两胁疼痛不可忍，蝍蟟散方。

蝍蟟（三十六枚头足全者。掘一地坑子，面阔四寸，深五寸，用炭火五斤烧坑子令通赤，便净去却灰土，用头醋一升，泼在坑子内候渗干，便引排蚺蟒坑子底，用一瓷碗盖之一宿取出）　萝卜子（一分）　胡椒（三十粒）　槟榔（一枚）　肉豆蔻（一枚，去壳）　木香（一分）

右件药，捣细罗为散。每服，不计时候，以热酒调下一钱。

治肾脏冷气卒攻，脐腹疼痛，胀满壅闷，宜服木香散方。

木香（三分）　干姜（三分，炮裂，锉）　茯香子（三分）　桂心（三分）　桃仁（三分，汤浸去皮尖双仁，麸炒微黄）　槟榔（三分）　鸡舌香（三分）　青橘皮（三分，汤浸去白瓤，焙）　荜澄茄（三分）

右件药，捣细罗为散。每服，不计时候，以热酒调下一钱。

治肾脏气虚，触冒风寒，冷气卒攻，脐腹疼痛，宜服桃仁圆方。

桃仁（三分，汤浸去皮尖双仁，麸炒微黄）　附子（三分，炮裂，去皮脐）　硫黄（三分，细研，水飞过）　茯香子（三分）　木香（二[12]分）　高良姜（三分，锉）

右件药，捣罗为末，用煎醋浸蒸饼和圆，如梧桐子大。每服，不计时候，以热酒下二十圆。

治肾脏冷气卒攻，脐腹疼痛不可忍，宜服阿魏圆方。

阿魏（半两，面裹，煨面熟为度，别研）　桃仁（一两，汤浸去皮尖双仁，麸炒微黄，别研）　桂心（三分）　青橘皮（半两，汤浸去白瓤，焙）　干蝎（三分，微炒）　附子（半两，炮裂，去皮脐）　木香（三分）　槟榔（三分）　自然铜（半两，细研）

右件药，捣罗为末，以童子小便二升，入桃仁、阿魏于银锅子内，以慢火煎令稠，入诸药末和圆如梧桐子大。每服，不计时候，以热酒下二十圆。

治肾脏冷气攻脐腹疼痛，两胁胀闷，饮食不下，宜服硫黄圆方。

硫黄（一两，细研，水飞过）　木香（半两）　青橘皮（三分，汤浸，去白瓤，焙）　槟榔（半两）　桃仁（半两，汤浸去皮尖双仁，麸炒微黄）　茯香子（三分）

右件药，捣罗为末，醋煮面糊和圆，如梧桐子大。每服，以热酒下十圆，不计时候服之。

治肾脏冷气卒攻，脐腹撮痛不可忍，宜服胡椒圆方。

胡椒（三分）　木香（三分）　沉香（三分）　桂心（三分）　蜱螂（三分，微炒）　阿魏（一分，面裹，煨面熟为度）

右件药，捣罗为末，炼蜜和圆如梧桐子大。每服，以热生姜酒下二十圆，不计时候服。

治肾脏冷气卒攻，脐腹疼痛，甚者，神效硇砂圆方。

硇砂（三分）　雄黄（一分）　朱砂（一分）　黄丹（一分，微炒）　麝香（一钱）　巴豆（十枚，去皮心研，纸裹压去油）

右件药，都入于乳钵内，顺日研半日，用煎醋浸蒸饼和圆，如绿豆大。每服，以温酒下五圆，不计时候服。

治肾脏冷气卒攻，脐腹疼痛不可忍，宜服阿魏圆方。

阿魏（一分，面裹，煨面熟为度）　蜱螂（一分，微炒）　木香（一分）　肉豆蔻（一分，去壳）　桃仁（半两，汤浸去皮尖双仁，麸炒微黄，别研）　硇砂（半两）

右件药，捣罗为末，入桃仁，以醋煮面糊和圆如绿豆大。每服，煎茠香酒下十五圆，不计时候服。

治肾脏冷气卒攻，脐腹疼痛，日夜不止，宜服硇砂圆方。

硇砂（半两）　干蝎（一分，微炒）　桃仁（三十枚，汤浸去皮尖及双仁，研如膏）

右件药，捣罗为末，入桃仁同研令匀，以酒煮面糊和圆如绿豆大。每服，不计时候，以生姜热酒下十圆。

治肾脏冷气卒攻，脐腹疼痛不可忍方。

铜绿（三分，研入）　荜澄茄（半两）　木香（三分）

右件药，捣罗为末，以醋煮面糊和圆，如绿豆大。每服，以热酒下十圆，不计时候服之。

治肾脏冷气卒攻，脐腹疼痛拘撮[13]甚者，宜服此方。

槟榔（一分）　棘针钩子（一合，微炒）

右件药，捣粗罗为散，都作一服，以水一大盏，煎至五分，又入好酒半中盏，更煎三五沸，去滓。不计时候，稍热分为二服。

治肾脏冷气卒攻，脐腹疼痛至甚，定痛圆方。

干蝎（三两，微炒）

右件药，捣罗为末，以清酒及童子小便各一升，同煎如稠膏，圆如梧桐子大。每服，不计时候，以温酒下二十圆。

治肾脏虚冷气攻腹胁疼痛胀满诸方

夫肾脏虚冷气者，由肾气不实，下焦久寒，阳气外虚，阴气内积，邪冷之气，在于脏腑，积蓄不散，上攻于脾，脾虚受之则胀，冷搏于阴经则痛也。而又足少阴支脉行于两胁，今肾与脾俱虚，为邪冷所攻，正气与邪气相击，故令腹胁疼痛胀满也。

治肾脏虚冷，气攻腹胁疼痛，或多呕吐，不思饮食，两胁胀满，四肢羸瘦，宜服沉香散方。

沉香（半两） 白豆蔻（半两，去皮） 青橘皮（三分，汤浸去白瓤，焙） 高良姜（三分，锉） 附子（三分，炮裂，去皮脐） 京三棱（半两，微煨，锉） 桂心（半两） 白茯苓（三分） 当归（半两，锉，微炒） 木香（半两） 槟榔（半两） 白术（三分） 吴茱萸（半两，汤浸七遍，焙干微炒） 厚朴（一两，去粗皮，涂生姜汁，炙令香熟）

右件药，捣粗罗为散。每服五钱，以水一大盏，煎至五分，去滓，不计时候热服。

治肾脏虚冷，气攻心腹疼痛，两胁胀满，宜服槟榔散方。

槟榔（三分） 莳香子（三分） 附子（一两，炮裂，去皮脐） 桂心（三分） 当归（三分，锉，微炒） 芎䓖（三分） 丁香（半两） 白豆蔻（三分，去皮） 吴茱萸（半两，汤浸七遍，焙干微炒） 木香（三分） 青橘皮（三分，汤浸去白瓤，焙）

右件药，捣粗罗为散。每服四钱，以水一中盏，入枣三枚，煎至六分，去滓，不计时候热服。

治肾脏虚冷，气攻心腹疼痛，或时吐逆，两胁虚胀，不思饮食，四肢乏力，

宜服荜澄茄散方。

荜澄茄（一两） 木香（一两） 人参（一两，去芦头） 肉桂（一两，去皴皮） 肉豆蔻（一两，去壳） 陈橘皮（一两，汤浸去白瓤，焙） 槟榔（一两） 诃黎勒皮（一两） 丁香（三分） 附子（一两半，炮裂，去皮脐） 缩砂（三分，去皮） 干姜（三分，炮裂，锉） 京三棱（三分，微煨，锉） 赤茯苓（三分） 白术（三分） 赤芍药（半两） 甘草（半两，炙微赤，锉）

右件药，捣细罗为散。每服，不计时候，以热酒调下二钱。

治肾脏虚冷气攻，心神闷乱，四肢逆冷，腹胁胀满疼痛，喘促呕吐，宜服沉香圆方。

沉香（一两） 木香（一两） 槟榔（一两） 苦楝子（一两） 桂心（一两） 莳香子（一两） 当归（一两，微炒） 丁香（一[14]两） 桃仁（一两，汤浸去皮尖双仁，麸炒微黄） 肉豆蔻（一两，去壳） 干姜（半两，炮裂，锉） 吴茱萸（半两，汤浸七遍，焙干微炒） 干蝎（半两，微炒） 阿魏（一两，面裹，煨面熟为度） 青橘皮（半两，汤浸去白瓤，焙） 蓬莪茂（一两） 硫黄（一两半，细研，水飞过）

右件药，捣罗为末，炼蜜和捣三五百杵，圆如梧桐子大。每服，不计时候，以热酒下三十圆。

治肾脏虚冷气攻，心腹疼痛，胁肋胀满，宜服荜澄茄圆方。

荜澄茄（半两） 木香（半两） 桂心（一两） 莳香子（三分） 诃黎勒（一两，煨用皮） 沉香（半两） 干蝎（半两，微炒） 槟榔（一两） 蓬莪茂（三分） 白术（半两） 青橘皮（半两，汤浸去白瓤，焙） 当归（半两，锉，微炒） 高良姜（三分，锉）

右件药，捣罗为末，炼蜜和捣三二百杵，圆如梧桐子大。每服，以热生姜酒下二十圆。

治肾脏虚冷气攻，腹胁胀满，发歇疼痛，足胫逆冷，骨节酸疼，食少无力，宜服硫黄圆方。

硫黄（一两，细研） 硇砂（一两，细研） 荜澄茄（一两） 莳香子（一两） 补骨脂（一两） 石斛（一两，去根） 木香（一两） 何首乌（一两半） 丁香（一两） 肉豆蔻（一两，去壳） 桂心（一两）

当归（一两，锉，微炒）　吴茱萸（一两，汤浸七遍，焙干微炒）　槟榔（一两）　麝香（半两，细研）

右件药，捣细罗为末，入研了药令匀，以酒煮面糊，和捣三二百杵，圆如梧桐子大。每服，不计时候，以温酒下十五圆。

治肾脏气虚，下焦积冷，气攻腹胁胀满，脐下疼痛，面色青黑，足胫多冷，宜服胡芦巴圆方。

胡芦巴（一两）　茯香子（一两）　木香（半两）　桂心（半两）　当归（半两，锉，微炒）　附子（一两，炮裂，去皮脐）　阿魏（半两，研入）　硫黄（一两，细研）　青橘皮（半两，汤浸去白瓤，焙）　沉香（半两）　白豆蔻（半两，去壳）　桃仁（二两，汤浸去皮尖双仁，麸炒微黄）

右件药，捣细罗为末，入研了药令匀，用好酒一升半先熬桃仁膏令稠，拌和诸药末，捣三二百杵，圆如梧桐子大。每服，不计时候，以温酒下二十圆。

治肾脏虚冷，气攻两胁胀满，腹内疼痛，四肢不和，宜服茯香圆方。

茯香子（三分）　木香（一[15]分）　萝卜子（半两，微炒）　桃仁（三分，汤浸去皮尖双仁，别研如膏）　厚朴（一两半，去粗皮，涂生姜汁，炙香熟）　桂心（三分）　蓬莪茂（三分）　青橘皮（半两，汤浸去白瓤，焙）　槟榔（三分）

右件药，捣罗为末，以醋煮面和圆，如梧桐子大。每服，不计时候，以热酒下三十圆。

治肾脏虚损多唾诸方

夫肾主于水，其液为唾，膀胱是肾之腑，主于津液，二经既象于水，故为表里也。若脏腑和平，则水液下流入于小肠。若肾气劳损，膀胱虚弱，阴气不足，阳气有余，则上焦生热，心胸壅滞，水饮停积，故令多唾也。

治肾脏虚损，冷气所攻，下焦虚寒，上焦壅滞，多唾稠黏，四肢不利，宜服人参散方。

人参（一两，去芦头）　五味子（三分）　白术（三分）　附子（三分，炮裂，去皮脐）　细辛（三分）　半夏（三分，汤洗七遍，去滑）　前胡（三分，去芦头）　黄芪（三分，锉）　桂心（三分）　枳实（半两，麸炒微黄）　甘草（半两，炙微赤，锉）

右件药，捣粗罗为散。每服三钱，以水一中盏，入生姜半分，煎至六分，去滓，不计时候温服。

治肾脏虚损，上热下冷，心胸壅滞，痰毒结实，唾如筋胶，饮食减少，宜服半夏散方。

半夏（一两，汤浸七遍去滑）　川乌头（半两，炮裂，去皮脐）　防风（半两，去芦头）　旋覆花（一两）　前胡（一两，去芦头）　赤茯苓（一两）　桂心（一两）　白术（半两）　甘草（半两，炙微赤，锉）

右件药，捣筛为散。每服三钱，以水一中盏，入生姜半分，煎至六分，去滓，食前温服之。

治肾脏虚损，脾气乏弱，津液不荣，上焦生热，多唾稠黏，胸膈壅滞，不欲饮食，宜服前胡散方。

前胡（一两，去芦头）　大腹皮（三分，锉）　半夏（一两，汤洗七遍，去滑）　杏仁（一两，汤浸去皮尖双仁，麸炒微黄）　陈橘皮（三分，汤浸去白瓤，焙）　白术（一两）　泽泻（一两）　赤茯苓（一两）　甘草（半两，炙微赤，锉）

右件药，捣筛为散。每服三钱，以水一中盏，入生姜半分，煎至六分，去滓，食前温服之。

治肾脏虚损，上焦烦壅，痰饮结聚，常唾不休，胃虚食少，宜服泽泻散方。

泽泻（一两）　人参（三分，去芦头）　旋覆花（三分）　麦门冬（三分，去心）　枳实（半两，麸炒微黄）　前胡（三分，去芦头）　赤茯苓（三分）　桔梗（三分，去芦头）　甘草（半两，炙微赤，锉）　杏仁（三分，汤浸去皮尖双仁，麸炒微黄）　半夏（一两，汤洗三遍，去滑）

右件药，捣筛为散。每服三钱，以水一中盏，入生姜半分，煎至六分，去滓，食前温服。

治肾脏虚损，心膈痰癖，壅滞多唾，腹胁妨闷，宜服白术圆方。

白术（一两） 赤茯苓（一两） 附子（三分，炮裂，去皮脐） 桂心（一两） 紫菀（三分，洗去根土） 诃黎勒皮（一两） 前胡（一两，去芦头） 桔梗（三分，去芦头） 人参（一两，去芦头） 陈橘皮（三分，汤浸去白瓤，焙） 槟榔（半两） 半夏（一两，汤洗七遍去滑，炒令微黄）

右件药，捣罗为末，以生姜汁煮面糊和圆，如梧桐子大。食前，以枳壳汤下二十圆。

治肾脏虚损，上焦痰滞，多唾稠浊，腹胁胀满，吃食微少，宜服赤茯苓圆方。

赤茯苓（一两） 甜瓜子（三分，微炒） 人参（三分，去芦头） 桂心（一两） 旋覆花（二[16]分） 半夏（一两，汤洗七遍去滑） 槟榔（三分） 枳壳（半两，麸炒微黄，去瓤） 草豆蔻（半两，去皮） 前胡（三分，去芦头） 附子（三分，炮裂，去皮脐） 厚朴（三分，去粗皮，涂生姜汁，炙令香熟）

右件药，捣细罗为末，以生姜汁煮面糊和圆，如梧桐子大。每服食前，以姜枣汤下二十圆。

治肾脏虚损骨萎羸瘦诸方

夫肾脏者，神精之所舍，元气之所系。若其气强实，则骨髓满溢，故令肌体充盛也。若气血不足，脏腑劳伤，真气不守，邪气所侵，则肾气虚弱，骨髓枯竭，不能荣华，故令骨萎羸瘦也。

治肾脏虚损，头昏耳鸣，目暗茫茫，心中喜忘，恍惚不定，饮食无味，心恒不乐，多有恐思，时吐酸水，面无悦泽，肌体虚羸，骨萎不能行立，宜服石斛圆方。

石斛（一两，去根，锉） 天门冬（半两，去心，焙） 五味子（三分） 巴戟（半两） 牛膝（一两，去苗） 肉苁蓉（三分，酒浸一宿去皱皮，炙干） 干漆（半两，捣碎，微炒） 菟丝子（一两，酒浸三宿，焙干，别捣为末） 白术（三分） 远志（半两，去心） 白茯苓（三分） 熟干地黄（三分） 覆盆子（半两） 薯蓣（半两） 补骨脂（一两，微炒） 人参（半两，去芦头） 石龙芮（三分） 五加皮（三分） 萆薢（三分，锉） 狗脊（半两） 石南（半两） 杜仲（二分，去粗皮，炙微黄，锉） 天雄（三分，炮裂，去皮脐） 鹿茸（一两，去毛，涂酥，炙微黄）

右件药，捣罗为末，炼蜜和捣三五百杵，圆如梧桐子大。每服，空心及晚食前，以温酒下三十圆，渐加至五十圆。

治肾气虚损，骨萎羸瘦，耳鸣心烦，小腹里急，气引膀胱，连腰膝疼痛，不欲饮食，宜服磁石圆方。

磁石（二两，烧醋淬七遍，细研，水飞过） 肉苁蓉（二两，酒浸一宿，刮去皱皮，炙干） 钟乳粉（二两） 黄芪（一两，锉） 巴戟（一两） 石斛（一两，去根，锉） 白茯苓（半两） 桂心（一两） 杜仲（一两，去粗皮，炙令微黄，锉） 当归（半两，锉，微炒） 鹿茸（一两，涂酥，炙微黄，去毛） 五味子（半两） 天门冬（三分，去心，焙） 续断（半两） 木香（半两） 菟丝子（一两，酒浸三日，曝干别捣） 阳起石（一两，细研） 牛膝（一两，去苗） 远志（三分，去心） 附子（一两，炮裂，去皮脐） 泽泻（三分） 覆盆子（三分） 沉香（三分） 熟干地黄（一两） 丹参（一两，去芦头） 干漆（三分，捣碎微炒）

右件药，捣罗为末，炼蜜和捣三二百杵，圆如梧桐子大。每服，空心及晚食前，以温酒下三十圆，渐加至五十圆。

治肾气虚损羸瘦，食饮不为肌肤，骨萎无力，腰脚疼痛，宜服补暖益气力，令人充健，紫石英圆方。

紫石英（一两，细研，水飞过） 肉苁蓉（二两，酒浸一宿，刮去皱皮，炙令干） 白石英（一两，细研，水飞过） 磁石（二两，烧醋淬七遍，捣碎细研，水飞过） 鹿茸（一两，去毛，涂酥，炙令黄） 菟丝子（二两，酒浸三日，曝干，别捣为末） 人参（一两半，去芦头） 黄芪（二两，锉） 钟乳石（二两） 熟干地黄（二两） 巴戟（一两半）

白茯苓（二两） 补骨脂（一两，微炒） 覆盆子（一两） 附子（二两，炮裂，去皮脐） 当归（一两，锉，微炒） 杜仲（一两，去粗皮，炙微黄，锉） 天门冬（一两，去心，焙） 五味子（一两） 石斛（二两，去根，锉） 桂心（一两） 柏子仁（一两） 蛇床子（一两） 棘刺（一两） 牛膝（二两，去苗） 续断（一两） 腽肭脐（一两，酒洗，微炙）

右件药，捣罗为末，炼蜜和捣三五百杵，圆如梧桐子大。每服，空心及晚食前以温酒下三十圆，渐加至五十圆。

治肾脏虚损，肌体羸瘦，骨萎无力，腰脚酸疼，小便浓浊，宜服熟干地黄圆方。

熟干地黄（二两） 山茱萸（一两） 薯蓣（一两） 白茯苓（一两） 石斛（一两，去根） 桂心（一两） 附子（一两，炮裂，去皮脐） 牛膝（一两，去苗） 巴戟（一两） 五味子（一两） 泽泻（一两） 黄芪（三分，锉） 天门冬（半两，去心，焙） 柏子仁（一两） 鹿角胶（一两，捣碎，炒令黄燥） 菟丝子（一两，酒浸三日，曝干，别捣为末） 肉苁蓉（二两，酒浸一宿，刮去皴皮，炙令干）

右件药，捣罗为末，炼蜜和捣三五百杵，圆如梧桐子大。每服，空心及晚食前以温酒下三十圆。

治肾脏虚损，骨萎无力，坐而难起，目视茫茫，短气不足，肌体羸瘦，宜服牛膝圆方。

牛膝（一两半，去苗） 柏子仁（三分） 桂心（一两） 白茯苓（三分） 白石英（一两，细研，水飞过） 黄芪（一两，锉） 鹿茸（一两，去毛，涂酥，炙令微黄） 五味子（三分） 人参（三分，去芦头） 附子（一两，炮裂，去皮脐） 覆盆子（一两） 菟丝子（一两，酒浸三日，曝干） 山茱萸（三分） 芎䓖（三分） 杜仲（三分，去粗皮，炙微黄，锉） 熟干地黄（三分） 防风（三分，去芦头） 石斛（一两，去根，锉） 肉苁蓉（一两，酒洗去皴皮，微炙） 磁石（一两，烧醋淬七遍，捣碎细研，水飞过） 补骨脂（一两，微炒）

右件药，捣罗为末，炼蜜和捣三五百杵，圆如梧桐子大。每服，空心及晚食前以温酒下三十圆。

治肾脏虚损阳气萎弱诸方

夫肾者，元气之本，精志之藏，内主于骨，气通于阴。若人动作劳伤，情欲过度，气血衰损，阴阳不和，脏腑既虚，精气空竭，不能荣华，故令阳气萎弱也。

治肾脏虚损，腰膝无力，阳气萎弱，宜服天雄散方。

天雄（一两，炮裂，去皮脐） 蛇床子（一两） 远志（一两，去心） 菟丝子（一两，酒浸三日，曝干，别杵为末） 肉苁蓉（一两，酒浸一日，刮去皴皮，炙干） 五味子（一两） 鹿茸（一两，去毛，涂酥，炙微黄） 巴戟（一两） 杜仲（一两，去粗皮，炙微黄，锉）

右件药，捣细罗为散。每服，食前以温酒调下二钱。

治肾脏虚损，精气衰竭，阳道萎弱，宜服肉苁蓉散方。

肉苁蓉（二两，酒浸一日，刮去皴皮，炙干） 菟丝子（一两半，酒浸三宿，曝干，别杵） 钟乳粉（二两） 蛇床子（一两） 远志（一两，去心） 续断（一两） 天雄（一两，炮裂，去皮脐） 鹿茸（一[17]两，去毛，涂酥，炙令黄） 石龙芮（一两）

右件药，捣细罗为散。每服，食前以温酒调下二钱。

治肾脏虚损，精气不足，腰脚酸疼，羸瘦无力，阳道萎弱，宜服此方。

麋茸（一两，去毛，涂酥，炙微黄） 巴戟（一两） 天雄（一两，炮裂，去皮脐） 五味子（一两） 蛇床子（一两） 石斛（一两，去根，锉） 肉苁蓉（一两，酒浸一日，刮去皴皮，炙令干） 菟丝子（一两，酒浸三宿，曝干，别杵为末） 牛膝（一两，去苗） 远志（一两，去心） 雄蚕蛾（半两，微炒） 石龙芮（三分）

右件药，捣细罗为散。每服，食前以温酒调下二钱。

治肾脏衰乏，阳气萎弱，腰脚无力，宜服助阳补虚硫黄散方。

硫黄（一两，细研，水飞过） 白石英（一两，细研，水飞过） 白马茎（一两，涂酥，炙微黄） 鹿茸（一两，去毛，涂酥，炙微黄） 远志（一两，去心） 菟丝子（一两，酒浸三日，曝干，别捣为末） 天雄

（一两，炮裂，去皮脐） 雄蚕蛾（一两，微炒） 女萎[18]（一两） 蛇床子（一两） 五味子（一两） 石南（一两）

右件药，捣细罗为散。每服二钱，空心及晚食前，以温酒调服。

治肾脏虚损，阳气乏弱，鹿茸散方。

鹿茸（二两半，去毛，涂酥，炙令微黄） 菟丝子（二两半，酒浸三日，曝干，别杵为末） 雄蚕蛾（二两，微炒） 阳起石（二两半，酒煮半日，细研） 石南（一两） 远志（二两，去心） 桂心（二两） 附子（二两，炮裂，去皮脐） 桑螵蛸（二两，微炒） 腽肭脐（一两，酒洗，微炙） 蛇床子（二两） 肉苁蓉（一两，酒浸一宿，刮去皴皮，炙干） 钟乳粉（二两半）

右件药，捣细罗为散。每服，空心及晚食前，以温酒调下二钱。

治肾脏虚损，阳气萎弱，天雄散方。

天雄（二两，炮裂，去皮脐） 远志（一两，去心） 续断（一两） 蛇床仁（一两） 桂心（一两） 菟丝子（三两，酒浸一宿，曝干，锉杵末） 肉苁蓉（一两，酒浸，去皴皮，微炙） 雄蚕蛾（一两，微炒） 石龙芮（一两）

右件药，捣细罗为散。每服，食前以温酒调下二钱。

治肾脏虚损，肌体羸瘦，腰脚无力，志意昏沉，阳气萎弱，小便滑数，宜服菟丝子圆方。

菟丝子（二两，酒浸三宿，曝干，别杵为末） 肉苁蓉（一两，酒浸一宿，刮去皴皮，炙干） 鹿茸（一两，去毛，涂酥，炙令微黄） 蛇床子（一两） 钟乳粉（一两） 牡蛎（一两，烧为粉） 天雄（一两，炮裂，去皮脐） 远志（一两，去心） 桂心（一两） 鹿药（一两） 五味子（一两） 杜仲（一两，去粗皮，炙微黄，锉） 车前子（一两） 石斛（一两半，去根，锉） 雄蚕蛾（一两，微炒） 石龙芮（一两） 雄鸡肝（一两，微炙） 腽肭脐（一两，酒洗，微炙）

右件药，捣罗为末，炼蜜和捣三五百杵，圆如梧桐子大。每服食前，以温酒下三十圆。

治肾脏虚损，阳气萎弱，四雄圆方。

雄雀肝（十具，微炙） 雄鸡肝（三具，微炙） 雄蚕蛾（五十枚，微炙）　天雄（二两，炮裂，去皮脐）　龙脑（一两，细研）　白矾（一两，烧令汁尽）　木香（半两）　白马茎（二两，涂酥，炙令微黄）　硇[19]砂（一两，细研）　吴茱萸（半两，汤浸七遍，焙干，微炒）　莨菪子（一两，水淘去浮者，水煮牙出，候干，炒令黄黑色）

右件药，捣罗为末，炼蜜和捣三五百杵，圆如梧桐子大。每服食前，以温酒下二十圆。

治肾脏虚损，阳气萎弱，精泄不禁，宜服鹿茸圆方。

鹿茸（二两，去皮毛，涂酥，炙令微黄）　莨菪子（一两，水淘去浮者，水煮令牙出，候干，炒黄黑色）　磁石（一两，烧赤，醋淬七遍，细研，水飞过）　附子（一两，炮裂，去皮脐）　天雄（一两，炮裂，去皮脐）　硫黄（一两，细研，水飞过）　蛇床仁（一两）　韭子（一两，微炒）　桂心（一两）　硇砂（一两，细研）　龙骨（一两）　熟干地黄（一两）

右件药，捣罗为末，用羊肾一对，去脂膜，研如泥，以酒二升，煎成膏，入诸药末，和捣三五百杵，圆如梧桐子大。每日空心及晚食前，以温酒下三十圆。

治肾脏虚损，阳气全乏，宜服保寿圆方。

麋茸（二两，去毛，酒洗，炙微黄）　钟乳粉（二两）　补骨脂（二两，微炒）　天雄（二两，炮裂，去皮脐）　硇砂（二两，细研）　腽肭脐（一两，酒洗，微炙）　菟丝子（二两，酒浸三宿，曝干，别杵为末）　阳起石（一两，酒煮半日，细研，水飞过）　肉苁蓉（一两，酒浸去皴皮，炙干）　青盐（一两）　巴戟（一两）　白马茎（二两，涂酥，炙令微黄）　雄雀儿（三十枚，去毛足肠肚，研如泥，以酒五升煎如膏）　硫黄（二两，细研，水飞过）　桂心（一两）　雄鸡肝（三具，切，焙干）　黄戌茎并肾（一对，切，焙干）

右件药，捣罗为末，入雀肉膏，和捣三五百杵，圆如梧桐子大。每日空心及晚食前，温酒下三十圆。

治肾脏虚损，阳气萎弱，宜服阳起石圆方。

阳起石（一两，酒煮半日）　白矾灰（一两）　钟乳粉（一两）　硫黄（一两）　龙脑（一两）　伏火硇砂（一两）　伏火砒霜（半两）

右件药，都研如粉，用软粳米饭和圆，如梧桐子大。每服食前，以温酒下十圆，日二服。

治肾脏虚损，阳气萎弱，手足不和，莨菪子圆方。

莨菪子（一两半，水淘去浮者，水煮牙出，焙干炒令黄黑色，别杵为末） 蛇床仁（一两） 菟丝子（一两，酒浸三日，曝干，别杵为末） 附子（一两，炮裂，去皮脐） 蜀茶（半两） 硇砂（半两，细研） 雄雀粪（一两）

右件药，捣，先取莨菪子、雄雀粪、硇砂三味，用白蜜四两，同以浆水三升煮，勿住手搅，煎如饧，即入诸药末，和捣三五百杵，圆如梧桐子大。每日空心及晚食前，盐汤下十圆。

治肾脏虚损，阳气萎弱，宜服助阳气神效钟乳圆方。

钟乳粉（一两） 硫黄（一两） 阳起石（一两） 磁石（一两） 朱砂（一两半）

右件药，都研如粉，用琅玕石一斤，捣罗为末，分为三份，先入一份于瓷瓶内，即以纸裹前药末，入柜内中心了，即以余二份盖之，筑令实如法固济，入灰池，常用火二斤，养七日满，加火七斤，煅通赤，候冷开之。取药摊于净地上，以盆合三日，取细研如粉，煮枣肉和圆，如梧桐子大。每日空心及晚食前，以温酒下五圆，渐加至十圆。

治肾脏衰弱绝阳，手足多冷，宜服附子圆方。

附子（二两，炮裂，去皮脐） 蛇床仁（二两） 钟乳粉（二两） 菟丝子（二两，酒浸三日，曝干，别杵为末） 鹿茸（一两，去毛，涂酥，炙微黄） 肉苁蓉（二两，酒浸，去皴皮，炙干）

右件药，捣罗为末，炼蜜和圆如梧桐子大。每日空心及晚食前，以温酒下三十圆。

治肓肠气诸方

夫肾者内藏于精，精含于志，与膀胱为表里，俱主于水液，其气贯于小肠，而通于阴。若人阴阳不调，脏腑衰损，将摄乖失，肾气虚微，为邪冷之气所侵，传注于小肠，则令小肠连阴疼痛，故号盲肠气也。

治盲肠气，小腹连阴疼痛，莳香散方。

莳香子（一两）　苦楝子（一两，炒微黄）　木香（半两）　槟榔（一两）　青橘皮（半两，汤浸去白瓤，焙[20]）

右件药，捣细罗为散。每服二钱，以水一中盏，入生姜半分，煎至五分，去滓，不计时候热服。

治盲肠气疼痛，宜服沉香散方。

沉香（半两）　胡芦巴（半两）　肉豆蔻（半两，去壳）　槟榔（三分）　木香（三分）　桂心（半两）　莳香子（半两）

右件药，捣细罗为散。每服不计时候，以温酒调下二钱。

治盲肠气，小腹疼痛不可忍，宜服荜澄茄散方。

荜澄茄（一两）　槟榔（一两）　木香（一两）　苦楝子（一两）　莳香子（一两）　干蝎（半两，微炒）　硇砂（一两，细研入）　阿魏（半两，面裹，煨面热为度）　吴茱萸（半两，汤浸七遍，焙干微炒）　桃仁（三分，汤浸去皮尖双仁，麸炒微黄）

右件药，捣细罗为散。每服，不计时候，以热生姜酒调下二钱。

治盲肠气八仙圆方。

桃仁（三分，汤浸去皮尖双仁，麸炒微黄）　阿魏（半两，面裹，煨面熟为度）　桂心（半两）　木香（三分）　高良姜（三分，锉）　腽肭脐（半两，酒刷，炙微黄）　干蝎（一分，微炒）　青橘皮（三分，汤浸去白瓤，焙）

右件药，捣罗为末，用醋浸蒸饼和圆，如梧桐子大。每服食前，以热酒下二十圆。

治盲肠气，久患不差，宜服磁石圆方。

磁石（一两，烧醋淬七遍，捣碎细研，水飞过）　阳起石（三分，酒煮半日，细研，水飞过）　硇砂（一两）　木香（一两）　干蝎（半两，微炒）　白矾灰（半两）　银末（半分）　自然铜（半两，细研）　阿魏（半两，研入）

右件药，先研硇砂，以醋调涂于铜叶上，以新盆盖七日，刮取绿，细研，诸药别捣罗为末，同研令匀，用醋煮面糊和圆，如绿豆大。每服食前，以热生姜酒下十圆。

治盲肠气，疼痛不可忍，桃仁圆方。

桃仁（三分，汤浸去皮尖双仁，麸炒微黄）　阿魏（半两，面裹，煨面熟为度）　木香（二[21]分）　干蝎（半两，微炒）　槟榔（一两）　苦楝子（半两）　桂心（半两）　芫花（半两，醋拌炒黄）

右件药，捣罗为末，以醋浸蒸饼和圆，如梧桐子大。每服，不计时候，以热生姜酒下一十圆。

治盲肠气疼痛，手足逆冷，宜服绿云丹方。

硇砂（一两）　硫黄（半两）　雄黄（半两）　蚺蛇（半两，为末）　青盐（半两）　阿魏（半两）

右件药，同研令匀细，入酽醋[22]调令稠，涂于铜钞锣里，合于净地上，四畔以泥密封。经五日后，刮取药细研，以醋煮面糊和圆，如粟米大。每服不计时候，以热生姜酒下五圆。

治盲肠气，发歇疼痛不可忍。宜服蚺蛇圆方。

蚺蛇（一两）　补骨脂（一两）　莳香子（半两）　木香（半两）　阿魏（半两）　马蔺花（半两）　苦楝子（半两）　桃仁（二两，汤浸去皮尖，细研，以童子小便三升熬成膏）

右件药，捣细罗为末，以桃仁膏和溲为圆，如梧桐子大。每服，不计时候，以热酒下十圆。

又方。

硇砂（一两，研为末，以醋煎，调涂于多年铜照子面上，用新盆盖七日，刮取绿，细研）　槟榔（一两）　木香（一两）　没药（半两）　莳香子（一两）

右件药，捣细罗为末，入硇砂研令匀，以糯米饭和圆，如绿豆大。每服不计时候，以热生姜酒下七圆。

又方。

阿魏（一两）　硇砂（一两，用酒一大盏与阿魏同熬如膏）　木香（三分）　苦楝子（一两，炒微黄）　附子（一两，炮裂，去皮脐）

右件药，捣罗为末，入砂膏和圆，如梧桐子大。每服，不计时候，以热生姜酒下十圆。

又方。

硇砂（一两）　朱砂（半两）　雄黄（半两）

右件药，同研如粉，入头醋调令稀稠得所，用青铜钱一百文，洗刷令净。后以盐水煮过，措[23]干，于净地上，以炭火烧令赤，以醋洒过，更烧，如此三遍。净扫却浮灰，铺钱在烧处，以鸡翎涂药在钱上，取新瓦盆子盖，周回以湿土拥缝，更以水洒周回，常令湿润。如此七日后，取出以铜刀刮下细研，用醋煮面糊和圆，如绿豆大。每服不计时候，以热生姜酒下十圆。

又方。

苦楝子（一两）　蓬莪茂（一两）　茯香子（一两）　桂心（一两）　木香（一两）

右件药，捣罗为末，用生漆和，先以生油涂手，圆如梧桐子大，阴干。每服不计时候，以热酒下十圆。

又方。

马蔺花（一两，以瓷器内炒令微黄）　芫花（一两，醋拌微炒）　胡芦巴（半两）　苦楝子（半两）

右件药，捣细罗为末，以醋煮面和圆，如梧桐子大。每服，不计时候，以热酒下十圆。

治膀胱虚冷诸方

夫膀胱者，脬囊也。合于肾，足太阳是其经，为津液之府。凡五脏六腑、五味五谷之津液，悉归于膀胱，气化出焉，为溲便下注也。若虚则生寒，寒则脬滑，小便不禁，尿多白色，面黑胫酸，两胁胀满，则是膀胱虚冷之候也。

治膀胱虚冷，饥不欲食，面色萎黑，腰胁疼痛，宜服磁石散方。

磁石（二两，捣碎，水淘去赤汁）　黄芪（一两，锉）　杜仲（一两，去粗皮，炙微黄，锉）　五味子（一两）　白石英（一两，细研）　白茯苓（一两）　白术（一两）　当归（一两，锉，微炒）　沉香（一

两）

右件药，捣筛为散。每服五钱，以水一大盏，生姜半分、枣五枚，煎至五分，去滓，食前温服。

治膀胱虚冷，气攻注腰胯疼痛，宜服杜仲散方。

杜仲（一两，去粗皮，炙微黄，锉） 附子（一两，炮裂，去皮脐） 石斛（三分，去根，锉） 槟榔（三分） 当归（三分，锉，微炒） 牛膝（三分，去苗） 桂心（三分） 丹参（三分，去芦头） 木香（三分） 青橘皮（三分，汤浸去白瓤，焙） 白茯苓（三分） 莳香子（三分）

右件药，捣粗罗为散。每服三钱，以水一中盏，入生姜半分，同煎至六分，去滓，食前温服。

治膀胱虚冷，气攻腰间及腹胁，疼痛，宜服沉香散方。

沉香（一两） 木香（三分） 桃仁（三分，汤浸去皮尖双仁，麸炒微黄） 荜澄茄（三分） 桂心（三分） 附子（一两，炮裂，去皮脐） 莳香子（三分） 白蒺藜（三分，微炒，去刺） 槟榔（一两）

右件药，捣细罗为散。每服食前，以生姜热酒调下二钱。

治膀胱虚冷，两胁胀满，脚胫多疼，腰脊强痛，小便滑数，宜服石斛散方。

石斛（一两，去根，锉） 附子（一两，炮裂，去皮脐） 五味子（三分） 泽泻（三分） 当归（三分，锉，微炒） 牛膝（三分，去苗） 白茯苓（三分） 沉香（三分） 人参（三分，去芦头） 桂心（三分） 磁石（二两，捣碎，水淘去赤汁） 黄芪（半两，锉） 肉从蓉（一两，酒浸去皴皮，微炙） 莳香子（三分） 枳实（三分，麸炒微黄）

右件药，捣粗罗为散。每服三钱，以水一中盏，入生姜半分，煎至五分，去滓，食前温服。

治膀胱虚冷，面色萎黑，小便不禁，腰膝酸疼，两胁胀满，不能饮食，肌肤消瘦，宜服鹿茸圆方。

鹿茸（一两，去毛，涂酥，炙微黄） 肉苁蓉（一两，酒浸去皴皮，微炙） 附子（一两，炮裂，去皮脐） 桑螵蛸（半两，微炙） 石斛（一两，去根，锉） 莳香子（一两） 钟乳粉（一两，研入） 白龙骨（一两） 沉香（一两） 菟丝子（一两半，酒浸三宿，别捣如泥，焙

干） 磁石（一两半，烧醋淬七遍，细研，水飞过） 木香（一两）

右件药，捣细罗为末，入研了药令匀，以酒煮面糊和圆，如梧桐子大。每服，以温酒下三十圆，渐加至四十圆，空心及晚食前服。

治膀胱虚冷气，腹胁胀满，腰脚冷疼，面色多黑，体重无力，宜服荜澄茄圆方。

荜澄茄（一两） 安息香（一两） 木香（一两） 肉桂（一两半，去皴皮） 附子（一两，炮裂，去皮脐） 当归（半两，锉，微炒） 补骨脂（一两） 莳香子（一两） 沉香（半两） 槟榔（半两） 肉豆蔻（半两，去壳） 青橘皮（半两，汤浸去白瓤，焙） 吴茱萸（半两，汤浸七遍，焙干微炒） 桃仁（半两，汤浸去皮尖双仁，麸炒微黄）

右件药，捣细罗为末，酒煮面糊，和捣三二百杵，为圆如梧桐子大。每服食前，以温酒下二十圆。

治膀胱虚冷，气攻腹胁，胀满疼痛，宜服莳香子圆方。

莳香子（一两） 木香（一两） 桃仁（一两，汤浸去皮尖双仁，麸炒微黄） 附子（一两，炮裂，去皮脐） 桂心（一两） 安息香（一两） 胡芦巴（半两[24]）

右件药，捣细罗为末，以酒煮面糊和圆，如梧桐子大。每服，不计时候热生姜酒下二十圆。

治膀胱实热诸方

夫膀胱者，贮诸脏之津液。若实则生热，热则膀胱急，口舌燥，咽肿痛，小便不通，尿黄赤色，举体沉重，四肢气满，面肿目黄，少腹偏痛者，则是膀胱实热之候也。

治膀胱实热，心腹烦闷，小便不利，宜服栀子散方。

栀子仁（一两） 石膏（二两） 白茅根（一两，锉） 赤茯苓（一两） 犀角屑（一两） 木通（一两，锉） 黄芩（一两） 甘草（半两，炙微赤，锉）

右件药，捣筛为散。每服五钱，以水一大盏，入淡竹叶二七片、生地黄半两，煎至五分，去滓，食前温服。忌炙煿、热面。

治膀胱实热，小便赤涩，宜服榆皮散方。

榆白皮（三分，锉） 车前子（三分） 葵根（三分） 木通（三分，锉） 蘧麦[25]（三分） 白茅根（三分，锉） 桑螵蛸（一两，微炒） 赤茯苓（一两） 黄芩（三分）

右件药，捣粗罗为散。每服三钱，以水一中盏，入生姜半分，同煎至六分，去滓，食前温服。

治膀胱实热，腹胀，小便不通，口舌干燥，咽肿不利，宜服赤茯苓散方。

赤茯苓（一两） 子芩（三分） 桑螵蛸（三分，微炒） 汉防己（三分） 羚羊角屑（二[26]分） 射干（半两） 川升麻（三分） 川大黄（三分，锉碎，微炒） 蘧麦（一两） 大青（二分） 木通（三分，锉）

右件药，捣粗罗为散。每服三钱，以水一中盏，煎至六分，去滓，不计时候温服。

治膀胱实热，腹胁胀满，小便不利，宜服大黄散方。

川大黄（一两，锉碎，微炒） 黄芩（三分） 赤茯苓（三分） 冬葵子（一两） 紫苏茎叶（三分） 槟榔（三分） 蘧麦（一两） 木通（三分，锉） 白茅根（三分，锉）

右件药，捣粗罗为散。每服三钱，以水一中盏，入生姜半分，同煎至六分，去滓，食前温服。

治膀胱实热，小便不通，汉防己散方。

汉防己（一两） 海蛤（半两） 滑石（一两） 葵子（半两） 猪苓（半两，去黑皮） 蘧麦（半两）

右件药，捣细罗为散。每服食前，浓煎木通汤调下二钱。

治膀胱实热，腹胀，小便赤涩，水气流肿方。

右取浮萍草晒干，捣细罗为散。每服食前，煎葱白汤调下一钱。

治膀胱虚冷小便滑数白浊诸方

夫膀胱者腑也，肾者脏也，二经以为表里，俱主于水，而开窍于阴。

水行于小肠入于脬，而为溲便，乃津液下行之道也。若膀胱虚冷，肾气微弱，不能制于水，故令小便滑数白浊也。

治膀胱虚冷，小便滑数，其色白浊，宜服菝葜散方。

菝葜（二两，锉） 土瓜根（一两） 黄芪（一两，锉） 白龙骨（二两，烧过） 牡蛎（二两，烧为粉） 附子（一两，炮裂，去皮脐） 沉香（一两） 五味子（一两） 肉苁蓉（一两，酒洗去皴皮，微炙）

右件药，捣筛为散。每服四钱，以水一中盏，煎至六分，去滓，食前温服。

治膀胱虚冷，小便白浊滑数，日夜出无节度，宜服韭子散方。

韭子（一两，微炒） 赤石脂（一两） 土瓜根（一两） 狗脊（一两） 牛膝（一两，去苗） 牡蛎（二两，烧为粉） 黄芪（一两，锉） 附子（一两，炮裂，去皮脐） 鹿茸（一两，去毛，涂酥，炙令微黄） 肉苁蓉（一两，酒浸一宿，刮去皴皮，炙令干）

右件药，捣细罗为散。每服，食前以温酒调下二钱。

治膀胱虚冷，小便滑数，漏精，白浊如泔，宜服鸡肶胵散方。

鸡肶胵（一两，微炙） 熟干地黄（一两） 牡蛎（一两，烧为粉） 白龙骨（一两，烧过） 鹿茸（一两，去毛，涂酥，炙微黄） 黄芪（二分，锉） 赤石脂（一两） 桑螵蛸（三分，微炒） 肉苁蓉（一两，酒浸一宿，刮去皴皮，炙令干）

右件药，捣细罗为散，用丹雄鸡肠三具，内散在肠中，缝系了于甑内蒸一炊久，取出焙干，捣罗为散。每服，食前以温酒调二钱。

治膀胱及肾脏虚冷惫伤，小便滑数，白浊不止，菟丝子散方。

菟丝子（三两，汤浸三宿，焙干，别捣为末） 鹿茸（一两，去毛，涂酥，炙令微黄） 肉苁蓉（一两，酒浸一宿，去皴皮，炙令干） 桑螵蛸（一两，微炒） 牡蛎（一两，烧为粉） 五味子（一两） 鸡肶胵（二两，微炙）

右件药，捣细罗为散。每服，食前以温酒调下二钱。

治膀胱虚冷，小便滑数，色如泔淀，桑螵蛸散方。

桑螵蛸（一两，微炒） 赤石脂（二两） 补骨脂（二两，微炒） 狗脊（三分） 萆薢（一两，锉） 白龙骨（二两） 韭子（三分，微炒）　鹿茸（二两，去毛，涂酥，炙令微黄）　肉苁蓉（四两，酒浸一宿，刮去皴皮，炙干）　菟丝子（二两，酒浸三日，曝干，别杵为末）

右件药，捣细罗为散。每服，食前以温酒调下二钱。

治膀胱及肾脏虚冷，小便色白稠浊，日夜度数无恒，腰胁疼痛，宜服肾沥汤方。

肉苁蓉（一两，酒浸一宿，刮去皴皮，炙干）　汉椒（半两，去目及闭口者，微炒去汗）　五味子（半两）　附子（一两，炮裂，去皮脐）　干姜（半两，炮裂，锉）　人参（三分，去芦头）　黄芪（三分，锉）　泽泻（三分）　芎䓖（三分）　牛膝（三分，去苗）　当归（半两，锉，微炒）　石斛（三分，去根，锉）　磁石（二两，捣碎，水淘去赤汁，以帛包之）　桂心（半两）

右件药，捣筛为散。每服五钱，以水一大盏，用羊肾一对，切去脂膜，每用磁石包子，及入枣三枚，煎至五分，去滓，食前温服之。

治膀胱虚冷，小便滑数，白浊，梦中失精，宜服肉苁蓉圆方。

肉苁蓉（二两，酒浸一宿，刮去皴皮，炙令干）　鹿茸（二两，去毛，涂酥，炙微黄）　白龙骨（二两，烧过）　泽泻（一两）　附子（二两，炮裂，去皮脐）　补骨脂（二两，微炒）　山茱萸（一两）　椒红（二两，微炒）　菟丝子（一两，酒浸三宿，曝干，别杵为末）

右件药，捣罗为末，炼蜜和捣三二百杵，圆如梧桐子大。每服，食前以温酒下三十圆。

治膀胱虚冷，肾气衰微，小便滑数，白浊，宜服牡蛎圆方。

牡蛎（二两，烧为粉）　附子（一两，炮裂，去皮脐）　狗脊（一两）　白龙骨（二两，烧过）　椒红（一两，微炒）　泽泻（一两）　韭子（一两，微炒）　鹿茸（二两，去毛，涂酥，炙令微黄）　肉苁蓉（二两，酒浸一宿，刮去皴皮，炙令干）

右件药，捣罗为末，炼蜜和捣三二百杵，圆如梧桐子大。每服，食前以温酒下三十圆。

治膀胱及肾脏久虚积冷，上焦烦热，小便滑数如米泔，宜服黄芪圆方。

黄芪（一两，锉）　熟干地黄（一两）　土瓜根（一两）　玄参（三分）　栝楼根（一两）　白龙骨（一两）　菝葜（一两，锉）　牡蛎（一

两，烧为粉）　人参（三分，去芦头）　桑螵蛸（三分，微炒）　五味子（一两）　沉香（一两）

右件药，捣罗为末，炼蜜和捣三五百杵，圆如梧桐子大。每服，食前以粥饮下三十圆。

【校注】

① 矩气：永正抄本作"短气"。

② 膃肭脐：海狗的阴茎和睾丸。

③ 一：永正抄本作"三"。

④ 心：永正抄本作"少"，义长可从。

⑤ 二：永正抄本作"三"。

⑥ 三分：此二字据永正本补，此处脱文。

⑦ 蛜蝌（yīqí 伊祁）：即全蝎。

⑧ 二：永正抄本作"三"。

⑨ 铫（diào）子：煮开水熬东西用的器具。

⑩ 三分：永正抄本作"一两"。

⑪ 一：永正抄本作"二"。

⑫ 二：永正抄本作"三"。

⑬ 拘撮：扣留征集。此指滞留不去。

⑭ 一：永正抄本作"半"。

⑮ 一：据永正本补，此处脱文。

⑯ 二：永正抄本作"三"。

⑰ 一：永正抄本作"二"。

⑱ 女萎：辛，温。有小毒。有消炎消肿，利尿通乳。

⑲ 硇：同"硇"。

⑳ 半两，汤浸去白瓤，焙：此八字据永正本补，此处脱文。

㉑ 二：永正抄本作"三"。

㉒ 酽醋：浓醋。

㉓ 措：据文义疑作"揩"。

㉔ 两：其下永正抄本有"青橘皮"三字，此处疑脱。

㉕ 蘧麦：即瞿麦。

㉖ 二：永正抄本作"三"。

卷第八

伤寒叙论

论曰：春气温和，夏气暑热，秋气清凉，冬气冰冽，此四时正气之序也。冬时严寒，万类深藏，君子固密，则不伤于寒，或触冒之者，乃为伤寒尔。其伤于四时之气，皆能为病，而以伤寒为毒者，以其最为杀厉之气焉，即病者名曰伤寒，不即病者，其寒毒藏于肌骨中，至春变为温病，至夏变为暑病，暑病者，热重于温也。是以辛苦之人，春夏多有温病，温病者，皆由冬时触冒寒气所至，非天行之气也。凡天行者，为春时应暖而反大寒，夏时应热而反大冷，秋时应凉而反大热，冬时应寒而反大温，此非其时而有其气。是以一岁之中，长幼之病多相似者，此则天行之气也。又土地寒热温凉高下不同，物性刚柔餐居亦异，是故黄帝兴四方之问，岐伯举四疗[①]之能，以训后贤，开其未悟，临病之工，宜须详审也。又千金云：人生天地之间命有遭逢，时有否泰，吉凶悔吝，苦乐安危，喜怒爱憎，存亡忧畏，开心之虑，日有千条谋身之道，时有万计乃度一日。是故天无一岁不寒暑，人无一日不忧喜。故有天行温疫病者，则天地变化之一气也，斯盖造化必然之道，不得无畏。故圣人虽有补天立极之德，而不能废之。虽不能废之，而能以道御之。其次有贤人，善于摄生，调和撙节[②]，与时推移，亦得保全。天地有斯瘴疠，还以天地所生之物以防备之。命曰知方，则病无所侵矣。然此病也，俗人谓之横病，多不解疗，皆云日满自差，以此致枉者天下太平[③]。凡始觉不佳，便须救疗，若至于病，即汤食竞进，折其毒势，自然而差。必不可令病气自在，恣意攻人，拱手待毙，斯为误矣。夫得病一日在皮，当摩膏、火灸、淋浴、发汗则愈。若不解者，二日在肤，可法针，服解肌散发汗，汗出则愈。若不解至三日，复一发汗则愈。若不解者，则勿复发汗也。至四日在胸，宜服赤小豆瓜蒂散吐之则愈。至五日在腹，六日入胃，则可下之。若热在胃外，如误下之，其热乘虚入胃，然病要须下者，又不得留于胃中也。若胃实者，热毒为病，三死一生。若胃虚者，热毒入胃即胃烂矣。微者赤斑出，此候五死一生。剧者黑斑出，此候十死一生。以病人各有强弱，人有难易得效相倍也。若得伤寒病无热，但狂言烦躁不安，精采言语，与人不相主，当勿以火导，但以五苓散三二钱罪[④]之，可与新汲水一升，或一升半，可至二升，强饮之，指刺喉中吐之，随手便煎[⑤]。若不便吐者，此病皆多不善，勿以余药吐也。又吐[⑥]病，不急以猪苓散及吐解之者，其毙速尔。可先以发表之药尤佳，病者过日不已则不是热，不可下之，下之者，热毒乘虚入胃，亦令胃烂斑出也。又春夏无大吐下，秋冬无大发汗，若冬及始春天寒，宜服神丹圆，亦可摩膏火灸。若末春、夏月、初秋，凡此热月，不宜火灸，又不宜厚覆，宜服六味青散。若无圆散及煎，但用柴胡数两煎服，伤寒时行，皆可服也，亦可以发汗药发汗，不但一也，直至再三发汗不解者，当与汤，实者宜转下之。其脉朝夕快者为实癖也，朝平夕快非癖也，转汤可早与服，但当少与，勿令下多。其间诸虚烦热者，与伤寒相似，然不恶寒，身不疼痛，故知非伤寒也，不可发汗。若头不痛，脉不紧数，故知非里实，不可下也。如此，外内皆不可攻，而医强攻之，必致危损，多死难痊也。虚烦者，但当与竹叶汤，若呕者与橘皮汤，不愈可重与服也。若得病连服汤药发汗，汗不出者皆死病也。凡难得汗者可蒸之，如蒸中风法，蒸湿之气于外迎之，不得不汗出也。

凡病发热恶寒脉洪者，便宜发汗，后以粉粉之，勿令着风。若当发汗而其人适已失血，及大下利者，虽不可汗，如此者数与桂枝汤，使体中漐漐汗出，连日如此，自当解也。夫表和里病，下之则愈，汗之则死。里和表病，汗之则愈，下之则死。夫如是，则神丹不可以误发，甘遂何可以妄攻？然则桂枝下咽，表和则愈。承气入胃，里平则痊。明当消息病之状候，不可乱投汤药，虚其胃也。经言脉微不可吐，虚细不可下，此医之大禁也。凡脉有浮沉，转能变化，或人得病数日，方以告医，虽云初觉，视病已积日矣，其疾源已成，非发汗所解，常许其脉[⑦]，随时救疗，必得差也。不可苟以次第，为之失其机要，乃致祸矣。伤寒病三日以内，发汗者，谓当风解衣，夜卧失覆，寒温所攻，贼风相染，易为恶邪所中也。至于人自饮食生冷过度，腹脏不消，转动稍难，头痛身热，其脉实大者，便可吐下，不可发汗也。凡人育[8]小病，觉不如常，则须早疗。苦隐忍不疗，冀望自差，须臾之间，以成痼疾。小儿女子，益以滋其。若天行不和，当自戒勒，小有不安，便须救疗，寻其邪由，及在腠理，汤散以时，鲜有不愈者。若患数日乃说，邪气入脏，则难可制，虽和缓之功，亦无能为也。凡天行病，五六日而渴，欲饮水者，未宜多与也，为腹中热气尚少，不能消之，便更与人，作病深矣。若至七八日，大渴欲饮水者，然当与之，常令不足，勿极意也。云能饮一斗者，而与五升。若饮水腹满，小便不利，若喘，若哕者，不可与之。濈然大汗出者已愈也。凡人得病，能饮水者，为欲愈也。若小渴而强与之，因此成祸者，其数极众。凡伤寒病，若错医疗，祸如反掌。其病有相类者，伤寒热病、风温湿病、阴毒、温疫、天行时气，死生不同，形候亦别，宜审而详也。

辨伤寒脉候

夫脉有阴阳何谓也？凡脉洪、大、浮、数、动、滑皆为阳也；脉沉、涩、弱、弦、微皆为阴也。凡阴病见阳脉者，生阳病。见阴脉者，死脉。有阳结、阴结者，何以别之？凡脉浮而数，能食不大便者，此为实，名曰阳结，期十七日当剧。其脉沉而迟不能食，身体重，大便硬者，名曰阴结，期十四日当剧。病有洒淅恶寒者，何也？凡阴脉不足，阳往乘之；阳脉不足，阴往乘之。假使寸口脉微，名曰阳不足，阴气上入阳中则洒淅恶寒也。尺部脉弱，名曰阴不足，阳气下入阴中则发热。阳脉浮，阴脉弱，弱者则血虚筋急也。其脉沉者，荣气微也。其脉浮，汗如流珠者，卫气衰也。荣气微者，加烧针，若血留不行者，更发热而烦躁也。

脉蔼蔼如车之盖者，名曰阳结也。累累如循长杆者，名曰阴结也。脉瞥瞥如羹上肥者，阳气微。萦萦如蜘蛛丝者，阴气衰。绵绵如泻漆之绝者，亡其血。脉来缓时一止复来者，名曰结，脉来数时一止复来者，名曰纵，阳脉盛则纵，阴脉盛则动，此皆病脉。阴阳相搏，名曰动也。阳动即汗出；阴动即发热。若形冷恶寒者，三焦伤也。病有颤而汗出，因得解者，何谓也？凡脉浮而紧，按之芤，此为本虚，故当颤而汗出也。以未虚是以发颤，以脉浮故当汗出得解。若脉浮而数，按之不芤，此本不盛也。病若欲自解者，但汗出尔，不发颤也。又病有不颤而汗出解者，何也？凡脉浮大而数，故自汗出而解。又病有不颤不汗而解者，何也？凡脉自微，此已曾发汗，或吐下，或亡血，内无津液，阴阳自和，必自愈也，故不颤不汗而解。伤寒三日，脉浮数而微，患人身凉和者，何也？凡有此候，为欲解也。以夜半脉浮而解者，濈濈然汗出也；脉数而解者，必能食也；脉微而解者，大汗出也。病欲知愈及未愈者，何以知之？凡寸口、关上、尺中三处，大小、浮沉、迟疾俱等，有寒热不解者，此脉阴阳和平，虽剧令愈也。立夏得洪大脉是其本位，而病人身体苦疼痛者，须大发汗也。若身不疼痛者，不须发汗，汗自出也，当解也。寸口脉浮，为在表，沉为在里，数为在腑，迟为在脏，今脉迟为在脏也。趺阳脉浮而涩，少阴脉如经者，其病在脾也，法当下利，何以知之？若脉浮大者，气实血虚也。今趺阳脉浮而涩，故知脾气不足，胃气大虚也。以少阴脉弦而沉，此谓调脉，故称如经也。若反滑而数者，当知溺脓也。寸口脉浮，浮即为风，紧即为寒，风即伤卫，寒即伤荣，荣卫俱病，骨节烦疼，当须发汗。趺阳脉迟而缓，胃气如经也。趺阳脉，浮即伤胃，数即动脾，此非本病，因下之所为也。大发其汗又数下之，其人亡血，病当恶寒后仍发热，无休止时。五月盛热，欲著厚衣；冬月盛寒，欲裸[9]其身。所以然者，阳微即恶寒，阴微即恶热，此以衣发其汗，使阳气微又火[10]下之，令阴气弱。五月之时，阳气在表，胃中虚冷，以阳气内微不能胜冷，故欲著衣。十一月之时，阳气在里，胃中烦热，以阴气内弱，不得胜热，故欲裸身。又阴脉迟涩，故知亡血。脉浮而大，身汗如黏，喘而不休，水浆不下，形体不仁，乍静乍乱，此为命绝也。未知何脏先受其病，若汗出发润而喘不休者，此为肺绝也。身如烟熏，直视摇头，此为心绝也。唇吻反青，四肢漐习[11]者，此为肝绝也。环口黧黑，大汗发黄者，此为脾绝也。大小便遗失，狂语目反视者，此为肾绝也。又未知何脏，阴阳前绝也，若阳气前绝，阴气后竭者，死必肉色青也。若阴气前绝，阳气后竭者，死必肉色赤，腋下温，心下热也。寸口脉浮大而反下之，此为大逆。浮即无血，大即为寒，寒气相搏，即为肠鸣。医乃不知，反饮冷水，令汗大出，水得寒气，冷必相搏，其人即䭇[12]。趺阳脉浮，浮即为虚，浮虚相搏，故令气䭇。而胃气虚竭，脉滑即哕，脉浮鼻口燥者，必衄血也。诸脉浮数者常[13]发热，而洒淅恶寒，若食饮如常者，畜积有脓，脉浮而迟，面热如赤，颤惕者，六七日当汗出而解。而反发热者，差迟。迟为无阳不能作汗，其身必痒。寸口脉及阴阳俱紧，法当清邪中于上焦，浊邪中于下焦，清邪中于上名为洁，浊邪中于下名为浑也。阴中于邪必心栗也，表气微虚，里气不守，故使邪中阴也。阳中于邪，必发热项强，腰痛胫酸，所为阳中雾露之气，故曰清邪中于上也，浊邪中于下，阴气为栗，足膝逆冷，便溺妄出，表气微虚，里气微急，三焦相浑，内外不和也。上焦茀郁[14]，脏气即相动，致口烂蚀断也。中焦不治，胃气上冲，脾气不转，胃中为浊，荣卫不通，血凝不流。若卫气不通者，小便赤黄，与热相搏，因热作使游于经络，出入脏腑，热气所过则为痈脓也。下焦不和，清溲重下，大便数难，脐腹疼痛，脉阴阳俱紧者，以下焦气出唇口，干燥踡卧，足冷，鼻中涕出，舌上苔滑，勿妄治也。伤寒七日以上，其人微发热，手足温者，此为欲解也。伤寒八日以上，大发热者，此为难治也。设使恶寒者，必欲呕也。腹中痛者，必欲利也。病六七日，三部脉皆大，心烦、口噤不能言，其人躁扰者，此为欲解也。脉浮而数，浮为风，数为虚，风为热，虚为寒，寒风相搏，则洒淅恶寒也。脉浮而滑，浮为阳，滑为实，浮滑相搏，其脉数疾，此卫气失度。浮滑之脉数疾，发热汗出者，此不可治也。伤寒咳而上气，其人形损，脉散者死。

伤寒受病日数次第病证

伤寒一日，足太阳受病。太阳者，膀胱之经也，为三阳之首，故先受病。其脉络于腰脊，主于颈项，故得病一日，头项腰脊痛也。伤寒二日，足阳明经受病。阳明者，胃之经也，主于肌肉，其脉络于鼻入于目。

故得病二日，肉热、鼻干、不得眠也。诸阳在表，表始受病在皮肤之间，故可摩膏、火灸、发汗而愈也。凡五脏不和，六腑不通，荣卫不行，如是之后三日乃死，何也？夫足阳明者，胃之脉也，十二经之长也，其气血盛，故不通三日，其气乃尽，故死尔。其未满三日者，可汗而已，其满三日者，可下而已也。伤寒三日，足少阳受病。少阳者，胆之经也，其脉循于胁，上于颈耳，故得病三日，胸胁热而耳聋也。三阳经络始相搏，病未入于脏，可汗而解也。伤寒四日，足太阴受病。太阴者脾之经也，为三阴之首，是故三日已后，阳受病讫，传之于阴，而太阴受病焉。其脉络于脾，主于喉嗌。故得病四日，肠满而嗌干，其病在胸膈，故可吐而愈也。伤寒五日，足少阴受病。少阴者肾之经也，其经贯肾络肺系于舌，故得病五日，口热舌干渴而引水也，其病在肠，故可下而愈矣。伤寒六日，足厥阴受病。厥阴者，肝之经也，其脉循阴络于肝，故得病六日，烦满而阴缩也。此则阴阳俱受病，毒气在胃，可下而愈矣。七日，太阳病衰，头痛小愈，又伤寒七日，病法当小愈，阴阳诸经传病终故也。今七日以后病反甚者，欲为再经病也。再经病者，经络重受病也。伤寒八日，阳明病衰，身热小愈，又八日不解者，或是诸阴阳经络重受于病，或因发汗吐下之后，毒气未尽，所以病证犹在也。伤寒九日，少阳病衰，耳聋微闻。又伤寒九日以上病不除者，或初一经受病，则不能相传，或已传三阳讫，而不能传于阴，致停滞累日，病证不解，故日数多而病候改变也。伤寒十日，太阴病衰，腹胃如故，则思欲饮食。伤寒十一日，少阴病衰，渴止，不烦满，舌干已也。伤寒十二日，厥阴病愈，囊纵，小腹微下，毒气皆去，病日已矣。

辨太阳病形证

伤寒一日，太阳受病。若脉静者，未传诸脏。烦躁欲吐，脉急数者，乃传别脏也，宜桂枝汤。

太阳为病，头痛项强而恶寒，其脉浮数，宜桂枝汤。太阳中风发热而恶寒，宜桂枝汤。

太阳病中风脉，其阳浮而弱，浮者热自发，弱者汗自出，啬啬恶寒，翕翕发热，鼻鸣干呕，宜桂枝汤。

太阳病发热汗出，此为荣弱卫强，故使汗出。欲去其邪，更宜服桂枝汤。

太阳病若下之，其气必上冲，可与桂枝汤。

太阳病发其汗，汗出不止者，其人必恶寒，小便难，四肢拘急者，宜桂枝附子汤。

太阳病若下之，其脉促，胸中满，宜桂枝汤。

太阳病外证未解，不可下也，宜服桂枝汤发其汗。

太阳病下之不愈，其脉浮者，为在外，汗之则愈，宜桂枝汤。

太阳病服桂枝汤，烦热不解者，当先针风池、风府穴，乃与桂枝汤即愈。

太阳病自汗出，此为荣气和，卫气不和。荣行脉中，卫行脉外，复发其汗，表和即愈，宜桂枝汤。

太阳病时自发热，汗出不愈者，此卫气不和也，当更发汗即愈，宜桂枝汤。

太阳病发汗已解，半日后复烦躁，其脉浮数者，可复发其汗，宜桂枝汤。

太阳与阳明合病，喘而胸满，不可下也，宜麻黄汤。

太阳病脉浮紧无汗，发热身痛，心烦目瞑，剧者必衄，衄者欲解也，宜麻黄汤。

太阳病头痛发热，身体骨节疼痛，恶风，无汗而喘者，宜麻黄汤。

太阳病脉浮而数者，可发其汗，宜麻黄汤。

太阳与阳明合病而自利，宜术附汤。

太阳与阳明合病而不利，但呕者，宜葛根半夏汤。

太阳病项背强无汗，而恶风者，宜麻黄汤。

太阳中风脉浮紧，发热恶寒，身体疼痛，宜大青龙汤。

太阳病脉浮缓，其身不痛，但重，或有轻时，无少阴证者，可大青龙汤。

太阳病表不解，心下有水气，干呕发热，或渴或利，小腹满，或喘者，宜小青龙汤。

太阳病发汗，汗解后其人仍发热，心下悸，头眩，身体瞤动，宜玄武汤。

太阳病不解，结热在膀胱，其人如狂，其血自下，其外不解，尚未可攻，当解其外，宜桂枝汤。外已解，小腹结者，乃可攻之，宜桃仁承气汤。

太阳病反下之，遂利不止，汗出者，宜葛根黄连汤。

太阳病吐下发汗后而微烦，小便数，大便坚，可小承气汤。

太阳病发汗，大汗出，胃干，烦躁不得眠，其人欲饮水，当稍稍饮之，令胃气和即愈。脉浮，小便利，微热渴者，宜五苓散。

太阳病发汗后，脉浮而数，复渴者，宜五苓散。

太阳病汗出而渴，宜五苓散。不渴宜茯苓散。

太阳与少阴合病而自利者，宜黄芩汤。呕者加半夏生姜汤。

太阳病发汗后腹胀满者，宜厚朴汤。

太阳病汗后，心下痞满，宜泻心汤。

太阳病汗出后，胃中不和，心下痞坚，干噫，食臭，胁下有水气，腹中雷鸣而利，宜半夏泻心汤。

太阳病外未解，数下之，遂夹热而利，利不止，心下痞满，表里不解，宜桂枝人参汤。

辨阳明病形证

伤寒二日，阳明受病，阳明者，胃中寒是也，宜桂枝汤。

太阳病而发汗，汗虽出复不解，不解者转属阳明也，宜麻黄汤。

阳明病外证身热汗出，而不恶寒，但恶热，宜柴胡汤。

阳明中风，头痛口苦，腹满微喘，发热恶寒，脉浮而紧，下之即小便难，宜桂枝麻黄汤。

阳明中寒，不能食，小便不利，手足濈然汗出，欲作坚瘕也。所以然者，胃中水谷不化故也，宜桃仁承气汤。

阳明病能食，下之不解，其人不能食，攻其热必哕者，胃中虚冷也，宜半夏汤。

阳明病脉迟发热，头眩，小便难，此欲作谷疸，下之必腹满，宜柴胡汤。

阳明病当多汗而反无汗，身如虫行皮中之状，此为久虚故也，宜术附汤。

冬阳明病，反无汗，但小便利，呕而咳，手足厥，其头必痛，宜建中汤。

冬阳明病，脉浮而紧，必发潮热，其脉浮者，宜黄芩汤。

阳明病无汗，小便不利，心中热壅，必发黄也，宜茵陈汤。

阳明病被火灸，其额上微有汗出，小便不利者，必发黄也，宜茵陈汤。

阳明病口干，但漱水不欲咽者，必鼻衄也，宜黄芩汤。

阳明病若小便少者，津液当还入胃中故也，凡发汗太过，故令大小便难，宜茯苓汤。

阳明病当心下坚满，不可下之，宜半夏汤。

阳明病不吐下而烦者，可与承气汤。

阳明病其脉迟，虽汗出不恶寒，其体必重，腹满而喘，有潮热，可攻其里，手足濈然汗出，为大便已坚，宜承气汤。

阳明病若汗出多，而微恶寒，为外未解，无潮热，不可与承气汤也。若腹大，便难，可与小承气汤和其胃气，勿令下多。

阳明病有潮热，大便坚，可与承气汤。若有结燥，乃可徐徐攻之。若无壅滞，不可攻之，攻之者必腹满，不能食，欲饮水者，即哕，其候发热，必腹坚胀，宜与小承气汤。

阳明病其人多汗，津液外出，胃中干燥，大便必坚，坚者则谵语，宜与大承气汤。

阳明病谵语妄言，发潮热，其脉滑疾者，宜承气汤。

阳明病脉浮，咽干口苦腹满，汗出而喘，不恶寒反恶热，心躁，谵语不得眠，胃虚，客热舌燥，宜栀子汤。

阳明病若脉浮，发热，渴而欲饮水，小便不利，宜猪苓汤。

阳明病若脉浮迟，表热里寒，下利水谷，宜四逆汤。

阳明病若胃中虚冷，其人能食，饮水即哕，脉浮发热，口鼻中燥，能食者必衄，宜黄芩汤。

阳明病汗出，而多渴者，不可与猪苓汤，汗多者，胃中燥也。汗少者，宜与猪苓汤，利其小便。

阳明病因下之，其外有热，手足温者，心中烦壅，饥而不能食，头有汗出，宜栀子汤。

阳明病发潮热，大便溏，小便自利，胸胁烦满不止，宜小柴胡汤。

阳明病胁下坚满，大便秘而呕，口燥，宜柴胡汤。

阳明病中风，其脉浮大，短气心痛，鼻干嗜卧，不得汗，一身悉黄，小便难，有潮热而哕，耳前后肿，刺之虽小差，外若不解，宜柴胡汤。

阳明病其脉迟，汗出多而微恶寒，为表未解，宜桂枝汤。

阳明病脉浮无汗，其人必喘，当须发汗，宜麻黄汤。

阳明病发热而汗出，此为热退，不能发黄也。但头汗出，身体无汗，小便不利，渴引水浆，此为瘀热在里，必发黄也，宜茵陈汤。

阳明病其人喜妄，必有蓄血，为本有瘀热，大便必秘，宜抵当汤。

阳明病脉实者当下，脉浮虚者当汗。下者宜承气汤，汗者宜桂枝汤。

阳明病发作有时，汗不解，腹满痛，宜承气汤。

阳明与少阴合病，而自利脉浮者，为顺也。滑而数者，有宿食，宜承气汤。

阳明病脉浮，发热无汗，表不解，渴欲饮水，宜白虎汤。

辨少阳病形证

伤寒三日，少阳受病，口苦干燥目眩，宜柴胡汤。

少阳病胁下坚满，干呕不能饮食，往来寒热，若未吐下，其脉沉紧，可与柴胡汤。

少阳病若已吐下，发汗谵语，服柴胡汤若不解，此欲为狂病，随其证而治之。

少阳中风，两耳无所闻，目赤，胸中满而烦，不可吐下，吐下则悸而惊，宜柴胡汤。

伤寒病脉弦细，头痛而发热，此为属少阳。少阳不可发汗，发汗则谵语，为属胃，胃和即愈。不和即烦而悸，宜柴胡汤。

伤寒三日无大热，其人烦躁，此为阳去入阴故也，宜茯苓汤。

辨太阴病形证

伤寒四日，太阴受病，腹满吐食，下之益甚，时时腹痛，心胸坚满，若脉浮者，可发其汗，沉者，宜攻其里也，发汗者宜桂枝汤，攻里者宜承气汤。

太阴中风，四肢烦痛，其脉阳微阴涩而长，为欲愈也，宜青龙汤。

太阴病利而不渴者，其脏有寒，当温之以四逆汤。

伤寒脉浮而缓，手足自温，是为系在太阴，小便不利，其人当发黄，宜茵陈汤。

太阴病不解，虽暴烦下利，十余行而自止，所以自止者，脾家实，腐秽已去故也，宜橘皮汤。

太阴病下之后，腹满时痛，宜桂心芍药汤，若太实腹痛者，宜承气汤下之。

辨少阴病形证

伤寒五日，少阴受病，其脉微细，但欲寐，其人欲吐而不烦，五日自利而渴者，属阴虚，故引水以自救。小便白而利者，下焦有虚寒，故不能制水而小便白也，宜龙骨牡蛎汤。

少阴病咳而下利谵语，是为心脏有积热故也，小便必难，宜服猪苓汤。

少阴病脉细沉数，病在里，不可发其汗，宜承气汤。

少阴病下利止，恶寒而蜷，手足温者，可治也，宜建中汤。

少阴病恶寒而蜷，时时自烦，不欲厚衣，宜大柴胡汤。

少阴病而一身手足尽热，热在膀胱，必便血也，宜黄芩汤。

少阴病其人吐利，手足不逆，反发热者，宜葛根半夏汤。

少阴病始得之，其人发热，脉反沉者，宜麻黄附子汤。

少阴病身体痛，手足寒，脉沉者宜四逆汤。

少阴病下利便脓血者，宜桃花汤。

少阴病其人吐利，手足逆，烦躁者，宜吴茱萸汤。

少阴病下利咽痛，胸满心烦，宜猪苓汤。

少阴病咽痛者，宜甘草桔梗汤。

少阴病下利，宜白通汤。

少阴病下利，服白通汤止后，厥逆无脉烦躁者，宜白通猪苓汤。其脉暴出者死。微微续出者生。

少阴病四肢心腹痛，小便不利，或咳或呕，此为有水气，宜玄武汤。

少阴病下利水谷，里寒外热，手足厥逆，脉微欲绝，身反恶寒，其人面赤，或腹痛，或干呕，或咽痛，或时利止，而脉不出者，宜四逆汤。

少阴病下利，咳而呕，烦渴不得眠卧，宜猪苓汤。

少阴病口燥咽干，急下之，宜承气汤。

少阴病利清水色，青者，心下必痛，口干燥者，宜大柴胡汤。

少阴病其人腹满，不大便者，急下之，宜承气汤。

少阴病其脉沉者，急当温之，宜四逆汤。

少阴病其人饮食则吐，心中温温，欲吐复不能吐，手足寒，脉弦迟，此胸中实，不可下也，当宜吐之，宜瓜蒂散。

少阴病若膈上有寒欲干呕者，不可吐，当温之，以四逆汤。

辨厥阴病形证

伤寒六日，厥阴受病，其脉微浮，为欲愈，不浮为未愈也，宜建中汤。

伤寒六日渴欲饮水者，宜猪苓汤。

伤寒六日烦满而囊缩，此则毒气在脏，可下而愈，宜小承气汤。

伤寒六日身体热，恶风，颈项强，胁下满，手足温而渴，宜小柴胡汤。

伤寒六日阳脉涩，阴脉弦，当腹中急痛，先与小建中汤，不差，宜大柴胡汤。

伤寒六日发汗吐下后，虚烦不得眠，剧者心神颠倒，宜栀子汤。

伤寒六日已发汗及下之，其人胸胁满，大肠微结，小肠不利，而不呕，但头汗出，往来寒热而烦，此为未解，宜小柴胡桂枝汤。

伤寒六日发热，微恶寒，肢节烦疼，心下支满，外证未去，宜柴胡桂枝汤。

伤寒六日大下之后，身热不去，心中结痛，此为欲解，宜栀子汤。

伤寒六日下之，胸满烦惊，小便不利，谵语，一身不可转侧，宜柴胡汤。

伤寒六日不解，结热在里，但热时时恶风，大渴，舌干烦躁，宜白虎汤。

伤寒六日风湿相搏，身体疼痛，不能转侧，脉浮虚而涩，宜术附汤。

伤寒病六日后，至八日九日，如疟，热多寒少，一日再发，其脉微缓者为欲愈，脉微而恶寒者，为阴阳俱虚，不可复吐下也，发汗面色赤有热者，为欲解，宜服桂枝麻黄汤。

辨伤寒热病两感证候

夫热病者，皆伤寒之类也，或愈或死，其死皆以六七日间，其愈皆以十日以上者何也？ 夫巨阳者，诸阳之属也，其脉连于风府，故为诸阳主气。 人之伤于寒也，故则为病热，热虽甚不死。 其两感于寒而病者，必死。 夫两伤于寒病者，一日则巨阳与少阴俱病，故头痛口干，烦满而渴（足太阳是膀胱之经，足少阴是肾心经也）。 二日，足阳明与足太阴俱病，则腹满体热，不食谵语（足阳明胃之经，足太阴脾之经也）。三日，则足少阳与足厥阴俱病，则耳聋囊缩，水浆不入口，则不知人，六日而死矣（足少阳胆之经，足厥阴肝之经也）。是为六经阴阳表里者也。阳为腑主表，阴为腑主里，脏腑俱病，故曰两感三日而死者，为一日两经受病，故云两感是表里俱病，故六日而死矣。

辨伤寒热病不可治形候

伤寒三部脉阴阳俱盛，大汗出不解者，不可治。

伤寒阴阳俱虚，热不止者，不可治。

伤寒脉至乍数乍疏者，不可治。

伤寒谵言妄语，身有热，脉浮大，手足温者生，脉沉细，手足逆冷者，不可治。

伤寒咳而上气，其脉散者，不可治。

伤寒热盛，脉浮大者生，沉小者不可治。

伤寒已得汗，脉沉小者生，浮大者不可治。

伤寒谵语，直视而喘者，不可治。

伤寒下利厥逆，躁不能卧者，不可治。

伤寒发热下利，至厥不反者，不可治。

伤寒病恶寒，蜷而利，手足逆者，不可治。

伤寒五六日，脉微细沉，但欲卧，汗出不烦，时自吐利，复烦躁不得卧寐者，不可治。

伤寒六七日喘息高者，不可治。

伤寒发汗不出，若大灌发者，不可治。

伤寒泄而腹满甚者，不可治。

伤寒目不明，热不已者，不可治。

伤寒老人婴儿，热而腹满者，不可治。

伤寒汗不出，呕血者，不可治。

伤寒舌本烂，热不已者，不可治。

伤寒咳血而衄，汗不出，出不至足者，不可治。

伤寒髓热者，不可治。

伤寒热而痉者，不可治。

伤寒热病腰折瘈疭，齿噤者，不可治。

伤寒下利后脉绝，手足厥冷，脉不还者，不可治。

伤寒四逆恶寒，脉不至，其人不热而躁者，不可治。

热病脉代者，一日死。

热病二三日身体热，腹痛头痛，食饮如故，脉直而疾者，至八日不可治。

热病三四日，腰已下不得汗，脉大疾者生，脉细小难得者，不可治。

热病四五日，头不热，腹不痛而吐，脉来微细，至十二日不可治。

热病七八日，其脉微，小便如黑，口干脉代，舌焦干黑者，不可治。

热病七八日，脉微小，病人便血，口中干，一日半而死。

热病七八日，脉不躁不数，后二⑮日中有汗，三日不汗者死。

热病八九日，头不疼，身不痛，目不赤，色不变，而反利，脉来叠叠，按不弹手，时大，心下坚者，至十七日不可治。

热病已得汗，而脉尚躁盛，此阴脉之极也，死。

热病脉常盛躁，而不得汗者，此阳脉之极也，死。 脉盛躁得汗者，生也。

热病已得汗，体热不去者，不可治。

热病其人瀼瀼⑯大热，脉细小者不可治。

热病下利不止，腹中痛甚者不可治。

辨可发汗形证

大法，春夏宜发汗。

凡发汗，欲令手足周遍，汗出漐漐益佳，不欲流离。 病若不解，当复发汗，汗多则无阳，虚则不得重发汗也。

凡欲发汗，中病便止，不必须尽意也。

太阳病脉浮数者，宜发汗也。

太阳病脉浮大数者，宜发汗也。

阳明病脉迟，汗多而微恶寒者，外未解，宜发汗。

阳明病脉浮数者，宜发汗。 太阳病常自微微汗出，更宜发汗。

凡脉浮而紧者，浮则为风，紧则为寒，宜发汗。

太阳病下之微喘者，外未解也，宜发汗。

太阳病发热汗出而恶寒，宜发汗。

辨不可发汗形证

凡脉沉数，病在里，不可发汗，无阳故也。

凡脉尺中迟，不可发汗，荣卫不足，血少故也。

凡脉微软弱者，不可发汗。

凡咽中闭塞，不可发汗。

凡腹中有动气在左右者，不可发汗。

凡有动气在上，不可发汗，发汗则气冲于上，在心端也。

凡有动气在下者，不可发汗，发汗则心中大烦，目眩恶寒，饮食则吐。

凡诸动气脉微弱者，皆不可发汗，汗则小便难，脬中干，烦躁也。

凡咽燥者，不可发汗。

凡失血者，不可发汗，发汗必恍惚心乱。

凡积热在脏，不宜发汗，汗则必吐，口中烂生疮。

凡下利水谷，忌攻其表，汗出必胀满咳嗽。 小便利者不可攻其表，汗出即逆。

辨可吐形证

凡服汤吐者，中病便止，不必尽剂也。

大法，春夏宜吐。 凡病头不强痛，寸口脉浮，胸中痞满，上冲喉咽，不得息，此为有痰，当宜吐之。

夫胸心满实，胸中郁郁而痛，不能食，多涎唾，下利，其脉迟反逆，寸口脉数，此可吐也。

病者手足冷，脉乍结，在胸心下而烦，饥不能食，病在胸中，当宜吐之。

伤寒胸满痰逆，干呕热嗽，及肺壅唾脓等，宜吐之。

夫宿食在胃管，宜吐之。

辨不可吐形证

太阳病恶寒而发热，自汗出而反不恶寒热，关上脉细数者，不可吐之。

少阴病其人欲食，入则吐，心中温温欲吐，复不能吐，手足寒，脉弦迟，干呕，此膈上有寒饮，不可吐之，当宜温也。

诸四逆者，不可吐之。

诸虚羸，不可吐之。

新产者，不可吐之。

病者恶寒而不欲近衣，不可吐之。

辨可下形证

大法，秋宜下。 凡可汤胜圆，中病便止，不必尽之。

少阴病得之口燥咽干，宜急下之。

伤寒病人腹满，不大便者，亦然。

伤寒下痢，三部脉皆和，按其心下坚，宜急下之。

伤寒下痢，脉迟滑者，实也。 其痢未得便止，当更宜下之。

伤寒病腹中满痛者，为寒，当宜下之。

伤寒脉数而滑者，有宿食，当下之则愈。

伤寒六七日，目中瞳子不明，无外证，大便难，微热者，此为实，宜急下之。

太阳病七八日，脉微浮者，其人发狂，此下焦有热，小腹当坚而满，小便自利，下血乃愈。瘀热在里故也，宜下之。

阳明病但头汗出，其身无汗，小便不利，渴引水浆，此为瘀热在里，身必发黄，宜急下之。

伤寒有热，而小腹满者，小便反利，此为有蓄血。当宜下之。

伤寒病五六日，不大便，绕脐痛，烦躁汗出者，此为有结。汗出后则暂解，日晡则复发，脉实者，当宜下之。

伤寒七八日，身黄如橘，小便不利，其腹微满者，宜下之。

阳明病其人多汗，津液越出，胃中有热，大便必坚，宜下之。

伤寒大下后，六七日不大便，烦热不解，腹满如痛者，此有宿食，宜下之。

伤寒病小便不利，大便乍难乍易，时有微热，不能卧，此胃内有结燥故也，宜下之。

辨不可下形证

伤寒脉濡而弱，阳气不足，不可下之，下之则心下痞，津液内竭，咽燥鼻干也。

伤寒脉浮而紧，浮则为风，紧则为寒，风则伤荣，寒则伤卫，荣卫俱病，骨节烦疼。当发其汗，而不可下也。

伤寒脉浮濡弱，不得发汗，无阳故也。阳亡虚尽中弱者，不可下。

伤寒结胸证，其脉浮大不可下，下之即死矣。

太阳与阳明合病，喘促胸满，不可下。

太阳与少阳合病，心下坚，颈项强而眩，不可下也。

夫四逆病厥者，不可下也。

夫病欲吐者，不可下也。

夫病有外证未解，不可下之。 下之为逆也。

夫病发于阳而反下之，热入于咽，作结胸也。

太阴病其人腹满吐食，不可下，下之益甚。

少阳病当心下坚满，不可下之，后利不止者死。

辨可灸形证

少阴病其人虽里和，其病恶寒者，宜灸之。

少阴病吐利，手足逆而发热，脉不足者，灸其少阴。

夫吐下手足厥无脉者，当其厥阴灸之，不温及微喘者死。

伤寒六七日，脉数，手足厥，烦躁不已，灸厥阴，不顺者死。

辨不可灸形证

凡微数之脉不可灸，因热为邪，必致烦逆，内有损骨伤筋血枯之患，脉当以汗解，反以灸之，邪无所去，因火而盛，病当必重，此为逆治。 若欲解者，当发其汗而解也。

辨可火形证

凡下利后，下部中痛，当温之，宜炒枳实，若熬盐等熨之。

辨不可火形证

伤寒寸口脉浮而弱，即血气虚，卫气微，其脉浮则汗出如流珠，卫气微，荣气虚，故脉浮汗出也。太阳病中风，以火劫其汗，风被火热，即令血气流泆[17]，常有潮热，其身发黄，阳盛即衄，阴虚即小便难。阴阳俱虚竭，身体枯燥，但头汗出至颈而还，腹满微喘，口干咽烂，或不大便，甚者哕，手足燥扰，循衣摸床。若心下满，小便利者，其人可治，小便不利者不可治。

伤寒脉浮，而以火逼劫汗，即亡阳，必惊狂，卧起不安。

太阳病以火蒸之，不得汗者，其人必燥结，若不结，必下清血，其脉躁者，必发黄也。

太阳病而熨其背，大汗必出，火气入胃，胃中干竭，必发谵语。

辨可水形证

太阳病差后，胃中干燥，不得眠睡，渴欲饮水，当稍稍饮之即愈也。若呕吐，热在膈上，思水者，与五苓散，即可饮水也。

伤寒七八日大渴，欲饮水，然当与之，常令不足，勿极意也。凡伤寒病能饮水者，为欲愈也。若不渴而强与之，因此成祸者，其数多矣。

辨不可水形证

凡发汗后饮水，水灌之，其人必喘，水药不得入口，入则为逆。伤寒结胸无热证者，宜与平和之药。若以水灌之，益令热不得出，当汗而不汗，即烦。假令汗出后腹中痛，可服和气止痛之药。

寸口脉浮大，医反下之，此为大逆。浮则无血，大则为寒，寒气相搏，即为腹鸣。医不知而反饮其水，令汗大出，水得寒气，冷必相搏，其病必甚也。

伤寒五六日，而渴欲饮，未宜与也。为腹中热气尚少，不可能消之，便更作病深矣。若大渴者，宜与之也。

辨可温形证

大法，冬宜热药。

凡病发热头痛，脉浮数，身有疼痛，宜温其表。

夫病腹满，下利呕吐，身体疼痛者，宜温其里。

太阳病下利不渴，其脏有寒，当宜温之。其人欲食，入则吐，手足寒，脉弦迟，此为中寒，不可吐下也，当宜温之。

少阴病其脉沉者，急当温之。下利不食者，当宜温之。下利脉迟紧，为痛未止，下利脉浮大者，此皆为虚，宜温之。

凡脉浮革者，自腹鸣，若渴之与水者，必哕，宜温之。

夫病下之后，续得下利，水谷不止，身体疼痛，急当救里，宜温之，与治中四逆附子汤诸温药之辈。

伤寒三阴三阳应用汤散诸方

桂枝汤方　桂枝附子汤方　桂枝芍药汤方　桂枝麻黄汤方　桂枝人参汤方　麻黄汤方　麻黄附子汤方　术附汤方　小柴胡桂枝汤方　大柴胡汤方　小柴胡汤方　葛根汤方　葛根半夏汤方　半夏汤方　厚朴汤方　葛根黄连汤方　神丹圆方　瓜蒂散方　甘遂散方　蒸法出汗　六味青散方　大青龙汤方　小青龙汤方　橘皮汤方　竹叶汤方　猪苓汤方　五苓散方　茯

苓汤方　甘草桔梗汤方　茵陈汤方　栀子汤方　泻心汤方　半夏泻心汤方　干姜汤方　黄芩汤方　抵当汤方　白虎汤方　玄武汤方　建中汤方　龙骨牡蛎汤方　四逆汤方　当归四逆汤方　桃仁承气汤方　大承气汤方　小承气汤方　桃花汤方　吴茱萸汤方　白莲[18]汤方　大陷胸汤方　小陷胸汤方

桂枝汤方

桂枝（一两）　赤芍药（一两）　甘草（半两，炙微赤，锉）

右件药，捣筛为散。每服四钱，以水一中盏，入生姜半分、枣三枚，煎至六分，去滓，不计时候热服。

桂枝附子汤方

桂枝（一两）　附子（一两，炮裂，去皮脐）　赤芍药（一两）　甘草（半两，炙微赤，锉）

右件药，捣筛为散。每服四钱，以水一中盏，入生姜半分、枣三枚，煎至五分，去滓，不计时候热服。

桂枝芍药汤方

桂枝（一两）　赤芍药（一两）　人参（一两，去芦头）　甘草（半两，炙微赤，锉）

右件药，捣粗筛为散。每服四钱，以水一中盏，入生姜半分、枣三枚，煎至五分，去滓不计时候热服。

桂枝麻黄汤方

桂枝（一两）　麻黄（一两，去根节）　赤芍药（一两）　杏仁（一两，汤浸去皮尖双仁，麸炒微黄）　甘草（半两，炙微赤，锉）

右件药，捣筛为散。每服四钱，以水一中盏，入生姜半分、枣三枚，煎至五分，去滓，不计时候热服。

桂枝人参汤方

桂枝（二两）　人参（一两，去芦头）　白术（一两）　干姜（一两，炮裂，锉）　甘草（一两，炙微赤，锉）

右件药，捣筛为散。每服三钱，以水一中盏，煎至五分，去滓，不计时候温服。

麻黄汤方

麻黄（二两，去根节）　桂枝（一两）　杏仁（一两，汤浸去皮尖双

仁，麸炒微黄）　甘草（半两，炙微赤，锉）

右件药，捣筛为散。每服四钱，以水一中盏，入生姜半分、枣三枚，煎至五分，去滓，不计时候温服。

麻黄附子汤方

麻黄（二两，去根节）　附子（一两，炮裂，去皮脐）　甘草（半两，炙微赤，锉）

右件药，捣筛为散。每服四钱，以水一中盏，入生姜半分、枣三枚，煎至五分，去滓，不计时候热服。

术附汤方

白术（一两）　附子（一两，炮裂，去皮脐）　桂枝（一两）　甘草（半两，炙微赤，锉）

右件药，捣筛为散。每服四钱，以水一中盏，入生姜半分、枣三枚，煎至五分，去滓，不计时候温服。

小柴胡桂枝汤方

柴胡（一两，去苗）　桂心（一两）　黄芩（一两）　人参（一两，去芦头）　半夏（一两，汤洗七遍，去滑）　赤芍药（一两）　甘草（半两，炙微赤，锉）

右件药，捣筛为散。每服四钱，以水一中盏，入生姜半分、枣三枚，煎至五分，去滓，不计时候热服。

大柴胡汤方

柴胡（二两，去苗）　枳实（半两，麸炒微黄）　黄芩（一两）　赤芍药（一两）　半夏（一两，汤洗七遍，去滑）

右件药，捣筛为散。每服四钱，以水一中盏，入生姜半分、枣三枚，煎至五分，去滓，不计时候热服。

小柴胡汤方

柴胡（二两，去苗）　黄芩（一两）　人参（一两，去芦头）　半夏（一两，汤浸七遍去滑）　甘草（半两，炙微赤，锉）

右件药，捣罗为散。每服四钱，以水一中盏，入生姜半分、枣三枚，煎至五分，去滓，不计时候热服。

葛根汤方

葛根（一[19]两，锉）　麻黄（二两，去根节）　赤芍药（一两）　桂心（一两）　甘草（半两，炙微赤，锉）

右件药，捣筛为散。每服四钱，以水一中盏，入生姜半分、枣三枚，煎至五分，去滓，不计时候热服。

葛根半夏汤方

葛根（二两，锉）　半夏（一两，汤洗七遍，去滑）　桂心（一两）　甘草（半两，炙微赤，锉）　麻黄（一两，去根节）　赤芍药（一两）

右件药，捣筛为散。每服四钱，以水一中盏，入生姜半分、枣三枚，煎至五分，去滓，不计时候热服。

半夏汤方

半夏（一两，汤洗七遍，去滑）　桂心（一两）　甘草（半两，炙微赤，锉）

右件药，捣筛为散。每服五钱，以水一中盏，入生姜半分、枣三枚，煎至五分，去滓，不计时候温服。

厚朴汤方

厚朴（二两，去粗皮，涂生姜汁，炙令香熟）　半夏（二两，汤洗七遍，去滑）　人参（一两，去芦头）　甘草（一两，炙微赤，锉）

右件药，捣筛为散。每服四钱，以水一中盏，入生姜半分，煎至五分，去滓，不计时候温服。

葛根黄连汤方

葛根（二两，锉）　黄连（半两，去须）　黄芩（一两）　甘草（半两，炙微赤，锉）

右件药，捣筛为散。每服四钱，以水一中盏，煎至五分，去滓，不计时候温服。

神丹圆方

朱砂（一两，细研，水飞过）　附子（一两半，炮裂，去皮脐）　川乌头（一两半，炮裂，去皮脐）　半夏（一两，汤洗七遍，去滑）　赤茯苓（一两）　人参（一两，去芦头）

右件药，捣罗为末，炼蜜和圆，如梧桐子大。每服，以生姜汤下五圆，良久吃热粥一盏，投之以得汗为度。

瓜蒂散方

瓜蒂（一两）　赤小豆（四两）

右件药，捣细罗为散。每服二钱，以温水调服，药下便卧，即当有吐，候食顷若不吐，即再服之，如更不吐，即增药服之，以吐为度。吐出青黄如菜汁者为佳，若吐少，病不除者，次日如前法更服，可至再三不令虚也。药力过时不吐，即服热汤一盏，以助药力。若服药过多者，饮冷水解之。

甘遂散方(一名水导散)

甘遂（半两，煨令微黄）　白芷（半两）

右件药，捣细罗为散。每服一钱，以温水调服。

蒸法出汗

右以薪火烧地，良久扫去火，微用水洒地，取蚕沙、桃叶、柏叶糠及麦麸等，皆可用之，铺着地上，令厚二三寸，布席卧，上盖覆，以汗出为度。不得过热，当审细，消息汗出周身便住。良久不止，后以粉粉之，勿令汗出过多也。

六味青散方

川乌头（一两，炮裂，去皮脐）　桔梗（一两，去芦头）　白术（一两）　附子（一两，炮裂，去皮脐）　防风（一两，去芦头）　细辛（一两）

右件药，捣细罗为散。每服二钱，以生姜汤调服。服药后食顷，不汗出者，饮稀粥一盏，以发之，暖覆汗出漐漐可也，勿令流漓汗出。若汗大出不止者，温温粉之。如未得汗者，当更服之，以得汗为度。

大青龙汤方

麻黄（二两，去根节）　桂心（一两）　杏仁（一两，汤浸去皮尖双仁，麸炒微黄）　石膏（一两）

右件药，捣筛为散。每服四钱，以水一中盏，入生姜半分、枣三枚，煎至五分，去滓，不计时候温服。

小青龙汤方

麻黄（二两，去根节）　赤芍药（一两）　细辛（一两）　桂心（一

两）　五味子（一两）　干姜（一两，炮裂，锉）　半夏（一两，汤洗七遍，去滑）

右件药，捣筛为散。每服四钱，以水一中盏，煎至五分，去滓，不计时候温服。

橘皮汤方

陈橘皮（一两，汤浸去白瓤，焙）　生姜（一两）

右件药，细锉和匀，分为四服。每服以水一中盏，煎至六分，去滓，不计时候温服。

竹叶汤方

竹叶（每服入二七片，细切）　石膏（二两）　麦门冬（一两，去心）　半夏（一两，汤洗七遍，去滑）　人参（一两，去芦头）　甘草（一两，炙微赤，锉）

右件药，捣筛为散。每服四钱，以水一中盏，入生姜半分，煎至五分，去滓，不计时候温服。

猪苓汤方

猪苓（一两，去黑皮）　赤茯苓（一两）　泽泻（一两）　阿胶（一两，捣碎，炒令微黄燥）　滑石（一两）

右件药，捣筛为散。每服四钱，以水一中盏，煎至五分，去滓，不计时候温服。

五苓散方

赤茯苓（一两）　猪苓（一两，去黑皮）　白术（一两）　泽泻（一两）　桂心（一两）

右件药，捣筛为散。每服四钱，以水一中盏，入生姜半分、枣三枚，煎至五分，去滓，不计时候热服，以汗出为度。

赤茯苓汤方

赤茯苓（一两）　桂心（一两）　甘草（半两，炙微赤，锉）

右件药，捣筛为散。每服四钱，以水一中盏，入生姜半分、枣三枚，煎至五分，去滓，不计时候热服。

甘草桔梗汤方

甘草（一两，炙微赤，锉）　桔梗（一两，去芦头）

右件药，捣筛为散。每服五钱，以水一中盏，煎至五分，去滓，不计时候温服。

茵陈汤方

茵陈（一两） 栀子仁（一两） 川大黄（一两，锉碎，微炒）

右件药，捣筛为散。每服四钱，以水一中盏，煎至五分，去滓，不计时候温服。

栀子汤方

栀子仁（一两） 甘草（一两，炙微赤，锉）

右件药，捣筛为散。每服四钱，以水一中盏，入豉三十粒，煎至五分，去滓，不计时候温服。

泻心汤方

川大黄（一两，锉碎，微炒） 黄连（半两，去须）

右件药，并细锉和匀。每服半两，以水一大盏，煎至五分，去滓，不计时候温服。

半夏泻心汤方

半夏（二两，汤洗七遍，去滑） 黄芩（一两） 干姜（一两，炮裂，锉） 人参（一两，去芦头） 甘草（半两，炙微赤，锉） 黄连（一两，去须）

右件药，捣筛为散。每服四钱，以水一中盏，入生姜半分、枣三枚，煎至五分，去滓，不计时候温服。

干姜汤方

干姜（一两，炮裂，锉） 甘草（一两，炙微赤，锉）

右件药，捣筛为散。每服三钱，以水一中盏，煎至五分，去滓，不计时候温服。

黄芩汤方

黄芩（一两） 赤芍药（一两） 甘草（半两，炙微赤，锉）

右件药，捣筛为散。每服四钱，以水一中盏，煎至五分，去滓，不计时候温服。

抵当汤方

水蛭（半两，微炒） 虻虫（半两，微炒） 桃仁（半两，汤浸去皮

尖双仁，麸炒微黄）　川大黄（一两，锉碎，微炒）

右件药，捣筛为散。每服三钱，以水一中盏，煎至五分，去滓，不计时候温服。

白虎汤方

知母（二两）　石膏（三两）　甘草（一两，炙微赤，锉）

右件药，捣筛为散。每服五钱，以水一大盏，入粳米五十粒，煎至五分，去滓温服。

玄武汤方

赤茯苓（一两）　赤芍药（一两）　附子（一两，炮裂，去皮脐）　白术（一两）

右件药，捣筛为散。每服四钱，以水一中盏，入生姜半分、枣三枚，煎至五分，去滓，不计时候热服。

建中汤方

桂心（一两）　白芍药（一两）　甘草（半两，炙微赤，锉）

右件药，捣筛为散。每服四钱，以水一中盏，入生姜半分、枣三枚，煎至五分，去滓，入饧半两和匀，不计时候热服。

龙骨牡蛎汤方。

龙骨（一两）　牡蛎（一两，烧如粉）　桂心（半两）　甘草（半两，炙微赤，锉）

右件药，捣筛为散。每服三钱，以水一中盏，煎至五分，去滓，不计时候温服。

四逆汤方

附子（一两，炮裂，去皮脐）　干姜（一两，炮裂，锉）　甘草（一两，炙微赤，锉）

右件药，捣筛为散。每服四钱，以水一中盏，入枣三枚，煎至五分，去滓热服。

当归四逆汤方

当归（一两）　桂心（一两）　细辛（一两）　白芍药（一两）　木通（半两，锉）　甘草（半两，炙微赤，锉）

右件药，捣筛为散。每服五钱，以水一中盏，入生姜半分、枣三枚，煎至六分，去滓，不计时候温服。

桃仁承气汤方

桃仁（半两，汤浸去皮尖双仁，麸炒微黄） 桂心（半两） 川大黄（一两，锉碎，微炒） 川朴硝（一两） 甘草（半两，炙微赤，锉）

右件药，捣筛为散。每服四钱，以水一中盏，煎至五分，去滓，不计时候温服。

大承气汤方

川大黄（一两，锉碎，微炒） 厚朴（半两，去粗皮，涂生姜汁，炙令香熟） 枳实（半两，麸炒微黄） 川芒硝（一两）

右件药，捣筛为散。每服四钱，以水一中盏，煎至五分，去滓，不计时候温服，以利为度。

小承气汤方

川大黄（一两，锉碎，微炒） 川芒硝（一两） 甘草（半两，炙微赤，锉）

右件药，捣筛为散。每服四钱，以水一中盏，煎至五分，去滓，不计时候温服。

桃花汤方

桃花石（二两，捣碎） 干姜（半两，炮裂，锉） 粳米（半合）

右件药，以水二大盏，煎至一大盏，去滓，分为二服，食前服之。

吴茱萸汤方

吴茱萸（一两，汤浸七遍，焙干微炒） 人参（二两，去芦头）

右件药，捣筛为散。每服三钱，以水一中盏，入生姜半分、枣三枚，煎至五分，去滓，不计时候热服。

白通汤方

附子（一两，炮裂，去皮脐） 干姜（一两，炮裂，锉）

右件药，捣筛为散。每服四钱，以水一中盏，入葱白二茎，煎至五分，去滓，不计时候热服。

大陷胸汤方

川大黄（一两，锉碎，微炒） 川芒硝（一两） 甘遂（半两，煨令微黄）

右件药，捣筛为散。每服二钱，以水一中盏，煎至五分，去滓，不计时候温服。

小陷胸汤方

黄连（一两，去须）　半夏（二两，汤洗七遍，去滑）　栝楼（一枚）

右件药，并细锉。每服半两，以水一大盏，入生姜半分，煎至五分，去滓，不计时候温服。

【校注】

① 四疗：即药疗、心疗、食疗、体疗。

② 撙节：抑制；节制。

③ 太平：永正抄本作“太丰”，人卫本作“大半”。

④ 罪：永正抄本作“服”，义胜。

⑤ 煎：永正抄本作“愈”，义胜。

⑥ 吐：永正抄本作“此”。

⑦ 常许其脉：永正抄本作“当诊其脉”，义胜。

⑧ 育：永正抄本作“有”，义胜。

⑨ 稞：永正抄本作“裸”，为“裸”的异体字，义长可从。

⑩ 火：永正抄本作“大”，义长可从。

⑪ 絷习：谓病人手足出汗颤抖。

⑫ 饐（yì 亿）：（食物）腐败发臭。

⑬ 常：永正抄本作“当”。

⑭ 茀郁：抑郁。

⑮ 二：永正抄本作“三”。

⑯ 濈濈：汗出盛多貌。

⑰ 泆：通“溢”。

⑱ 白莲：永正抄本作“白通”。据本卷“伤寒三阴三阳应用汤散诸方”文义亦当作“白通”。

⑲ 一：永正抄本作“二”。

卷第九

治伤寒一日候诸方

夫伤寒一日，太阳受病，太阳者膀胱之经也，为三阳之首，故先受病。其脉络于腰脊，主于头项，故得病一日而头项腰脊痛也。

治伤寒一日，太阳受病，头痛项强，壮热恶寒，宜服桂枝汤方。

桂枝（半两）　附子（半两，炮裂，去皮脐）　干姜（半两，炮裂，锉）　甘草（半两，炙微赤，锉）　麻黄（一两，去根节）

右件药，捣筛为散。每服四钱，以水一中盏，入葱白二茎，煎至六分，去滓，不计时候稍热服。如人行五里，以稀葱粥投之，衣盖取汗。如未汗，一依前法再服。

治伤寒一日，头痛，身体百节酸疼，恶寒，宜服麻黄散方。

麻黄（一两，去根节）　桂心（三分）　甘草（半两，炙微赤，锉）　杏仁（三分，汤浸去皮尖双仁，麸炒微黄）　附子（三分，炮裂，去皮脐）　芎䓖（一两）　赤芍药（三分）　白术（三分）

右件药，捣筛为散。每服四钱，以水一中盏，入生姜半分、枣三枚，煎至六分，去滓，不计时候稍热服。如人行五六里再服，厚覆取汗。

治伤寒初患一日，宜服解肌汤方。

麻黄（一两，去根节）　甘草（一分，炙微赤，锉）　赤芍药（半两）　葛根（一两半，锉）　石膏（一两半）　桂心（三分）　杏仁（半两，汤浸去皮尖双仁，麸炒微黄）

右件药，捣筛为散。每服四钱，以水一中盏，入生姜半分、枣三枚，煎至六分，去滓，不计时候稍热频服。衣盖以汗出为效。

治伤寒初得一日，壮热，头目四肢疼痛，宜服细辛散方。

细辛（一两） 赤芍药（一两） 桂心（三分） 干姜（半两，炮裂，锉） 附子（半两，炮裂，去皮脐） 甘草（半两，炙微赤，锉）

右件药，捣筛为散。每服四钱，以水一中盏，入生姜半分、枣三枚，煎至六分，去滓，不计时候热服。良久吃葱粥投之，衣盖出汗。

治伤寒一日，脉弦而数，头项腰脊痛，身热烦满，不得睡卧，宜服此方。

麻黄（一两，去根节） 干姜（半两，炮裂，锉） 石膏（一两）

右件药，捣筛为散。每服五钱，以水一大盏，入豉半合、葱白二茎，煎至五分，去滓，不计时候稍热频服，衣盖出汗。

治伤寒一日，壮热，头痛恶寒，宜服桔梗散方。

桔梗（一两，去芦头） 细辛（半两） 川乌头（一两，炮裂，去皮脐） 麻黄（半两，去根节） 白术（半两） 防风（半两，去芦头） 桂心（一两） 干姜（半两，炮裂，锉） 吴茱萸（一分，汤浸七遍，焙干微炒）

右件药，捣细罗为散。每服，不计时候，以温酒调下二钱，衣盖出汗。如未汗出，即再服之。

治伤寒一日，头痛壮热，烦闷，其脉洪数，宜服人参散方。

人参（半两，去芦头） 桂心（三分） 赤芍药（半两） 白术（半两） 干姜（半两，炮裂，锉） 麻黄（三分，去根节） 甘草（一分，炙微赤，锉）

右件药，捣筛为散。每服四钱，以水一中盏，煎至六分，去滓，不计时候温服。并四五服，汗出效。

治伤寒一日，头痛壮热，心神烦闷，宜服石膏饮子方。

石膏（一两，捣碎） 柴胡（半两，去苗） 豉（一分[①]，微炒） 麻黄（一两，去根节） 葱白（二茎） 薄荷（一分）

右件药，细锉，都以水二大盏，煎至一盏三分，去滓，不计时候，稍热分为三服。如人行三二里相续服，尽厚盖取汗。

治伤寒一日，邪毒气在皮肤肌肉，宜服解肌汤方。

麻黄（半两，去根节） 桑根白皮（半两，锉） 赤芍药（一分） 栀子仁（一分） 前胡（一分，去芦头） 甘草（一分，炙微赤，锉）

杏仁（一分，汤浸去皮尖双仁，麸炒微黄） 桂心（一分）

右件药，捣筛为散。每服五钱，以水一大盏，入生姜半分，煎至五分，去滓，不计时候，稍热频服，以厚衣盖出汗。

治伤寒初觉头痛，膈上痰壅，宜服前胡散方。

前胡（一两，去芦头） 人参（一两，去芦头） 细辛（半两） 陈橘皮（一两，汤浸去白瓤，焙） 桂心（一两） 赤茯苓（一两） 附子（二两，炮裂，去皮脐） 诃梨勒（一两半，用皮） 甘草（一分，炙微赤，锉）

右件药，捣筛为散。每服五钱，以水一中盏，入生姜半分、枣三枚，煎至六分，去滓，不计时候温服。

治伤寒初觉一日，头项腰脊痛，恶寒，麻黄散方。

麻黄（半两，去根节） 干姜（半两，炮裂，锉） 葱白（三茎） 豉（一合）

右件药，捣细锉。以水二大盏，煎至一盏三分，去滓，不计时候，稍热分为三服，衣盖出汗。

治伤寒初得一日，壮热，头项腰脚疼痛，宜服此方。

麻黄（一两半，去根节） 葛根（一两，锉） 柴胡（一两，去苗） 赤芍药（三分） 桂心（三分） 石膏（一两）

右件药，捣筛为散。每服五钱，以水一大盏，入豉半合、椒二七粒、葱白二茎、薄荷二十叶，煎至六分，去滓，不计时候稍热服。服药后吃葱豉粥投之，以衣盖出汗。

治伤寒初觉，憎寒壮热，头痛口苦，宜服此方。

桂心（一两） 赤芍药（一两） 甘草（三分，炙微赤，锉）

右件药，捣筛为散。每服五钱，以水一大盏，入生姜半分、枣三枚，煎至五分，去滓，不计时候稍热服。须臾吃葱豉粥投之，衣盖取汗，未汗即再服。

治伤寒一日，头痛项强，上连风府，壮热憎寒，体痛口苦，宜服知母散方。

知母（一分） 麻黄（半两，去根节） 干姜（半两，炮裂） 葱白（四茎） 豉（半合）

右件药，细锉和匀，分为二服，以水一大盏，煎至五分，去滓，不计时候稍热服之。衣盖取汗，未汗即再服。

治伤寒一日初觉，头痛恶寒，壮热，腹内热，脉洪大，宜服葛根汤方。

葛根（一两） 葱白（五茎） 豉（一合） 柴胡（半两，去苗） 生姜（一两） 黄芩（半两）

右件药，都细锉，以水三大盏，煎至一盏五分，去滓，不计时候稍热，分为三服。如人行五里再服。衣盖取汗。

又方。

麻黄（一两，去根节，锉） 附子（半两，炮裂，去皮脐，锉） 生姜（半两，切） 葱白（五茎，切） 豉（一合）

右件药，都以水二大盏，煎至一盏三分，去滓，不计时候稍热，分为三服。如人行五里再服。衣盖出汗。

治伤寒一日头痛，遍身壮热，时时恶寒，宜服发汗神丹圆方。

人参（一两，去芦头） 川乌头（一两，炮裂，去皮脐） 半夏（三分，汤洗七遍，去滑） 赤茯苓（一两） 朱砂（半两，细研水飞过）

右件药，捣罗为末，炼蜜和捣百余杵，圆如梧桐子大。每服，不计时候，以生姜汤下十圆，良久吃葱豉粥投，以衣覆取汗，未汗即再服。

治伤寒一日，壮热头痛，其背恶寒者，宜服附子汤方。

附子（一两，炮裂，去皮脐） 赤茯苓（半两） 赤芍药（半两） 人参（半两，去芦头） 白术（半两） 桂心（半两）

右件药，捣筛为散。每服五钱，以水一大盏，入生姜半分、枣三枚，煎至五分，去滓，不计时候温服。

治伤寒一日，壮热头痛，先宜煎蒴藋汤，淋背发汗方。

蒴藋（五两） 槐枝（三两） 柳枝（四两） 桃枝（三两） 槽[②]叶（四两） 豉（一升） 葱白（十茎）

右件药，细锉，以水三斗，煎取二斗，去滓，于无风处看冷暖，淋背讫，便吃葱豉粥了，以衣盖取汗。

治伤寒初得一日，壮热头痛，宜服葱豉汤方。

葱白（三茎，切） 麻黄（一两，去根节，锉） 豉（一合） 生姜（半两，拍碎）

右件药，以水二大盏，煎至一大盏三分，去滓，不计时候，稍热，分为三服。频服，衣覆出汗。

治伤寒一日，服葱豉汤不得汗，宜服此方。

葛根（一两，锉） 葱白（三茎，切） 豉（一合）

右件药，都以水二大盏，入生姜半两，同煎至一盏三分，去滓，不计时候，稍热，分为三服。频服，衣盖取汗。

治伤寒初得一日在皮肤，头痛项强，四肢烦疼，宜用青膏方。

当归（三两） 芎䓖（三两） 川椒（三两，去目及闭口者） 吴茱萸（三两） 白芷（三两） 附子（一[3]两，去皮脐，生用） 川乌头（三两，去皮脐，生用） 莽草（二两）

右件药，细锉。以醇酒浸之，良久漉出，以炼成猪脂四斤，煎至药色黄，绞去滓，不计时候，以温酒服如半枣大。日三服，稍稍增之，若头项强，即摩之。

治伤寒一日，敕色，头痛颈项强直，贼风所中，宜用黄膏方。

川大黄（半两） 附子（半两，去皮脐，生用） 细辛（半两） 干姜（半两） 川椒（半两，去目及闭口者） 桂心（半两） 巴豆（二十一粒，去皮心）

右件药，细锉。以醋浸一宿，漉出，以腊月猪脂一斤，煎之，附子色黄即止，滤去滓，瓷盒中盛之，伤寒敕色发热，酒服一圆如梧桐子大，又以摩身数百遍，兼治贼风及毒风走注肌肤之间，随风所在，摩之甚良。

治伤寒一日，敕色恶寒，肢节疼痛，并疗恶疮，小儿头疮，牛头马鞍疮，痈肿，摩之皆差，宜用白膏方。

天雄（三两，去皮脐，生用） 川乌头（三两，去皮脐，生用） 莽草（三两） 踯躅花（三两）

右件药，以酒三升，浸一宿漉出，用炼了猪脂三斤，与药一处，于铜器中，文火煎令诸药焦黄色，即底膏。去滓，以瓷器中盛，有患者摩之百遍，即药力行，如伤寒咽痛，含如枣核大，日三咽之差。其膏不可近目。

治伤寒二日候诸方

夫伤寒二日，阳明受病，阳明者胃之经也，主于肌肉，其脉络于鼻，入于目，故得病二日，肉热鼻干，不得眠也。诸阳在表，表始受病在于皮肤之间，故可摩膏、火灸、发汗而愈也。

治伤寒二日，阳明受病，阳明者主于肌肉，其气往来寒热，鼻干不可眠卧，面赤身热，有此病证宜服桂枝附子汤方。

桂枝（一两） 附子（一两，炮裂，去皮脐） 甘草（半两，炙微赤，锉） 赤芍药（半两）

右件药，捣筛为散。每服三钱，以水一中盏，入生姜半分、枣三枚，煎至六分，去滓，不计时候，稍热频服。汗出即愈。

治伤寒二日，头痛鼻干，面赤壮热，四肢烦疼，宜服人参汤方。

人参（三分，去芦头） 诃黎勒皮（三分） 干姜（一分，炮裂，锉） 桂枝（三分） 赤茯苓（一分） 附子（三分，炮裂，去皮脐） 甘草（一分，炙微赤，锉）

右件药，捣筛为散。每服三钱，以水一中盏，煎至六分，去滓，不计时候温服，频服之，汗出差。

治伤寒二日，头痛发热，烦闷，宜服麻黄汤方。

麻黄（一两，去根节） 桂心（三分） 石膏（三分） 黄芩（半两） 甘草（一分，炙微赤，锉） 赤芍药（半两） 杏仁（二十一枚，汤浸去皮尖双仁，麸炒微黄）

右件药，捣筛为散。每服四钱，以水一中盏，入生姜半分，煎至六分，去滓，不计时候，稍热频服，汗出愈。

治伤寒二日，头痛壮热，骨节烦疼，宜服解肌汤方。

干姜（一两，炮裂，锉） 麻黄（一两，去根节） 赤芍药（三分） 黄芩（三分） 石膏（一两）

右件药，捣筛为散。每服五钱，以水一大盏，入葱白二茎、豉半合，煎至五分，去滓，不计时候稍热服。如人行三五里再服，汗出差。

治伤寒二日，皮肤顽痛，项强，四肢烦疼，宜服吴茱萸散方。

吴茱萸（一两，汤浸七遍，焙干微炒） 当归（一两，锉，微炒） 芎䓖（一两） 附子（一两，炮裂，去皮脐） 白芷（一两） 川乌头（一两，炮裂，去皮脐） 麻黄（二两，去根节） 川椒（一两，去目及闭口者，微炒出汗）

右件药，捣筛为散。每服五钱，以水一大盏，入生姜半分、枣三枚，煎至七分，去滓，不计时候，稍热分为二服，频服，以衣覆取汗出差。

治伤寒二日，头项强，四肢烦疼，宜服荆芥散方。

荆芥（一两） 附子（一两，炮裂，去皮脐） 前胡（一两） 麻黄（二两，去根节） 甘草（半两，炙微赤，锉） 白术（一两） 人参（一两，去芦头） 陈橘皮（一两，汤浸去白瓤，焙）

右件药，捣筛为散。每服四钱，以水一中盏，入生姜半分、枣三枚，煎至六分，去滓，不计时候稍热服，以衣覆出汗。

治伤寒二日不解，宜服发汗白薇散方。

白薇（半两） 麻黄（一两半，去根节） 贝母（三分，煨令微黄） 杏仁（三分，汤浸去皮尖双仁，麸炒微黄）

右件药，捣细罗为散。每服，不计时候，以温酒服二钱，衣盖出汗愈。

治伤寒二日，头项四肢烦热疼痛，宜服柴胡散方。

柴胡（一两，去苗） 人参（一两，去芦头） 甘草（一两，炙微赤，锉） 麻黄（一两，去根节） 黄芩（一两） 赤芍药（一两） 桂心（一两） 石膏（二两） 葛根（一两，锉）

右件药，捣筛为散。每服四钱，以水一中盏，入生姜半分、枣三枚，煎至六分，去滓，不计时候稍热服，以衣盖取汗。如人行五里未汗，再服。

治伤寒二日，心中悸而烦者，宜服建中汤方。

桂心（一两） 甘草（一两，炙微赤，锉） 白芍药（一两） 桔梗（一两，去芦头） 人参（一两，去芦头） 白术（一两） 陈橘皮（一两，汤浸去白瓤，焙） 厚朴（一两，去粗皮，涂生姜汁，炙令香熟）

右件药，捣筛为散。每服四钱，以水一中盏，入生姜半分、枣三枚，煎至六分，去滓，不计时候温服。

治伤寒二日，头疼壮热，发表附子散方。

附子（一两，炮裂，去皮脐） 桂心（一两） 麻黄（一两，去根节） 白术（一两） 吴茱萸（半两，汤浸七遍，焙干微炒）

右件药，捣罗为散。每服二钱，以水一中盏，入生姜半分、枣三枚，煎至六分，去滓，不计时候热服。宜频服，令有汗出即差。

治伤寒二日，发汗立效方。

附子（半两，去皮脐） 白附子（一分） 半夏（半分）

右件药，并生捣，细罗为散。每服一钱，以水一中盏，入生姜半分，煎至六分，不计时候，和滓热服，衣覆出汗。

治伤寒二日，痰逆头疼，四肢壮热，宜服半夏散方。

半夏（一两，水煮一伏时[5]，晒干） 泽泻（一两） 桂心（一两） 干姜（一分，炮裂，锉） 甘草（一分，炙微赤，锉）

右件药，捣细罗为散。每服一钱，以水一中盏，入生姜半分，煎至六分，不计时候，和滓热服。

治伤寒二日，头痛壮热，宜服走马散方。

草乌头（半两，烧灰） 桂心（半两） 硫黄（半分，细研）

右件药，捣细罗为散。每服一钱，以水一中盏，入生姜半分，煎至六分，不计时候，和滓稍热频服，盖出汗差。

治伤寒二日，头痛，腰背强硬，憎寒壮热，遍身疼痛，宜服霹雳散方。

大黑附子（一枚，入急火内烧，唯存心，少多在临出火时便用，瓷器合盖，不令去却烟焰）

右捣细罗为散。每服一钱，不计时候，以热酒调下，汗出立差。

治伤寒三日候诸方

夫伤寒三日者，足少阳受病。少阳者胆之经也，其脉循于胁，上于头耳，故得病三日，胸胁热而耳聋也。三阳经络始相传，病未入于脏，可汗而解也。

治伤寒三日不解，头痛肌肉热，宜服麻黄散方。

麻黄（一两，去根节） 甘草（半两，炙微赤，锉） 葛根（一两，锉） 厚朴（一两，去粗皮，涂生姜汁，炙令香熟）

右件药，捣筛为散。每服四钱，以水一中盏，入生姜半分，煎至六分，去滓，不计时候，稍热频服。衣盖汗出差。

治伤寒病三日，腹痛，小便不利而呕者，属少阳病证，宜服赤茯苓散方。

赤茯苓（一两）　赤芍药（半两）　白术（半两）　附子（半两，炮裂，去皮脐）　干姜（半两，炮裂，锉）

右件药，捣筛为散。每服三钱，以水一中盏，入生姜半分，煎至五分，去滓，不计时候温服。

治伤寒已经三日，不得汗，头痛发热，宜服石膏散方。

石膏（二两）　桂心（一两）　麻黄[⑤]　杏仁（二十枚，汤浸去皮尖双仁，麸炒微黄）　黄芩（一两）　甘草（一两，炙微赤，锉）　赤芍药（一两）　白术（一两）　芎䓖（一两）　香附子（一两）

右件药，捣筛为散。每服五钱，以水一大盏，入生姜半分，煎至六分，去滓，不计时候，分为二服。

治伤寒三日，咳嗽，胸膈不利，四肢烦疼，壮热头痛，宜服细辛散方。

细辛（一两）　麻黄（一两，去根节）　葛根（三分，锉）　荆芥（一两）　白术（一两）　赤芍药（一两）　紫菀（三分，洗去苗土）　桔梗（一两，去芦头）　桂心（一两）　甘草（三分，炙微赤，锉）　五味子（三分）

右件药，捣粗罗为散。每服三钱，以水一中盏，入生姜半分、枣三枚，煎至六分，去滓，不计时候温服。

治伤寒已经三日，头痛，壮热不解，咳嗽痰逆，宜服丁香散方。

丁香（一两）　前胡（一两）　附子（一两，炮裂，去皮脐）　麻黄（一两，去根节）　白术（一两）　细辛（一两）　桂心（一两）　甘草（一两，炙微赤，锉）

右件药，捣细罗为散。每服二钱，以水一中盏，入生姜半分、枣三枚，煎至六分，去滓，不计时候热服之。

治伤寒三日，壮热不解，发汗香豉粥方。

麻黄（一分，去根节）　葛根（一分）　栀子仁（一分）　石膏（半两）　荆芥（半两）　生姜（一分）　豆豉（一合）　糯米（一合半）

右件药，细锉，以水三大盏，先煎麻黄等七味至一盏半，去滓，下米煮作稀粥。不计时候服之，衣盖出汗差。

治伤寒三日，虽发汗后，头痛壮热未得全解，毒气犹盛，宜服石膏散方。

石膏（一两）　荠苨（一两）　葛根（一两，锉）　黄芩（二分）　麻黄（二[⑥]分，去根节）　甘草（半两，炙微赤，锉）

右件药，捣筛为散。每服五钱，以水一大盏，煎至六分，去滓，不计时候温服。

治伤寒三日，不得汗，烦热闷乱，宜服麻黄散方。

麻黄（二两，去根节）　葛根（二两）　桂心（一两）　豉（二合）　赤芍药（一两）　石膏（二两，捣碎）

右件药，细锉和匀。每服半两，以水一大盏，入生姜半分、枣三枚，煎至五分，去滓，不计时候热服。便吃葱[⑦]粥投之，衣覆取汗，如未汗出，即再煎服之。

治伤寒三日，不得汗，四肢不利，宜服通关散方。

附子（一颗，炮裂，去皮脐）　干姜（半两，炮裂，锉）　桂心（一分）　麻黄（一分，去根节）

右件药，捣粗罗为散。每服四钱，以水一中盏，入葱白二茎，煎至五分，去滓，不计时候热服。

治伤寒三日，头痛壮热，四肢不利，宜服正阳丹方。

太阴玄精（二两）　硝石（二两）　硫黄（二两）　硇砂（一两）

右都细研，入瓷瓶子中，固济。以火半斤，于瓶子周一寸熁之，约近半日，候药青紫色，住火，待冷，取出用腊月雪水拌令匀湿，入瓷罐中，堂屋后北阴下阴干。又入地埋二七日，取出细研，以面糊和为圆，如鸡头实大。先用热水浴后，以艾汤研下一圆，以衣盖汗出为度。

治伤寒三日，服药之后，不得汗，宜用蒸法。

右以薪火烧地，良久，扫去火，微用水洒地，取蚕砂、桃叶、柏叶、糠及麦䴷等，皆可用之。铺著地上，令厚二三寸，布席，卧上盖覆，以汗出为度，不得过热，当审细，消息汗出周身，良久不止后，以粉粉之，勿令汗出过多。

治伤寒四日候诸方

夫伤寒四日，太阴受病，太阴者脾之经也，为三阴之首，是故三日以后，阳受病讫，传之于阴，而太阴受病焉。其脉络于脾，主于咽喉，故得病四日，腹满而咽干也，其病在胁[⑧]膈，故可吐而愈也。

治伤寒四日，太阴初受病，宜服恒山散吐之方。

恒山（三分） 甘草（三分，生用） 鳖甲（三分，涂醋炙令黄，去裙襴） 石膏（三分） 柴胡（三分，去苗） 知母（三分）

右件药，捣筛为散。每服三钱，以水一中盏，入淡竹叶十片，煎至六分，去滓，不计时候温服之。当吐顽涎，后即服和气治中汤主之。

治太阴初受病，服恒山散吐后，宜服和气治中汤方。

人参（半两，去芦头） 藿香（半两） 白术（三分） 甘草（一分，炙微赤，锉） 干姜（一分[⑨]，炮裂，锉） 白茯苓（一分） 陈橘皮（三分，汤浸去白瓤，焙）

右件药，捣罗为细散。每服二钱，以水一中盏，入生姜半分，煎至五分，即去生姜，和滓，不计时候温服。

治伤寒四日，吐后，或壮热头痛，身体酸疼，口苦心烦，宜服麻黄散方。

麻黄（三分，去根节） 葛根（三分，锉） 柴胡（一两，去苗） 知母（三分） 赤芍药（一两） 栀子仁（三分） 石膏（一两半） 陈橘皮（半两，汤浸去白瓤，焙） 生干地黄（一两）

右件药，捣筛为散。每服四钱，以水一中盏，入生姜半分，煎至六分，去滓，不计时候温服。

治伤寒四日，头痛背膊急疼，心腹壅滞，宜服柴胡散方。

柴胡（一两半，去苗） 川大黄（一两，锉碎微炒） 恒山（一两半） 茵陈（一两） 知母（一两） 赤芍药（一两） 甘草（一两，炙微赤，锉） 鳖甲（一两半，涂醋炙令微黄，去裙襴）

右件药，捣筛为散。每服五钱，以淡浆水一大盏，煎至六分，去滓，不计时候温服。以微吐为度，未吐再服。

治伤寒四日呕哕频烦，头疼大渴，此证是脾胃痰滞，宜服半夏汤方。

半夏（三分，汤洗七遍，去滑） 甘草（半两，炙微赤，锉） 人参（一两，去芦头） 厚朴（二两，去粗皮，涂生姜汁，炙令香熟）

右件药，捣筛为散。每服三钱，以水一中盏，入生姜半分，煎至五分，去滓，不计时候稍热服。

治伤寒四日，脉浮大，发热恶寒，身体疼痛，无汗而烦者，宜服大青龙汤方。

麻黄（二两，去根节）　桂心（一两）　甘草（一两，炙微赤，锉）　石膏（二两）　杏仁（三十枚，汤浸去皮尖双仁，麸炒微黄）

右件药，捣筛为散。每服四钱，以水一中盏，入生姜半分，煎至六分，去滓，不计时候温服。

治伤寒四日，因下后大渴，服冷药过多，喘急者，阴盛故也，宜服小青龙汤方。

桂心（一两）　五味子（半两）　麻黄（一两，去根节）　白芍药（一两）　细辛（三分）　干姜（三分，炮裂，锉）　甘草（一两，微赤，锉）　杏仁（二十枚，汤浸去皮尖双仁，麸炒微黄）　半夏（半两，汤洗七遍，去滑）

右件药，捣筛为散。每服四钱，以水一中盏，入生姜半分，煎至六分，去滓，不计时候温服。

治伤寒四日，虽经发汗后，心胸不利，头目多疼，胃气不和，少思粥食，宜服前胡散方。

前胡（半两，去芦头）　半夏（一分，汤洗七遍，去滑）　甘草（半两，炙微赤，锉）　桂心（半两）　人参（半两，去芦头）　赤茯苓（半两）　白芷（一分）　白术（半两）　干姜（一分，炮裂，锉）　当归（半两，锉，微炒）　葛根（半两，锉）　柴胡（半两，去苗）　陈橘皮（半两，汤浸去白瓤，焙）　木香（半两）　旋覆花（半两）

右件药，捣筛为散。每服四钱，以水一中盏，入生姜半分、枣三枚，煎至六分，去滓，不计时候温服。

治伤寒四日，腹胁胀满，心胸不利，四肢疼痛，咳嗽恶寒，喘急壮热，宜服白术散方。

白术（三分）　前胡（三分，去芦头）　葛根（三分，锉）　桑根白皮（三分，锉）　川升麻（半两）　赤芍药（一两）　石膏（一两半）　荆芥（半两）　子芩（三分）

右件药，捣筛为散。每服五钱，以水一大盏，入生姜半分、豉五十粒，煎至五分，去滓，不计时候温服。

治伤寒四日，烦热不解，大小肠涩，宜服朴硝散方。

川朴硝（三分） 犀角屑（三分） 栀子仁[10] 赤芍药（三分） 黄芩（三分） 陈橘皮（三分，汤浸去白瓤，焙） 川大黄（三分，锉碎，微炒） 柴胡（一两，去苗）

右件药，捣筛为散。每服四钱，以水一中盏，入淡竹叶三十片、生姜半分，煎至六分，去滓，不计时候，温频服，以利为度。

治伤寒四日，头重身强，腰脊痛，宜服葛根散方。

葛根（一两，锉） 甘草（一两，炙微赤，锉） 桂心（一两） 大青（三分） 黄芩（半两） 石膏（一两） 赤芍药（三分） 麻黄（二两，去根节）

右件药，捣筛为散。每服四钱，以水一中盏，入生姜半分、枣三枚，煎至六分，去滓，不计时候温服。

治伤寒四日，烦热不解，大小肠秘涩，宜服犀角散方。

犀角屑（三分） 黄芩（一两） 柴胡（一两，去苗） 栀子仁（半两） 地骨皮（三分） 川大黄（一两半，锉碎，微炒） 川朴硝（一两） 木通（三分，锉）

右件药，捣筛为散。每服四钱，以水一大盏，煎至五分，去滓，不计时候温服，微利为度。

治伤寒四日，头痛，背膊急闷，骨节烦疼，心燥口干，宜服茵陈散方。

茵陈（一两） 柴胡（一两，去苗） 甘草（半两，炙微赤，锉） 赤芍药（二分） 防风（二分，去芦头） 附子（一两，炮裂，去皮脐）

右件药，捣筛为散。每服四钱，以水一中盏，入生姜半分，煎至六分，去滓，不计时候温服。

治伤寒四日，未经吐，宜服泻心汤方。

川大黄（二两，锉碎，微炒） 黄连（一两，去须） 黄芩（一两） 附子（一两，炮裂，去皮脐）

右件药，捣粗罗为散。每服三钱，以水一中盏，煎至六分，去滓，不计时候温服。

治伤寒四日，三阴受病，其脉浮而滑，腹满，口热，舌干而渴，大便不利，宜服三黄散方。

黄芩（一两）　栀子仁（一两）　川大黄（一两半，锉碎，微炒）

右件药，捣筛为散。每服四钱，以水一中盏，入竹叶三七片、朴硝末二钱，煎至六分，去滓，食前温服。大便利即药止，未利再服。

治伤寒四日，毒气入胃，喉中闭闷，宜服吐痰散方。

瓜蒂（一分）　丁香（一分）　赤小豆（半合，炒熟）

右件药，捣细罗为散。每服，以温水调下二钱，空腹服之当吐，后便可吃葱豉粥补之。

治伤寒汗出不歇，已三四日，胸中恶，但欲吐，宜吐之方。

豉（二合）　盐（半两）　蜜（一合）

右件药，以水一大盏，煎至七分，去滓，空腹频服之。良久当吐，如人行十里未吐，再服。

又方。

苦参（半两，锉）　甘草（一分，生用，锉）　赤小豆（三七粒，炒熟）

右件药，以水一大盏，煮取半盏去滓，空心，都作一服。服之当吐，吐下差者[11]，更以苦参一两、生地黄汁一两，以水二大盏，煎至一盏，再服。甚者作葱豉粥投之，以吐出毒为度。

治伤寒四日，寒热不退，头痛，百节烦疼，此毒气在胸中，宜服松萝散方。

松萝（半两）　川升麻（一两）　甘草（一两，生用）　恒山（半两）

右件药，捣筛为散。每服五钱，以水一大盏，煎取七分，入茶末二钱，更煎一两沸，去滓，空腹温服。如未吐，相去如人行三四里再服，以吐为度。

治伤寒四日，已呕吐，更宜吐方。

苦参末（二钱）

右以温酒五合调服之，得吐即差。

治伤寒四日，心胸中满闷，取吐方。

猪胆（一枚，取汁）

右以醋一小盏，酒一小盏，内猪胆汁相和，温过，分为二服，当吐之差。

治五日伤寒候诸方

夫伤寒五日，少阴受病，少阴者肾之经也，其脉贯于肾，络于舌，故得病五日，口热舌干，渴而引饮也，其病在肠，故可下而愈也。

治伤寒五日，舌干而渴，烦热不解，大小肠皆涩，宜服柴胡汤方。

柴胡（一两，去苗） 犀角屑（一两） 赤芍药（三分） 黄芩（一两） 栀子仁（十四枚） 川大黄（一两，锉碎，微炒） 川朴硝（一两半）

右件药，捣筛为散。每服四钱，以水一中盏，入竹叶二七片，煎至六分，去滓，不计时候温服。如人行四五里再服，以利为度。

治伤寒五日，头痛目眩，大渴饮水，口干，小便不利，憎寒壮热，腿膝酸疼不可忍，宜服猪苓散方。

猪苓（一两，去黑皮） 赤茯苓（一两） 白术（半两） 桂心（半两） 泽泻（一两）

右件药，捣细罗为散。每服，不计时候，以新汲水调下二钱，日三四服。若呕吐不可下食者，服之亦效。

治伤寒五日，口热舌干头痛，脚胫酸疼，四肢壮热，宜服麦门冬散方。

麦门冬（一两，去心） 子芩（三分） 葛根（一两，锉） 前胡（一两，去芦头） 知母（三分） 玄参（半两） 赤芍药（三分） 犀角屑（半两） 槟榔（三分） 甘草（半两，炙微赤，锉） 川升麻（半两）

右件药，捣筛为散。每服四钱，以水一中盏，入生姜半分，煎至六分，去滓，不计时候温服。

治伤寒五日，热在胸中，不能言语者，宜服麦奴圆方。

麦奴[12]（一两） 川大黄（一两，锉碎，微炒） 川芒硝（一两） 灶下黄土（一两） 黄芩（一两） 麻黄（一两，去根节） 梁上尘（一两） 釜底墨（一两）

右件药，捣罗为末，炼蜜和捣三二百杵，圆如弹子大。每服，不计时候，以新汲水研下一圆。

治伤寒五日，发热恶寒，肢节烦疼，微呕吐，心下痞结，外证未解，柴胡桂枝汤方。

柴胡（二两，去苗） 桂枝（一两） 黄芩（一两） 人参（一两，去芦头） 甘草（一两，炙微赤，锉） 半夏（一两，汤洗七遍，去滑） 赤芍药（一两） 赤茯苓（一两） 厚朴（一两，去粗皮，涂生姜汁，炙令香熟）

右件药，捣筛为散。每服四钱，以水一中盏，入生姜半分、枣三枚，煎至六分，去滓，不计时候温服。

治伤寒五日，烦热未退，大小便涩，宜服川大黄散方。

川大黄（一两，锉碎，微炒） 黄芩（一两[13]） 赤芍药（一两） 知母（一两） 川升麻（一两） 鳖甲（一两，涂醋炙令黄，去裙襴） 赤茯苓（一两） 栀子仁（半两） 柴胡（一两，去苗） 川朴硝（二两）

右件药，捣筛为散。每服四钱，以水一中盏，入生姜半分，煎至六分，去滓，不计时候温服，以大小便稍利为度。

治伤寒五日，不能言语，热在胸中，宜服擅圣圆方。

犀角屑（半两） 麻黄（半两，去根节） 川大黄（一两，锉碎，微炒） 川朴硝（一两） 黄芩（半两） 釜下黄土（半两） 梁上尘（半两） 灶突墨（半两）

右件药，捣罗为末，炼蜜和捣三二百杵，圆如弹子大。每服，不计时候，以新汲水研服一圆。如渴，饮新汲水当有汗出，良久未汗，即更服一圆，汗止热退能语。若小儿，即量力服之。

治伤寒五日，热毒气在脏，令人心腹烦躁壅闷，不得眠卧，宜服此方。

川大黄（一两，锉碎，微炒） 杏仁（三分，汤浸去皮尖双仁，麸炒微黄） 枳壳（三分，麸炒微黄，去瓤） 犀角屑（五分） 甘草（半两，炙微赤，锉） 川朴硝（一两）

右件药，捣筛为散。每服四钱，以水一中盏，入生姜半分，煎至六分，去滓，不计时候温服。取利为度，如不利再服。

治伤寒五日，心腹壅滞，烦热不退，宜服前胡散方。

前胡（一两半[14]，去芦头） 杏仁（二分，汤浸去皮尖双仁，麸炒微

黄）　川大黄（一两，锉碎，微炒）　黄芩（一两）　川朴硝（一两）　槟榔（一两）

右件药，捣筛为散。每服四钱，以水一中盏，入竹叶三七片，煎至六分，去滓，不计时候温服。取利为度，不利再服。

治伤寒五日，少阴受病，口舌干燥，烦渴欲水，心膈不利，大肠秘涩，其脉滑者生，小弱不足者死，若气逆不顺，宜以槟榔散下之方。

槟榔（一两）　牵牛子（一两，微炒）　川大黄（半两，锉碎，微炒）　青橘皮（半两，汤浸去白瓤，焙）

右件药，捣细罗为散。每服，不计时候，以温茶调下二钱。良久，吃姜粥投，利三两行自止，如未利再服。

少阴病服槟榔散下之后，宜服和气白术散方。

白术（半两）　人参（半两，去芦头）　枳壳（半两，麸炒微黄，去瓤）　白茯苓（半两）　厚朴（半两，去粗皮，涂生姜汁，炙令香熟）　白芷（半两）　陈橘皮（半两，汤浸去白瓤，焙）　桂心（半两）　白芍药（半两）　高良姜（半两，锉）　甘草（半两，炙微赤，锉）

右件药，捣粗罗为散。每服三钱，以水一中盏，入葱白一茎，煎至六分，去滓，不计时候温服。

治伤寒五日，但通体热，面如桃花，皮肤干燥无润泽，口干渴，此名阳气攻胃，大肠结涩，宜服升麻散方。

川升麻（一两）　黄连（一两，去须）　川大黄（二两，锉碎，微炒）　地骨皮（一两）　黄芩（一两）　大青（一两）

右件药，捣粗罗为散。每服四钱，以水一中盏，入生姜半分、淡竹叶三七片，煎至六分，去滓，不计时候温服。

治伤寒五日，头痛，口舌干燥，烦渴欲饮水，宜服石膏散方。

石膏（一两）　黄芩（半两）　甘草（一分，炙微赤，锉）　川大黄（半两，锉碎，微炒）　葛根（半两，锉）

右件药，捣筛为散，都以水二大盏半，入竹叶三七片，煎至一盏二分，去滓，不计时候，分温三服。

治伤寒五日，吐利后，身热不去，烦而腹满，卧起不安，宜服此方。

栀子仁（一两）　厚朴（二两，去粗皮，涂生姜汁，炙令香熟）　枳

壳（二两，麸炒微黄，去瓤）

右件药，捣筛为散。每服四钱，以水一中盏，入生姜半分，煎至六分，去滓，不计时候温服。

治伤寒五日，头痛壮热，四肢烦疼，不能饮食，呕逆不定，宜服栀子散方。

栀子仁（三分） 黄连（三分，去须） 黄柏（一分，锉） 川大黄（三分，锉碎，微炒） 芦根（一两，锉） 葛根（一两，锉）

右件药，捣粗罗为散。每服四钱，以水一中盏，入豉半合、葱白二茎，煎至六分，去滓，不计时候温服。

治伤寒五日，口热舌干，头痛，脚胫酸疼，宜服三黄承气汤方。

栀子仁（一两） 黄芩（一两） 川大黄（一两，锉碎，微炒） 陈橘皮（一两，汤浸去白瓤，焙） 川芒硝（一两）

右件药，捣粗罗为散。每服四钱，以水一中盏，煎至六分，去滓，不计时候温服。

治伤寒六日候诸方

夫伤寒六日，足厥阴受病。厥阴者肝之经也，其脉循阴，络于肝。故得病六日，烦满而阴缩也，此则阴阳俱受病，毒气在胃，故可下而愈也。

治伤寒病六日，其病深结在脏，是三阴三阳俱受病，若五脏六腑荣卫皆不通，其人难治，宜服小柴胡汤方。

柴胡（二两，去苗） 黄芩（一两） 赤芍药（一两） 半夏（半两，汤洗七遍，去滑） 枳实（半两，麸炒微黄） 人参（二两，去芦头） 甘草（半两，炙微赤，锉）

右件药，捣筛为散。每服四钱，以水一中盏，入生姜半分，煎至六分，去滓，不计时候温服。

治伤寒六日，体重，四肢烦疼，多渴，或谵语不知人事，如此病证者，胃中有结燥，宜大承气汤方。

川大黄（二两，锉碎，微炒） 枳实（二两，麸炒微黄） 川朴硝（二两） 厚朴（一两，去粗皮，涂生姜汁，炙令香熟）

右件药，捣粗罗为散。每服四钱，用水一中盏，煎至六分，去滓，不计时候温服。以利为度，如人行十里未利，再服。

治伤寒六日，心胸妨闷，烦热不解，面赤大渴，壮热，身体疼痛，此证是毒气攻心，宜服泻心汤。

半夏（半两，汤洗七遍，去滑） 人参（半两，去芦头） 木通（一两，锉） 甘草（一两，炙微赤，锉） 黄芩（一两） 川大黄（一两，锉碎，微炒）

右件药，捣粗罗为散。每服四钱，以水一中盏，入生姜半分、枣三枚，煎至六分，去滓，不计时候温服。

治伤寒六日，呕哕不定，头痛体疼，时有虚汗，此证是冷热未和，宜服人参散方。

人参（二两，去芦头） 柴胡（二两，去苗） 黄芩（一两） 甘草（一两，炙微赤，锉） 白术（一两） 半夏（半两，汤洗七遍，去滑） 厚朴（一两，去粗皮，涂生姜汁，炙令香熟）

右件药，捣粗罗为散。每服三钱，以水一中盏，入生姜半分、枣三枚，煎至六分，去滓，不计时候温服。

治伤寒六日，发汗不解，呕逆，小便不利，胸胁痞满，微热而烦，黄芩汤方。

黄芩（一两） 桂心（一两） 赤茯苓（一两） 前胡（二两，去芦头） 半夏（一两，汤洗七遍，去滑） 甘草（半两，炙微赤，锉） 厚朴（二两，去粗皮，涂生姜汁，炙令香熟）

右件药，捣粗罗为散。每服三钱，以水一大盏，入生姜半分、枣三枚，煎至五分，去滓，不计时候温服。

治伤寒六日，发热恶寒，肢节疼痛，微呕，心下痞结，外证未去，柴胡桂枝汤方。

桂枝（一两） 柴胡（二两，去苗） 芎䓖（二两） 人参（一两，去芦头） 黄芩（一两） 赤芍药（一两） 枳壳（一两，麸炒微黄，去瓤） 甘草（半两，炙微赤，锉） 半夏（一两，汤洗七遍，去滑）

右件药，捣筛为散。每服五钱，以水一大盏，入生姜半分、枣三枚，煎至五分，去滓，不计时候温服。

治伤寒六日，其人已发汗而不解，胸胁满，小便不多利，渴而不呕，但头汗

出，往来寒热而烦，宜服牡蛎散方。

牡蛎（一两，烧为粉） 甘草（一两，炙微赤，锉） 干姜（半两，炮裂，锉） 柴胡（二两，去苗） 木通（一两，锉） 桂心（一两） 黄芩（一两） 栝楼根（一两） 厚朴（二两，去粗皮，涂生姜汁，炙令香熟）

右件药，捣筛为散。每服三钱，以水一中盏，煎至五分，去滓，不计时候温服。

治伤寒六日，吐泻，百骨疼痛，脚冷腹热，宜服人参散方。

人参（三分，去芦头） 柴胡（三分，去苗） 白茯苓（三分） 牡蛎（三分，烧为粉） 黄芩（三分） 白芍药（三分） 桂心（三分） 半夏（三分，汤洗七遍，去滑） 甘草（三分，炙微赤，锉） 干姜（三分，炮裂，锉）

右件药，捣筛为散。每服三钱，以水一中盏，入生姜半分、枣三枚，煎至五分，去滓，不计时候温服。

治伤寒六日，发热烦闷，渴欲饮水，得水而吐，其脉浮数，小便不利者，宜服猪苓汤方。

猪苓（三分，去黑皮） 白术（三分） 泽泻（一两） 桂心（半两） 赤茯苓（三分） 丁香（三分） 甘草（三分，炙微赤，锉） 厚朴（一两半，去粗皮，涂生姜汁，炙令香熟）

右件药，捣粗罗为散。每服三钱，以水一中盏，入生姜半分，煎至五分，去滓，不计时候温服。

治伤寒六日，心躁烦渴，肢节解痛，小腹急满，阴缩，宜服葛根散方。

葛根（三分，锉） 石膏（一两） 柴胡（一两，去苗） 川升麻（三分） 知母（三分） 栀子仁（半两） 甘草（三分，炙微赤，锉） 川大黄（一两，锉碎，微炒）

右件药，捣筛为散。每服四钱，以水一中盏，入生姜半分，煎至六分，去滓，不计时候温服。

治伤寒六日，心躁烦闷，四肢疼痛，小腹满急，宜服大青散方。

大青（三分） 柴胡（一两，去苗） 栀子仁（一分） 川升麻（三分） 知母（三分） 石膏（一两） 甘草（三分，炙微赤，锉）

右件药，捣筛为散。每服四钱，以水一中盏，入生姜半分，煎至六分，去滓，不计时候温服。

治伤寒六日，脉沉细不足者，宜服通关散方。

附子（一两，炮裂，去皮脐） 干姜（半两，炮裂，锉） 甘草（半两，炙微赤，锉） 黄芪（三分，锉） 桔梗（半两，去芦头） 防风（三分，去芦头） 羌活（半两） 五加皮（半两） 桂心（三分）

右件药，捣筛为散。每服三钱，以水一中盏，煎至六分，去滓，不计时候温服。

治伤寒六日，头痛壮热，百节疼痛，宜服柴胡散方。

柴胡（一两，去苗） 川升麻（三分） 黄芩（三分） 知母（一两） 赤芍药（一两） 大青（三分） 石膏（二两） 栀子仁（一两） 川大黄（一两，锉碎，微炒） 杏仁（三分，汤浸去皮尖双仁，麸炒微黄）

右件药，捣筛为散。每服四钱，以水一中盏，入生姜半分、豉五十粒，煎至六分，去滓，不计时候温服。

治伤寒六日，热毒在脏，胸中烦闷，口噤不能言，唯欲饮水，成坏伤寒，医所不疗，宜服黑奴圆方。

麻黄（三两，去根节） 灶下黄土（二两） 川大黄（二两） 黄芩（二两） 川芒硝（二两） 灶突墨（二两） 梁上尘（二两）

右件药，捣罗为末，炼蜜和圆，如弹子大。每服，不计时候，以井华水研下一圆。

治伤寒七日候诸方

夫伤寒七日，病法当小愈，阴阳诸经传病终故也。今七日以后，病反甚者，欲为再经病也。再经病者，是经络重受病也。

治伤寒七日不解，头痛，有热在里，大肠秘涩，与承气汤后，其小便清者，病不在里，属在表也。当须发汗，若头痛者，必衄，宜服桂枝汤方。

桂枝（一两） 赤芍药（一两） 甘草（一两，炙微赤，锉） 麻黄（一两，去根节） 芎䓖（一两） 柴胡（一两，去苗） 厚朴（二两，

去粗皮，涂生姜汁，炙令香熟）

右件药，捣粗罗为散。每服四钱，以水一大盏，入生姜半分、枣三枚，煎至六分，去滓，不计时候热服。衣覆取微汗，如人行十里未汗，再服。

治伤寒七日，脉浮，发热无汗，渴欲饮水，无表证，宜服知母散方。

知母（一两） 石膏（二两） 甘草（半两，炙微赤） 粳米（半合） 人参（半两，去芦头） 葛根（半两，锉）

右件药，都锉，以水三大盏半，煎至二盏，去滓，不计时候，分温五服。

治伤寒七日，发热，汗出不解，心中痞坚，宜服前胡汤方。

前胡（三[15]两，去芦头） 赤茯苓（二两） 白术（二两） 川大黄（一两，锉碎，微炒） 赤芍药（一两） 枳实（一两，麸炒微黄） 木通（一两，锉） 半夏（一两，汤洗七遍，去滑） 厚朴（二两，去粗皮，涂生姜汁，炙令香熟） 甘草（一两，炙微赤，锉）

右件药，捣粗罗为散。每服五钱，以水一大盏，入生姜半分、枣三枚，煎至五分，去滓，不计时候温服。

治伤寒七日，大下后，脉沉迟，手足厥逆，喉咽不利，胸膈烦躁，宜服麻黄散方。

麻黄（二两，去根节） 当归（一两，锉，微炒） 川升麻（一两） 知母（一两） 赤芍药（一两） 天门冬（一两，去心） 桂心（一两） 赤茯苓（一两） 甘草（一两，炙微赤，锉） 石膏（二两） 白术（一两） 干姜（一两，炮裂，锉）

右件药，捣粗罗为散。每服五钱，以水一大盏，入生姜半分、枣三枚，煎至五分，去滓，不计时候温服。

治伤寒七日不解，心烦，肠中有结燥，谵语，宜服柴胡散方。

柴胡（二两，去芦头） 半夏（一两，汤洗七遍，去滑） 赤芍药（一两） 甘草（半两，炙微赤，锉） 知母（一两） 黄芩（一两） 川大黄（一两，锉碎，微炒） 陈橘皮（一两，汤浸去白瓤，焙） 人参（一两，去芦头）

右件药，捣粗罗为散。每服四钱，以水一中盏，入生姜半分，煎至五分，去滓，不计时候，温温频服，稍利为度。

治伤寒八日候诸方

夫伤寒八日病不解者，或是诸阴阳经络重受于病，或因发汗吐下之后，毒气不尽，所以病证犹在也。

治伤寒八日，热势弥重，大便结涩，心腹痞满，食饮不下，精神恍惚，谵言妄语，宜服鳖甲散方。

鳖甲（一两，涂醋炙令微黄，去裙襕） 细辛（一两） 吴茱萸（三分，汤浸七遍，焙干微炒） 白鲜皮（一两） 附子（三分，炮裂，去皮脐） 枳壳（一两，麸炒微黄，去瓤） 茵陈（一两） 川大黄（一两半，锉碎微炒） 桂心（三分）

右件药，捣筛为散。每服三钱，以水一中盏，入生姜半分，煎至六分，去滓，不计时候温服，微利为度。

治伤寒八日，烦热不退，四肢疼痛，宜服犀角散方。

犀角屑（一两） 川升麻（一两半） 柴胡（一两半，去苗） 葛根（一两半，锉） 吴蓝（一两） 甘草（一两，炙微赤，锉）

右件药，捣筛为散。每服四钱，以水一中盏，煎至六分，去滓，次入马牙消二钱，更煎三二沸，不计时候温服。

又方。

柴胡（一两，去苗） 黄芩（一两） 犀角屑（三分） 茯神（三分） 人参（一两，去芦头） 甘草（半两，炙微赤，锉）

右件药，捣筛为散。每服五钱，以水一大盏，煎至七分，去滓，下朴硝二钱，再煎三二沸，不计时候，分温二服。

治伤寒八日不解，默默烦闷，腹中干燥，大肠结涩，狂言，宜服柴胡散方。

柴胡（一两，去苗） 赤芍药（半两） 知母（半两） 人参（一两，去芦头） 川大黄（一两，锉碎，微炒） 甘草（半两，炙微赤，锉） 半夏（半两，汤浸七遍去滑） 葳蕤（半两） 黄芩（半两）

右件药，捣筛为散。每服五钱，以水一大盏，入生姜半分，煎至五分，去滓，不计时候温服。以微利为度。

治伤寒八日，风湿相搏，身痛心烦，不能自转侧，不呕不渴，下之脉浮者，宜服附子汤方。

附子（一两，炮裂，去皮脐） 桂心（一两） 白术（一两） 白芷（一两）[16] 甘草（一两，炙微赤，锉） 葛根（一两） 人参（一两，去芦头） 陈橘皮（一两，汤浸去白瓤，焙）

右件药，细锉和匀，每服半两，以水一大盏，入生姜半分、枣三枚，煎至七分，去滓，不计时候，分温二服。

治伤寒九日以上候诸方

夫伤寒九日以上，病不除者，或初一经受病，即不能相传，或已传三阳讫，而不能传于阴，致停滞累日，病证不罢，或三阴传病已毕，又重感于寒，名为两感伤寒，则脏腑俱病，故日数多而病候改变也。

治伤寒九日不解，心腹坚满，身体疼痛，内外有热，烦呕不安，宜服前胡汤方。

前胡（一两，去芦头） 半夏（一两，汤洗七遍，去滑） 白术（一两） 枳实（一两，麸炒微黄） 赤芍药（一两） 黄芩（一两） 甘草（半两，炙微赤，锉） 厚朴（一两，去粗皮，涂生姜汁，炙令香熟）

右件药，捣粗罗为散。每服三钱，以水一中盏，入生姜半分、枣三枚，煎至六分，去滓，不计时候温服。

治伤寒病九日，曾经发汗吐下未解，三焦生热，其脉滑数，昏愦沉重，欲入百合状证，宜服石膏汤方。

石膏（三两） 黄连（一两，去须） 黄柏（一两） 黄芩（一两） 豉（二两） 栀子仁（一两） 麻黄（一两，去根节） 川大黄（二两，锉碎，微炒） 甘草（一两，炙微赤，锉）

右件药，细锉和匀。每服半两，以水一大盏，入生姜半分，煎至六分，去滓，不计时候温服。如人行十里再服，以微利为度。

治伤寒九日，下之后，胸膈烦满，小便不利，谵语，一身不可转侧，宜服赤茯苓汤方。

赤茯苓（二两） 柴胡（二两，去苗） 黄芩（一两） 龙骨（二两） 川大黄（三两，锉碎，微炒） 人参（一两，去芦头） 牡蛎（一两，烧为粉） 桂心（一两） 陈橘皮（一两，汤浸去白瓤，焙） 半夏（一两，汤洗七遍，去滑） 甘草（一两，炙微赤，锉）

右件药，捣粗罗为散。每服四钱，以水一大盏，入生姜半分、枣三枚，煎至六分，去滓，不计时候温服。

治伤寒九日，心肺热，气急，喉中有脓血，宜服犀角散方。

犀角屑（一两） 柴胡（一两，去苗） 青竹茹（一两） 桔梗（一两半，去芦头） 川大黄（一两半，锉碎，微炒） 麦门冬（一两半，去心）

右件药，捣筛为散。每服五钱，以水一大盏，煎至五分，去滓，下芒硝末一钱，搅令匀，不计时候温服。

治伤寒九日，心中满闷，腹胀喘急，宜服槟榔散方。

槟榔（半两） 诃黎勒皮（半两） 陈橘皮（半两，汤浸去白瓤，焙） 甘草（半两，炙微赤，锉） 桑根白皮（三分，锉）

右件药，捣筛为散。每服五钱，以水一大盏，入生姜半分、葱白一茎，煎至五分，去滓，不计时候温服。

治伤寒九日不解，往来寒热，状如温疟，胸膈满闷，时有痰逆不止，半夏散方。

半夏（一[17]两，汤洗七遍，去滑） 葛根（一两，锉） 白术（一两） 人参（一两，去芦头） 柴胡（二两，去苗） 陈橘皮（一两，汤浸去白瓤，焙） 厚朴（一两，去粗皮，涂生姜汁，炙令香熟） 黄芩（一两） 甘草（一两，炙微赤，锉）

右件药，捣粗罗为散。每服四钱，以水一中盏，入枣三枚、生姜半分，煎至六分，去滓，不计时候温服。

治伤寒九日不解，胸胁满逆，日晚即潮热，此由失下，内实故也，宜服芒硝散方。

川芒硝（二两） 前胡（一两，去芦头） 枇杷叶（半两，拭去毛，炙微黄） 葛根（一两，锉） 川大黄（二两，锉碎，微炒） 半夏（一两，汤洗七遍，去滑）

右件药，捣粗罗为散。每服四钱，以水一中盏，入生姜半分、枣三枚，煎至六分，去滓，不计时候温服，以利为度。

治伤寒发汗通用经效诸方

治伤寒，解表、利四肢、和胃气，人参散方。

人参（二两，去芦头） 桂心（二两） 陈橘皮（二两，汤浸去白瓤，焙） 厚朴（二两，去粗皮，涂生姜汁，炙令香熟） 干姜（二两，炮裂，锉） 赤茯苓（二两） 杏仁（二两，汤浸去皮尖双仁，麸炒微黄） 白术（二两） 甘草（二两，炙微赤，锉）

右件药，捣筛为散。每服四钱，以水一中盏，入生姜半分、枣三枚，煎至六分，去滓，不计时候热服。

治伤寒头痛壮热，心胸燥闷，不得汗者，宜服通神散方。

麻黄（二两，去根节） 厚朴（一两，去粗皮，涂生姜汁，炙令香熟） 桂心（半两） 川大黄（一两，锉碎，微炒） 附子（一两，炮裂，去皮脐） 甘草（半两，炙微赤，锉） 白术（半两） 人参（半两，去芦头） 五味子（半两）

右件药，捣细罗为散。每服不计时候，以新汲水调下三钱，良久，以热水漱口三五度后，吃热姜茶一盏，衣盖出汗。

治伤寒解肌，擅圣散方。

麻黄（二两，去根节） 甘草（一两，炙微赤，锉） 桂心（一两） 附子（一两，炮裂，去皮脐） 白术（半两） 五味子（半两） 陈橘皮（半两，汤浸去白瓤，焙）

右件药，捣粗罗为散。每服三钱，以水一中盏，入生姜半分、枣三枚，煎至六分，去滓，不计时候热服。汗出为度。

治伤寒头痛项强，壮热憎寒，四肢不利，宜服此方。

附子（半两，炮裂，去皮脐） 羌活（半两） 桂心（一两） 干姜（半两，炮裂，锉） 防风（三分，去芦头） 吴茱萸（半两，汤浸七遍，焙干微炒） 甘草（半两，炙微赤，锉） 桔梗（三分，去芦头）

当归（三分，锉，微炒）　五加皮（三分）

右件药，捣筛为散。每服三钱，以水一中盏，入枣二枚，煎至六分，去滓，不计时候热服。

治伤寒，遍身壮热，头痛腰疼，肢节不利，宜服通关散方。

吴茱萸（汤浸七遍，焙干微炒）　羌活　附子（炮裂，去皮脐）　芎䓖　五加皮　桂心　防风（去芦头）　麻黄（去根节）　旋覆花　甘草（炙微赤，锉，以上各半两）

右件药，捣粗罗为散。每服三钱，以水一中盏，入生姜半分、薄荷七叶，煎至六分，去滓，不计时候稍热服，汗出为度。

治伤寒，头痛壮热，鼻塞恶风，宜服此方。

羌活（一两）　五加皮（一两）　桂心（一两）　干姜（半两，炮裂，锉）　海桐皮（一两，锉）　青橘皮（一两，汤浸去白瓤，焙）　麻黄（二两，去根节）　甘草（一两，炙微赤，锉）　附子（一两，炮裂，去皮脐）　吴茱萸（半两，汤浸七遍，焙干微炒）

右件药，捣筛为散。每服三钱，以水一中盏，入生姜半分、枣三枚，煎至六分，去滓，不计时候热服。

治伤寒，头目四肢疼痛，正气散方。

麻黄（三两，去根节）　桂心（二两）　甘草（一两，炙微赤，锉）　干姜（一两，炮裂，锉）　川大黄（二两，锉碎，微炒）　青橘皮（一两，汤浸去白瓤，焙）　吴朱萸（一两，汤浸七遍，焙干微炒）　厚朴（二两，去粗皮，涂生姜汁，炙令香熟）

右件药，捣筛为散。每服三钱，以水一中盏，入生姜半分、枣三枚，煎至六分，去滓，不计时候热服。

治伤寒头痛身热，四肢不利，宜服解表附子散方。

附子（一两，炮裂，去皮脐）　干姜（一分，炮裂，锉）　麻黄（半两，去根节）　桂心（半两）　芎䓖（半两）　乌头（半两，炮裂，去皮脐）

右件药，捣细罗为散。每服一钱，以水一中盏，入生姜半分，煎至六分，去生姜和滓，不计时候热服。良久，更以热酒调下一钱，当便汗出。

治伤寒阴阳二毒，出汗败毒圆方。

干蝎（半两，微炒）　麻黄（一两，去根节）　踯躅花（一分）　芫

花（一分，醋炒令干）　朱砂（一分，细研）

右件药，捣罗为末，以水研豉心和圆，如梧桐子大。阳毒煎姜豉汤下七圆，阴毒热水下七圆，不用衣覆，汗当自出。

治伤寒表里不解，宜服三神圆方。

附子（半两，烧令半黑）　芫花（一两，醋拌，炒令黄）　皂荚（一两，不蚛[18]者，去皮，炙焦黄去子）

右件药，捣罗为末，以豆豉心，宿用汤浸至来旦，研绞，取细稀者，用和药末，圆如梧桐子大。每服，不计时候，以粥饮下十圆，服药后，或吐或汗或泻，若得一般，当便为效。

治伤寒，发汗极效方。

苍术（四两，削去皮）　甘草（二两）　猪牙皂荚（四梃）　麻黄（二两，去根节）

右件药，生用，捣细罗为散。每服一钱，以水一中盏，煎三两沸，不计时候，和滓温服，盖覆令汗出，立效。

治伤寒发汗，神验白散方。

白附子（半两）　附子（半两，去皮脐）　半夏（一分）　干姜（一分）　天南星（一分）　皂荚子仁（一分）

右件药，皆生用，捣细罗为散。每服一钱，入生姜半分，以水一中盏，煎至六分，不计时候，和滓热服，当有汗出便差。

治伤寒发汗方。

附子（一两，炮裂，去皮脐）　太阴玄精（一两，研细）　硫黄（半两，细研）　马牙消（半两，细研）

右件药，研令匀。每服，不计时候，以生姜热酒调下一钱，良久，以稀葱粥投之，通身有汗。

治伤寒发汗，浮萍草散方。

浮萍草（一两，四月十五日者）　麻黄（半两，去根节）　桂心（半两）　附子（半两，炮裂，去皮脐）

右件药，捣细罗为散。每服二钱，以水一中盏，入生姜半分，煎至六分，不计时候，和滓热服，汗出立效。

【校注】

① 分：永正抄本作"合"。

② 槽：永正抄本作"构"。

③ 一：永正抄本作"二"。

④ 一伏时：一昼夜。

⑤ 麻黄：其下永正抄本有"一两，去根节"五字，此处脱文。

⑥ 二：永正抄本作"三"。

⑦ 葱：据永正抄本补，此处脱文。

⑧ 胁：永正抄本作"胸"，义胜。

⑨ 分：永正抄本作"两"。

⑩ 仁：其下永正抄本有"半两"二字，此处脱文。

⑪ 吐下瘥者：永正抄本作"吐不差者"，义胜。

⑫ 麦奴：指生黑穗病的麦子。淡、温。功用：发汗，止痛。

⑬ 一两：此二字据永正抄本补，此处脱文。

⑭ 一两半：永正抄本作"一两"。

⑮ 三：永正抄本作"二"。

⑯ "甘草一两炙微赤锉"至"身体疼痛，内外有热"一百七十余字原文脱，据永正抄本补。

⑰ 一：永正抄本作"二"。

⑱ 虲：永正抄本作"蚛"，义长可从。

卷第十

治伤寒中风诸方

夫伤寒中风之候，阳浮热自发，阴弱汗自出，涩涩恶寒，翕翕发热，鼻鸣干呕，此其候也。太阳中风，以火劫发其汗，风被火热，血气流益，两阳相熏灼，其身发黄。阳盛即欲衄，虚则小便难，阴阳俱虚竭，身体枯燥，但头汗出，腹满微喘，口干咽烂，或不大便，久则谵语，甚者至哕，手足躁扰，循衣摸床，小便利者，其人可治。阳明中风，即口苦咽干，腹满微喘，恶寒而脉浮紧者，可下之。阳明病，能食为中风，不能食为中寒。少阳中风，两耳无闻，目赤胸中满而烦，不可吐，吐之则悸而惊。太阴中风，四肢烦疼，其脉阳微阴涩而长，为欲愈。少阴中风，其脉阳微阴浮，为欲愈。厥阴中风，其脉微浮为欲愈，不浮为未愈也。

治伤寒中风，头疼腰膝痛，四肢不利，肚热，取汗不出而喘，宜服麻黄汤方。

麻黄（三两，去根节）　桂心（一两）　甘草（一两，炙微赤，锉）　杏仁（半两，汤浸去皮尖双仁，麸炒微黄）

右件药，捣粗罗为散。每服四钱，以水一中盏，煎至六分，去滓，温温频服之，汗出为度。

治伤寒中风，项背强急，涩涩汗不出者，宜服葛根汤方。

葛根（二两，锉）　麻黄（一两，去根节）　甘草（一两，炙微赤，锉）　赤芍药（一两）　桂心（一两）

右件药，捣粗罗为散。每服四钱，以水一中盏，入生姜半分、枣二枚，煎至六分，去滓，温温频服，汗出为度。

治伤寒中风，发热头痛，咽干舌强，心胸痞满，腰背强，不得汗，宜服葳蕤散方。

葳蕤（一两） 石膏（二两） 白薇（一两） 麻黄（一两，去根节） 独活（一两） 甘草（一两，炙微赤，锉） 木香（一两） 杏仁（一两，汤浸去皮尖双仁，麸炒微黄）

右件药，捣粗罗为散。每服四钱，以水一中盏，煎至六分，去滓，温温频服之，汗出为度。

治伤寒中风五六日以上，但胸中烦躁，干呕，栝楼汤方。

栝楼（一两） 柴胡（三分，去苗） 黄芩（一两） 甘草（一两，炙微赤，锉）

右件药，捣粗罗为散。每服四钱，以水一中盏，入生姜半分、枣二枚，煎至六分，去滓，温温顿服。

治伤寒中风，发热六七日不解而烦渴，欲饮水而吐逆，猪苓散方。

猪苓（一两，去黑皮） 泽泻（一两） 赤茯苓（一两） 桂心（半两） 白术（半两） 葛根（一两，锉）

右件药，捣粗罗为散。每服三钱，以水一中盏，煎至六分，去滓，温温频服。

治伤寒中风下之后，日数多，腹中雷鸣，心下痞坚而满，干呕而烦，非是结热，是胃中虚，气上逆，宜服甘草泻心汤方。

甘草（一两，炙微赤，锉） 黄芩（半两） 黄连（半两，去须） 干姜（半两，炮裂，锉） 半夏（半两，汤洗七遍，去滑） 木通（半两，锉）

右件药，捣粗罗为散。每服三钱，以水一中盏，入枣二枚，煎至五分，去滓，温服，日三四服。

治伤寒中风，脉浮，发热往来，汗出恶风，项强鼻鸣，干呕，宜服桂心散方。

桂心（三分） 赤芍药（三分） 独活（三分） 甘草（半两，炙微赤，锉） 杏仁（三分，汤浸去皮尖双仁，麸炒微黄） 黄芩（三分）

右件药，捣粗罗为散。每服四钱，以水一中盏，入生姜半分、枣二枚，煎至六分，去滓，温温频服。

治伤寒中风，脉浮紧，发热恶寒，身体疼痛，汗不出，烦躁，宜服此方。

麻黄（三两，去根节） 桂心（一两） 甘草（一两，炙微赤，锉） 石膏（一两半） 杏仁（半两，汤浸去皮尖双仁，麸炒微黄）

右件药，捣粗罗为散。每服四钱，以水一中盏，入生姜半分、枣二枚，煎至六分，去滓，稍热频服，汗出为度。

治伤寒中风，四肢不举，言语謇涩，烦疼壮热，附子散方。

附子（一两，炮裂，去皮脐） 人参（一两，去芦头） 桂心（一两） 麻黄（一两，去根节） 茯神（一两） 汉防己（一两半） 黄芩（一两半） 甘草（一两，炙微赤，锉） 赤芍药（一两） 枳壳（二两，麸炒微黄，去瓤）

右件药，捣粗罗为散。每服四钱，以水一中盏，入生姜半分，煎至六分，去滓，稍热频服。

治伤寒中风，阳浮热自发，阴弱汗自出，涩涩恶寒，翕翕发热，鼻鸣干呕，宜服此方。

桂心（一两） 甘草（一两，炙微赤，锉） 赤芍药（一两） 葛根（一两半，锉）

右件药，捣粗罗为散。每服四钱，以水一中盏，入生姜半分、枣二枚，煎至六分，去滓温服。日三服，夜一服。

治伤寒中风，身体疼，不烦躁，能自转侧，脉浮虚者可发汗，宜服桂附散方。

桂心（一两） 附子（一两，炮裂，去皮脐） 甘草（半两，炙微赤，锉）

右件药，捣粗罗为散。每服三钱，以水一中盏，入生姜半分，煎至六分，去滓，稍热服，衣覆出汗。

治伤寒中风，骨节疼痛，烦闷不得屈伸，近之则痛剧，汗出短气，小便不利，恶风或身微肿，宜服此方。

麻黄（二两，去根节） 附子（一两，炮裂，去皮脐） 白术（二两） 桂心（一两） 赤芍药（一两） 甘草（一两，炙微赤，锉）

右件药，捣粗罗为散。每服四钱，以水一中盏，入生姜半分，煎至六分，去滓温服。每日四五服。

治伤寒中风，汗后虚燥，头痛，四肢乏力，宜服柴胡散方。

柴胡（一两半，去苗）　石膏（三两）　人参（一两，去芦头）　茯神（一两）　枳实（一两，麸炒微黄）　桑根白皮（一两，锉）　麦门冬（一两，去心）　桂心（三分）　白术（三分）　防风（三分，去芦头）　地骨皮（三分）　甘草（二分　炙微赤，锉）

右件药，捣筛为散。每服四钱，以水一中盏，入生姜半分，煎至六分，去滓温服。日三服，夜一服。

治伤寒中风头昏，皮肤疼痛，宜服藿香散方。

藿香（一两）　白附子（半两，炮裂）　零陵香（一两）　半夏（半两，汤洗七遍，去滑）　甘松香（一两）　川乌头（半两，炮，去皮脐）　牛黄（一钱，细研）　麝香（一钱，细研）

右件药，捣细罗为散，与牛黄、麝香同研令匀。每服，以热葱酒调下二钱，日三服，夜一服。

治伤寒中风，筋脉拘急，天麻散方。

天麻　附子（炮裂，去皮脐）　川乌头（炮裂，去皮脐）　干蝎（微炒）　石膏　白附子（炮裂）　天南星（炮裂，以上各半两）　雄黄（一分，细研）　麝香（一钱，细研）

右件药，捣细罗为末。每服，生姜汤调下一钱，日三四服。

治伤寒中风，头痛项强，身体壮热，服诸药不得汗者，宜服白附子散方。

白附子（半两）　附子（半两）　天南星（一分）　天麻（半两）　半夏（半分）　乌头（半分）　朱砂（一分，细研）　干蝎（一分）　麻黄（半两，去根节）

右件药，生用，捣细罗为散，入研了朱砂令匀。每服，以生姜汤调下一钱，良久，以热葱豉粥饮投之，当便汗出。

治伤寒中风，语涩，四肢拘急，壮热，乌头散方。

川乌头（半两，炮裂，去皮脐）　防风（一分，去芦头）　羌活（一分）　丹参（半两）　麻黄（半两，去根节）　桂心（一分）　白术（一分）　干蝎（一分，微炒）　黑豆（一合，炒熟）

右件药，捣细罗为散。每服，不计时候，以热酒调下二钱，良久再服，以汗出为度。

治伤寒中风，头项强，汗不出，烦闷，宜服此方。

麻黄（一两，去根节） 防风（一两，去芦头） 川乌头（半两，炮裂，去皮脐） 桂心（半两） 干姜（半两，炮裂，锉）

右件药，捣细罗为散。每服，不计时候，以温酒调下二钱，频二服，以衣覆之，汗出为度。

治伤寒阴阳刚柔痉病诸方

夫伤寒痉病之状，身热足寒，颈项强直，恶寒，头面热，摇头，卒口噤，背脊反张是也。此由肺热移与肾，转而为痉，痉有刚柔，太阳病发热无汗，而不恶寒，为刚痉；发热汗出而恶寒，为柔痉。诊其脉沉细，此为痉也。

治伤寒阴痉，筋节急硬，阳痉即易差，阴痉即难差，宜羌活散方。

羌活（一两） 黄松木节（一两，锉） 茯神（一两） 石膏（一两） 防风（一两，去芦头） 王不留行（半两） 桂心（半两） 麻黄（一两，去根节） 当归（半两，锉，微炒）

右件药，捣筛为散。每服四钱，以水一中盏，入生姜半分、枣二枚，煎至六分，去滓，不计时候温服，频服。三服后宜食荆芥葛根石膏豉粥，避风，如额上渐润，即以厚衣盖之，汗出便差。

治伤寒阴痉，颈项强直，四肢拘急，疼痛，足冷口噤，宜服附子散方。

附子（炮裂，去皮脐） 人参（去芦头） 白茯苓 前胡（去芦头） 白术 麻黄（去根节） 桂心 半夏（汤浸七遍去滑） 独活 当归（锉，微炒，以上各一两） 石膏（二两） 干姜（半两，炮裂，锉）

右件药，捣筛为散。每服五钱，以水一中盏，入生姜半分，煎至五分，去滓，不计时候，温温频服。

治伤寒阴痉，手足厥冷，筋脉拘急，汗出不止，宜服白术散方。

白术 桂心 附子（炮裂，去皮脐） 防风（去芦头） 芎䓖 甘草（炙微赤，锉，以上各三分）

右件药，捣筛为散。每服四钱，以水一中盏，入生姜半分、枣三枚，煎至五分，去滓，不计时候热服。

治伤寒阴阳痉病，头痛壮热，百节酸疼，吐逆闷绝，口噤，腰背反张，手足强直，肉热脉数，宜服麻黄散方。

麻黄（一两半，去根节） 防风（一两，去芦头） 赤茯苓（一两） 秦艽（一两，去苗） 葳蕤（一两） 葛根（一两半，锉） 独活（一两半） 汉防己（三分） 芎䓖（三分） 白鲜皮（三分） 牡丹（三分） 石膏（一两） 桑寄生（一两） 甘草（三分，炙微赤，锉） 黄芩（一两）

右件药，捣筛为散。每服五钱，以水一大盏，煎至七分，去滓，入淡竹沥一合，更煎三两沸，分温二服，日三四服。

治伤寒，汗出后成阴阳痉，骨节烦痛，不得屈伸，近之即痛，汗出短气，小便不利，恶风，身体微肿，宜服此方。

附子（一两，炮裂，去皮脐） 白术（二[①]分） 甘草（半两，炙微赤，锉）

右件药，捣筛为散。每服五钱，以水一大盏，入生姜半分、枣三枚，煎至五分，去滓，不计时候温服。

治伤寒阴痉，三日不差，手足厥冷，筋脉急，汗不出，恐阴气内伤，宜服白术散方。

白术（半两） 白茯苓（三[②]两） 麻黄（半两，去根节） 五味子（半两） 桂心（三分） 高良姜（三[③]分，锉） 羌活（半两） 附子（三分，炮裂，去皮脐）

右件药，捣筛为散。每服五钱，以水一大盏，入生姜半分，煎至五分，去滓，不计时候温服。

治伤寒阴痉，闭目合面，手足厥逆，筋脉拘急，汗不止，宜服柴胡散方。

柴胡（一两半，去苗） 白术（一两） 白茯苓（三分） 甘草（三分，炙微赤，锉） 五味子（一两） 干姜（三分，炮裂，锉） 附子（二[④]分，炮裂，去皮脐） 防风（三分，去芦头） 桂心（半两）

右件药，捣筛为散。每服五钱，以水一大盏，入生姜半分，煎至六分，去滓，不计时候温服。

治伤寒阳痉，经二三日不差，毒气攻五脏，心神烦躁，四肢疼痛，宜服桂心

散方。

桂心　柴胡（去苗）　赤茯苓　五味子　麦门冬（去心）　槟榔　甘草　细辛　（以上各三分）

右件药，捣筛为散。每服五钱，以水一大盏，入生姜半分，煎至五分，去滓，不计时候温服。

治伤寒阳痉，身热无汗，恶寒，头项强直，四肢疼痛，烦躁心悸，睡卧不得，宜服羚羊角散方。

羚羊角屑（一分）　犀角屑（一分）　防风（一分，去芦头）　茯神（一分）　柴胡（一分，去苗）　麦门冬（一分，去心）　人参（一分，去芦头）　葛根（一分，锉）　甘草（一分，炙微赤，锉）　枳壳（一分，麸炒微黄，去瓤）　石膏（半两）　龙齿（半两）

右件药，捣筛为散。每服三钱，以水一中盏，煎至五分，去滓，不计时候温服。

治伤寒阳痉，身体壮热，项背强直，心膈烦躁，发热恶寒，头面赤色，四肢疼痛，宜服麦门冬散方。

麦门冬（三分，去心）　麻黄（三分，去根节）　赤茯苓（三分）　知母（三分）　犀角屑（三分）　地骨皮（三分）　黄芩（三分）　赤芍药（三分）　白鲜皮（三分）　甘草（三分，炙微赤，锉）　杏仁（三分，汤浸去皮尖双仁，麸炒微黄）

右件药，捣筛为散。每服五钱，以水一大盏，煎至五分，去滓，不计时候温服。

治伤寒阳痉，通身大热，宜服龙齿散方。

龙齿（三分）　前胡（二分，去芦头）　犀角屑（半两）　木通（半两，锉）　子芩（半两）　甘草（一分，炙微赤，锉）

右件药，捣筛为散。每服五钱，以水一大盏，煎至五分，去滓，入牛黄末一字[5]，搅令匀，不计时候温服。

治伤寒阳痉，通身热，仰目头痛，宜服石膏散方。

石膏（二两）　龙齿（一两）　犀角屑（半两）　前胡（半两，去芦头）　秦艽（一两，去苗）

右件药，捣筛为散。每服五钱，以水一大盏，入豉五十粒、葱白七寸，煎至五分，去滓，入牛黄末一字，搅令匀，不计时候温服之。

治伤寒阳痉，壮热不歇，筋脉拘急，牙关急痛，宜服防风散方。

防风（一两，去芦头） 木通（一两，锉） 麦门冬（一两，去心） 川升麻（一两） 甘草（三分，炙微赤，锉） 虎杖（一两，锉） 石膏（二两） 葛根（一两，锉）

右件药，捣筛为散。每服五钱，以水一大盏，煎至五分，去滓，不计时候温服。

治伤寒头痛，面色赤，发热，形如中风，常自汗出，呕逆，下之益烦，心懊侬如饥，发汗致痉，身强难以曲伸，宜服芎䓖散方。

芎䓖（一两） 独活（二两） 柴胡（一两半，去苗） 川大黄（一两，锉碎，微炒） 防风（三分，去芦头）

右件药，捣筛为散。每服五钱，以水一中盏，煎至五分，去滓，不计时候温服。

治伤寒阳痉，壮热不渴，筋脉不能舒展，牙关疼急，不欲见食，宜服白鲜皮散方。

白鲜皮（一两） 百合（一两） 石膏（一两半） 羚羊角屑（一分） 木通（一两，锉） 防风（一两，去芦头） 川升麻（一两） 龙齿（一两半）

右件药，捣粗罗为散。每服三钱，以水一中盏，入葱白七寸、豉五十粒，煎至六分，去滓，不计时候温服。

治伤寒阳痉，通体大热，心神烦悸，宜服龙齿散方。

龙齿（一两） 前胡（一两，去芦头） 犀角屑（半两） 牛黄（半分，别研） 麦门冬（二⑥两，去心，焙）

右件药，捣细罗为散，入牛黄同研令匀。每服，以竹沥调下一钱，不计时候温服。

治伤寒阳痉，发热恶寒，头项强直，四肢拘急，心神烦躁，宜服牛黄散方。

牛黄（一分，细研） 麝香（一分，细研） 朱砂（一分，细研） 人参（一分，去芦头） 赤茯苓（一分） 防风（一分，去芦头） 芎䓖（一分） 甘草（一分，炙微赤，锉） 桂心（一分） 犀角屑（一分） 地骨皮（一分） 天麻（一分） 麦门冬（一分，去心，焙）

右件药，捣细罗为散，入牛黄、朱砂、麝香，同研令匀。每服，不计时候，以竹沥调下二钱。

治伤寒汗后热不除诸方

夫伤寒阴阳受病，毒气未除，其人已经服药出汗之后，而脉洪大实数，腹内胀满，小便难，或烦或渴，面色变赤，此为脏腑有结热故也。

治伤寒得汗后热不除，朝暮壮热，宜服柴胡散方。

柴胡（去苗） 赤芍药 黄芩 栀子仁 枳壳（麸炒微黄，去瓤） 麦门冬（去心） 人参（去芦头） 赤茯苓 石膏 葛根（锉） 甘草（炙微赤，锉，以上各三分）

右件药，捣筛为散。每服四钱，以水一中盏，煎至六分，去滓，不计时候温服。

治伤寒已得汗，热不除，发朝暮烦热，宜服羚羊角散方。

羚羊角屑（一分） 犀角屑（一分） 麦门冬（半两，去心） 百合（半两） 柴胡（半两，去苗） 地骨皮（半两） 木通（半两）

右件药，捣筛为散。每服四钱，以水一中盏，煎至六分，去滓，不计时候温服。

治伤寒得汗后，热不除，发歇身热，肢节烦疼，宜服黄芪散方。

黄芪（锉） 鳖甲（涂醋，炙令黄，去裙襕） 人参（去芦头） 柴胡（去苗） 赤茯苓 桑根白皮（锉） 木通（锉） 羚羊角屑 知母 麦门冬（去心） 地骨皮 甘草（炙微赤，锉，以上各三分） 赤芍药 白术 枳壳（麸炒微黄，去瓤，以上各一两）

右件药，捣筛为散。每服四钱，以水一中盏，煎至六分，去滓，不计时候温服。

治伤寒发汗及吐下后，烦热不除，头痛满闷，口干渴逆，宜服知母散方。

知母 川升麻 麦门冬（去心） 人参（去芦头） 黄芩 葛根（锉，以上各三分） 甘草（半两，炙微赤，锉） 鳖甲（半两，涂醋炙令黄，去裙襕） 石膏（一两半）

右件药，捣粗罗为散。每服四钱，以水一中盏，入生姜半分，煎至六分，去滓，不计时候温服。

又方。

葛根（锉） 麦门冬（去心） 黄芩 川升麻 地骨皮 （以上各一两） 甘草（半两，炙微赤，锉） 石膏（一两半）

右件药，捣粗罗为散。每服四钱，以水一中盏，煎至六分，去滓，不计时候温服。

治伤寒汗后，余热不除，四肢拘急，胸膈不利，呕逆，不思饮食，宜服秦艽散方。

秦艽（一两，去苗） 柴胡（一两，去苗） 枳壳（三分，麸炒微黄，去瓤） 桑根白皮（三分，锉） 麦门冬（一两，去心） 葛根（三分，锉）

右件药，捣粗罗为散。每服四钱，以水一中盏，入生姜半分、芦根五寸，煎至六分，去滓，不计时候温频服。

治伤寒虽得汗后，热不除，心腹烦满，大小便秘涩，宜服大黄散方。

川大黄（一两半，锉碎，微炒） 柴胡（三分，去苗） 赤芍药（三分） 鳖甲（一两，涂醋炙令黄，去裙襕） 黄芩（三分） 犀角屑（三分） 川升麻（三分） 赤伏苓（三分） 知母（三分） 槟榔（三分） 杏仁（二分，汤浸去皮尖双仁，麸炒微黄） 木通（一两，锉）

右件药，捣粗罗为散。每服四钱，以水一中盏，煎至六分，去滓，不计时候温服。如人行十里再服，以通利为度。

治伤寒汗后，热不除，进退发歇，身体温温，心神烦闷，口干舌涩，不思饮食，宜服人参散方。

人参（去芦头） 犀角屑 麦门冬（去心） 柴胡（去苗） 黄芩 川升麻 玄参 赤茯苓 地骨皮 葛根（锉） 栀子仁 甘草（炙微赤，锉，以上各一两）

右件药，捣粗罗为末。每服四钱，以水一中盏，煎至六分，去滓，不计时候温服。

治伤寒七八日，汗后，余热不除，宜服黄芩散方。

黄芩 人参（去芦头） 柴胡（去苗） 葛根（锉，以上各一两）

栀子仁（半两）　甘草（半两，炙微赤，锉）

右件药，捣粗罗为散。每服四钱，以水一中盏，入生姜半分，煎至六分，去滓，不计时候温服。

治伤寒汗后，余热不除，宜服解肌散方。

知母　川升麻　天门冬（去心）　黄芩　葛根（锉）　柴胡（去苗，以上各一两）　石膏（一两半）

右件药，捣粗罗为散。每服五钱，以水一大盏，煎至五分，去滓，不计时候温服。

治伤寒得汗后，热不除，心神烦躁，宜服此方。

赤茯苓（一两半）　人参（三分，去芦头）　甘草（半两，炙微赤，锉）　麦门冬（一两，去心）　黄芩（一两）

右件药，捣粗罗为散。每服五钱，以水一大盏，煎至五分，去滓，不计时候温服。

治伤寒汗后，热不除，内有热实，腹胀烦躁，宜服此方。

柴胡（三两，去苗）　川大黄（一两，锉碎，微炒）　赤芍药（半两）　枳实（三分，麸炒微黄）　半夏（半两，汤洗七遍，去滑）

右件药，捣粗罗为散。每服四钱，以水一中盏，入生姜半分，煎至六分，去滓，不计时候温服。

治伤寒汗后，心肺热不除，宜服犀角散方。

犀角屑（半两）　麝香（半分，细研）　牛黄（细研）　人参（去芦头）　茯神　麦门冬（去心，焙）　天竺黄（细研）　朱砂（细研）　黄芩　栀子仁　甘草（炙微赤，锉，以上各一分）

右件药，捣细罗为散，入研了药，都研令匀。每服，以竹叶煎汤调下二钱，不计时候服。

治伤寒汗后，热不除，心神不安，宜服茯神圆方。

茯神（一两）　麦门冬（一两，去心，焙）　羚羊角屑　栀子仁　白鲜皮　川升麻　玄参　（以上各二分）　车前子（半两）　铁粉（半两，细研）　朱砂（半两，细研）

右件药，捣罗为末，与铁粉、朱砂同研令匀，炼蜜和圆如梧桐子大。每于食后，煎桑根白皮汤下二十圆。

治伤寒汗后，余热不除，头痛内热，宜服此方。

麻黄（一两，去根节）　甘草（半两，炙微赤，锉）　鸡子（一两，去壳）

右件药，细锉，麻黄等二味以水一大盏半先煎取一盏，去滓，下鸡子搅令匀，更煎三两沸，不计时候，放微温，分二服。

治伤寒十日以上，曾发汗未解，烦热不除，宜服此方。

大青（二两）　甘草（一两，炙微赤，锉）　麦门冬（一两，去心）

右件药，捣粗罗为散。每服五钱，以水一大盏，入豉半合，煎至五分，去滓，不计时候温服。

治伤寒烦躁诸方

夫伤寒烦躁者，此由阴气少，阳气胜，故热而烦满也。少阴病恶寒而拳，时自烦，欲去其被者，可治也。病已解而反发热，暴烦者，由病新差，强为食，脾胃尚虚，不能消化，故令微烦，损谷即愈。少阴病，脉微细沉，但欲卧，汗出不烦，时自吐，五六日自利，复烦躁不得卧寐者，死。发汗后下之，脉平而小烦者，此新虚不胜谷气故也。

治伤寒，四肢烦躁，头痛口干，壮热，宜服犀角散方。

犀角屑　甘草（炙微赤，锉）　枳壳（麸炒微黄，去瓤）　赤芍药　麦门冬（去心，焙）　赤茯苓　葛根（锉，以上各半两）　石膏（二两）

右件药，捣粗罗为散。每服四钱，以水一中盏，煎至六分，去滓，不计时候温服。

治伤寒热盛，口干烦躁，不得汗，宜服麦门冬散方。

麦门冬（半两，去心）　人参（半两，去芦头）　麻黄（一两，去根节）　栀子仁（三分）　生干地黄（半两）　赤茯苓（半两）　甘草（一分，炙微赤，锉）　木香（一分）　黄芩（一分）

右件药，捣粗罗为散。每服四钱，以水一中盏，入生姜半分，煎至六分，去滓，不计时候温服。

治伤寒，身体酸疼，头面如火，心胸烦躁，背膊壅闷，不思饮食，宜服升麻

散方。

川升麻（二[7]分）　葛根（一两，锉）　前胡（一两，去芦头）　马牙消（一两）　子芩（半两）　知母（半两）　赤芍药（半两）　犀角屑（半两）　甘草（半两，炙微赤，锉）　玄参（半两）　麦门冬（一两，去心）　大腹皮（一两，锉）

右件药，捣粗罗为散。每服五钱，水一大盏，煎至五分，去滓，不计时候温服。

治伤寒发汗后，大下，胃中干，烦躁不得眠卧，欲得饮水者，少与饮者，令胃和则愈。若脉浮，小便利，微热烦渴者，宜服猪苓散方。

猪苓　白术　泽泻　桂心　（以上各一两）　赤茯苓（二两）

右件药，捣细罗为散。每服，不计时候，以清粥饮调下二钱。

治伤寒，头痛鼻塞，痰壅，四肢壮热憎寒，恍惚烦躁，宜服知母散方。

知母（一两）　麦门冬（一两，去心）　川升麻（一两）　桔梗（半两，去芦头）　犀角屑（半两）　柴胡（一两，去苗）　贝母（半两，煨令微黄）　赤茯苓（半两）　地骨皮（一两）　木通（半两，锉）　赤芍药（半两）　甘草（半两，炙微赤，锉）　石膏（二两）

右件药，捣粗罗为散。每服五钱，以水一大盏，入生姜半分，煎至五分，去滓，不计时候温服。

治伤寒身体疼痛，头面如大[8]，胸心烦躁，背膊妨闷，不思饮食，宜服子芩散方。

子芩（半两）　麦门冬（一两，去心）　葛根（半两，锉）　川升麻（一两）　前胡（一两，去芦头）　玄参（半两）　犀角屑（半两）　赤芍药（半两）　槟榔（半两）　马牙消（一两）

右件药，捣粗罗为散。每服五钱，以水一大盏，煎至五分，去滓，不计时候温服。

治伤寒后，伏热在心，烦躁恍惚，或多惊恐，及不得眠卧，宜服茵陈散方。

茵陈　茯神　栀子仁　赤芍药　麦门冬（去心）　黄芩　（以上各半两）　犀角屑（一分）　生干地黄（一两）

右件药，捣粗罗为散。每服五钱，以水一大盏，入生姜半分，煎至五分，去滓，不计时候温服。

治伤寒得汗后，身热未退，心神烦躁，宜服此方。

栀子仁　甘草（炙微赤，锉）　黄柏（锉，以上各一两）

右件药，捣粗罗为散。每服四钱，以水一中盏，煎至六分，去滓，不计时候温服。

治伤寒烦躁，不得睡卧方。

酸枣仁（一两，微炒）　甘草（一两，炙微赤，锉）　豉（一合）

右件药，捣筛，以水一大盏半，煎至一盏，去滓，不计时候，分温三服。

治伤寒未得汗发，烦躁，心闷，宜服此方。

麻黄（一两，去根节）　甘草（半两，炙微赤，锉）　桂心（一两）　麦门冬（半两，去心）　杏仁（半两，汤浸去皮尖双仁，麸炒微黄）

右件药，捣粗罗为散。每服五钱，以水一大盏，煎至五分，去滓，稍热服。衣覆出汗，如人行十里未有汗，再服。

治伤寒五六日，心膈烦躁，壮热，不得卧，宜服栀子仁散方。

栀子仁　川升麻　柴胡（去苗）　石膏　生干地黄　甘草（炙微赤，锉）　葛根（锉，以上各一两）

右件药，捣粗罗为散。每服四钱，以水一中盏，入生姜半分，煎至六分，去滓，不计时候温服。

治伤寒得汗及未得汗，烦躁闷乱，宜服不灰木散方。

不灰木（一两，用牛粪火烧通赤）　延胡索（半两）　子芩（半两）　黄药（半两）　甘草（三分，炙微赤，锉）　甘菊花（半两）　羌活（半两）

右件药，捣细罗为散。每服二钱，用淡浆水一中盏，煎至六分，不计时候，和滓温服之。

治伤寒烦躁，干逆，宜服葛根散方。

葛根（锉）　枳壳（麸炒微黄，去瓤）　川大黄（锉碎，微炒）　麦门冬（去心）　甘草（炙微赤，锉）　槟榔　（以上各半两）

右件药，捣粗罗为散。每服四钱，以水一中盏，煎至六分，去滓，不计时候温服。

治伤寒烦渴诸方

伤寒病烦渴者，此谓经发汗吐下以后，腑脏空虚，津液竭绝，肾家有余热，故使其烦渴也。

治伤寒大汗后，烦渴，热不解，脉大者，宜服人参散方。

人参（一两，去芦头）　知母（一两）　甘草（半两，炙微赤，锉）　石膏（二两）

右件药，捣粗罗为散。每服五钱，以水一大盏，入生姜半分，煎至五分，去滓，不计时候温服。

治伤寒，脉浮发热，渴欲饮水，小便不利，宜服猪苓散方。

猪苓（去黑皮）　赤茯苓　秦艽（去芦头）　滑石　泽泻　（以上各一两）　甘草（半两，炙微赤，锉）

右件药，捣粗罗为散。每服五钱，以水一大盏，煎至五分，去滓，不计时候温服。

治伤寒身体大热，小便黄赤，烦渴不止，心中闷绝，言语错乱，睡多惊恐，宜服犀角散方。

犀角屑（一两）　人参（三分，去芦头）　赤茯苓（半两）　茵陈（半两）　细辛（半两）　陈橘皮（半两，汤浸，去白瓤）　麻黄（半两，去根节）　甘草（半两，炙微赤，锉）

右件药，捣粗罗为散。每服五钱，以水一大盏，入生姜半分，煎至五分，去滓，不计时候温服。

治伤寒吐下后，内外有热，烦渴不止，宜服黄芩散方。

黄芩　人参（去芦头）　甘草（炙微赤，锉）　麦门冬　柴胡（去苗）　葛根（锉，以上各一两）　桂心（半两）

右件药，捣粗罗为散。每服三钱，以水一中盏，入生姜半分、枣三枚，煎至五分，去滓，不计时候温服。

治伤寒，大肠秘涩，烦渴不止，宜服栝楼根散方。

栝楼根（一两）　黄芩（一两）　人参（半两，去芦头）　桂心（半

两）　川大黄（一两，锉碎，微炒）　栀子仁（半两）　川芒硝（一两）　甘草（半两，炙微赤，锉）

右件药，捣粗罗为散。每服五钱，以水一大盏，煎至五分，去滓，不计时候温服。如人行十里再服，以利为度。

治伤寒下后，烦渴，宜服此方。

麦门冬（一两，去心）　五味子（一两）　人参（一两，去芦头）　甘草（一两，炙微赤，锉）　石膏（一两）

右件药，捣粗罗为散。每服三钱，以水一中盏，煎至五分，去滓，不计时候温服。

治伤寒烦渴不止，宜服土瓜根散方。

土瓜根（一两）　麦门冬（一两，去心）　甘草（半两，炙微赤，锉）　枇杷叶（半两，拭去毛，炙微黄）

右件药，捣粗罗为散。每服四钱，以水一中盏，煎至六分，不计时候，去滓温服。

治伤寒烦渴不止，宜服黄芪散方。

黄芪（锉）　麦门冬（去心）　黄芩　葛根（锉）　枇杷叶（拭去毛，炙微黄）　栀子仁　人参（去芦头）　赤茯苓　柴胡（去苗）　赤芍药　甘草（炙微赤，锉，以上各半两）

右件药，捣粗罗为散。每服五钱，以水一大盏，入生姜半分，煎至五分，去滓，不计时候温服。

治伤寒，头项汗出，身体无汗，小便不利，渴欲饮水者，是瘀热在里，身欲发黄，宜服茵陈散方。

茵陈　栀子仁　川大黄（锉碎，微炒）　滑石　木通（锉，以上各一两）　甘草（半两，炙微赤，锉）

右件药，捣粗罗为散。每服五钱，以水一大盏，煎至五分，去滓，不计时候温服。如人行十里再服，以小便快利为度。

治伤寒，已大汗后，下利，其人频渴不解，其脉洪大，宜服石膏汤方。

石膏（二两）　知母　地骨皮　甘草（炙微赤，锉）　人参（去芦头，以上各一两）

右件药，捣粗罗为散。每服五钱，以水一大盏，入粳米一百粒，煎至五分，去滓，不计时候温服。

治伤寒壮热烦渴，头痛，宜服麻黄散方。

麻黄（去根节）　葛根（锉）　知母　柴胡（去苗）　栀子仁　陈橘皮（汤浸，去白瓤，焙）　甘草（炙微赤，锉，以上各半两）　石膏（二两）

右件药，捣粗罗为散。每服五钱，以水一中盏，入生姜半分，煎至五分，去滓，不计时候温服。

治伤寒下后，上气，烦渴不止，宜服麦门冬散方。

麦门冬（去心）　五味子　人参（去芦头）　葛根（锉）　甘草（炙微赤，锉）　石膏　芎䓖　桑根白皮（锉，以上各一两）

右件药，捣粗罗为散。每服五钱，以水一大盏，煎至五分，去滓，不计时候温服。

治伤寒呕吐，烦渴欲饮水，宜服半夏散方。

半夏（三分，汤洗七遍，去滑）　芦根（一两，锉）　赤茯苓（三分）　泽泻（三分）　桂心（半两）　甘草（一分，炙微赤，锉）　麦门冬（三分，去心）

右件药，捣粗罗为散。每服三钱，以水一中盏，入生姜半分，煎至五分，去滓，不计时候温服。

治伤寒头痛，骨节烦疼，或已吐下，余热不尽，口干烦渴，宜服此方。

麻黄（一两，去根节）　知母（一两半）　葛根（一两半，锉）　石膏（二两半）　甘草（一两，炙微赤，锉）

右件药，捣粗罗为散。每服五钱，以水一大盏，煎至五分，去滓，不计时候温服。

治伤寒吐利后，烦渴不止，宜服竹茹饮子方。

青竹茹（一鸡子大）　人参（半两，去芦头）　乌梅肉（二两）

右件药，细锉，以水一大盏，煎至五分，去滓，不计时候温频服。

治伤寒后，热结在胸膈，烦渴，宜服青葙子圆方。

青葙子（一两）　黄芩　龙胆（去芦头）　栀子仁　苦参（锉）　黄柏（锉）　栝楼根　（以上各一两）

右件药，捣罗为末，炼蜜和圆，如梧桐子大。每服，不计时候，以温水下三十圆。

治伤寒，心神热躁，口干烦渴，宜服此方。

秦艽（一两，去苗）

右件药，细锉，以牛乳一大盏，煎至六分，去滓，不计时候，分温二服。

又方。

栝楼根（二两）

右件药，捣粗罗为散。每服三钱，以水一中盏，入新竹叶二七片，煎至五分，去滓，不计时候温服。

治伤寒谵语诸方

夫伤寒四五日，脉沉喘满，沉为在里，而反发汗，其津液越出，大便为难，表虚里实，久久则成谵语。发汗后重发其汗，亡阳，亦为谵语。其脉反和者，不死。阳明为下血而谵语者，此为热入血室，但头汗出，当刺期门，随其实者而泻之，濈然汗出者则愈。病苦谵言妄语，身有热，脉当洪大者生；沉细微，手足四逆者死也。

治伤寒邪热在胃，谵语错乱，宜服犀角散方。

犀角屑　川升麻　柴胡（去苗）　葛根（锉）　川芒硝　（以上各一两）　甘草（半两，炙微赤，锉）　蓝叶（半两）

右件药，捣粗罗为散。每服四钱，以水一中盏，煎至六分，去滓，不计时候温服。

治伤寒谵语，头疼壮热，百骨节疼痛，宜服柴胡散方。

柴胡（去苗）　赤芍药　知母　栀子仁　（以上各一两）　川升麻　黄芩　大青　杏仁（汤浸去皮尖双仁，麸炒微黄）　川大黄（锉碎，微炒）　甘草（炙微赤，锉，以上各三分）

右件药，捣粗罗为散。每服四钱，以水一中盏，入豉五十粒，煎至六分，去滓，不计时候温服。

治伤寒邪热在胃，谵言妄语，身体壮热，宜服大青散方。

大青（三分）　远志（三分，去心）　川升麻（一两半）　柴胡（一

两，去苗）　黄芩（一两）　犀角屑（三分）　人参（三分，去芦头）　甘草（半两，炙微赤，锉）　芦根（半两，锉）

右件药，捣粗罗为散。每服四钱，以水一中盏，煎至五分，去滓，不计时候温服。

治伤寒热毒逼心，谵语见鬼神不安，宜服汉防己散方。

汉防己（半两）　桂心（三分）　防风（三分，去芦头）　甘草（半两，炙微赤，锉）　生地黄（二斤，研绞取汁）

右件药，捣罗为末，入地黄汁中，更入水一大盏，调令匀，入银器中盛，于甑中蒸半日取出。每服三合，以温水下之，不计时候服之。

又方。

犀角屑（一两）　黄连（半两）　茯神（三分）　甘草（半两，炙微赤，锉）

右件药，捣粗罗为散。每服五钱，以水一大盏，煎至五分，去滓，不计时候温服。

治伤寒，心膈热毒，烦闷，谵语失度，宜服生干地黄散方。

生干地黄（二两）　玄参（一两半）　赤茯苓（一两）　麦门冬（一两，去心）　川升麻（一两）　甘草（半两，炙微赤，锉）

右件药，捣筛为散。每服五钱，以水一大盏，煎至五分，去滓，不计时候温服。

治伤寒经五六日，未经发汗，大便结涩，谵言妄语，烦躁不安，宜服此方。

前胡（一两，去芦头）　葛根（一两，锉）　川大黄（二两，锉碎，微炒）

右件药，捣筛为散。每服四钱，以水一中盏，煎至六分，去滓，不计时候温服。以利为度。

治伤寒热毒在里，谵言妄语，体热心躁，宜服葛根散方。

葛根（一两，锉）　黄芩（一两）　川大黄（一两，锉碎，微炒）　柴胡（一两，去苗）　甘草（半两，炙微赤，锉）　犀角屑（一两）

右件药，捣筛为散。每服四钱，以水一中盏，煎至六分，去滓，不计时候温服。以通利为度。

治伤寒，心脏虚热，谵语恍惚不定，宜服赤茯苓散方。

赤茯苓（一两半） 牡蛎（一两，烧为粉） 龙骨（一两半） 黄芩（一两）

右件药，捣筛为散，先以水一大盏，入羊心一枚，煮令熟，去羊心，次入药五钱，生姜半分，同煎至七分，去滓，不计时候，放温分为二服。

治伤寒阳明病谵语，有潮热不能食者，必有燥粪在肠胃，若能食者，但耳聋，宜服大承气汤下之方。

川大黄（一两，锉碎，微炒） 川芒硝（一两半） 枳实（三分，麸炒微黄） 厚朴（一两，去粗皮，涂生姜汁，炙令香熟）

右件药，捣罗为散。每服四钱，以水一中盏，煎至六分，去滓，温服。如人行五里再服，以利为度。

治伤寒得汗后，心狂谵语，欲走，宜服铅霜散方。

铅霜（细研） 马牙消 人参（去芦头） 郁金 茯神 （以上各半两） 甘草（一分，炙微赤，锉）

右件药，捣细罗为散。每服，不计时候，煎麦门冬温水调下二钱。

治伤寒发狂谵语，大便不通，心腹胀满欲走，宜服郁金散方。

郁金（三分） 川大黄（一两半，锉碎，微炒） 栀子仁（三分） 柴胡（半两，去苗） 甘草（一分，炙微赤，锉） 犀角屑（半两）

右件药，捣细罗为散。每服，煎葱豉汤下二钱，如人行十里再服，大便通利为度。

治伤寒伏热在心脾，谵语，状如痴人，宜服朱砂散方。

朱砂（半两，细研） 太阴玄精（半两，细锉） 犀角屑（一两） 铅霜（半两，细研） 紫石英（三分，细研，水飞过） 人参（一两，去芦头） 赤茯苓（一两） 防风（一两，去芦头） 诃黎勒皮（三分）

右件药，捣细罗为散，入上件四味，同研令匀。每服，不计时候，以葱汤调下二钱。

治伤寒发热，面目赤黄，烦躁欲走，如见鬼神，谵语不禁，宜服黄药散方。

黄药 川大黄（锉碎，微炒） 栀子仁 人参（去芦头） 槟榔 郁金 甘草（炙微赤，锉） 龙胆（去芦头） 犀角屑 （以上各半两） 川朴硝（一两） 紫菀（一两，洗去苗土）

右件药，捣细罗为散。每服，不计时候，以鸡子清调下二钱，蜜水调下亦得。

治伤寒发斑疮诸方

夫伤寒病证在表，或未发汗，或经发汗未解，或吐下后而热不除者，此由毒气盛故也。毒既未散而表已虚，热毒乘虚出于皮肤，所以发斑瘾疹如锦文重者，口内身体皆成疮也。

治伤寒，斑出瘾疹如锦纹，而咳嗽，心神烦闷，呕吐不止，宜服漏芦散方。

漏芦　陈橘皮（汤浸，去白瓤，焙）　前胡（去芦头）　麻黄（去根节）　黄芩　杏仁（汤浸去皮尖双仁，麸炒微黄，以上各一两）

右件药，捣筛为散。每服四钱，以水一中盏，煎至六分，去滓，不计时候温服。

治伤寒脏腑壅毒，不得宣疏，肌肤发斑，宜服此方。

黄芩　大青　川升麻　石膏　（以上各一两）　栀子仁（半两）　川朴硝（二两）

右件药，捣筛为散。每服五钱，以水一大盏半，入豆豉五十粒、葱白二茎、生姜半分，煎至五分，去滓，不计时候温服，稍利为度。

又方。

犀角屑（一两）　川大黄（二两，锉碎，微炒）　栀子仁（半两）　蓝叶（一两）　川升麻（一两）　甘草（半两，炙微赤，锉）

右件药，捣罗为散。每服五钱，以水一大盏，煎至五分，去滓，不计时候温服。

治伤寒十日内未得汗，表里有热，发斑，狂言欲走，眼目俱黄，心中烦闷，大便不利，宜服黄芩散方。

黄芩　大青　川升麻　川大黄（锉碎，微炒）　茵陈　川朴硝　（以上各一两）　栀子仁（半两）　黄连（半两，去须）　甘草（半两，炙微赤，锉）

右件药，捣筛为散。每服五钱，以水一大盏，入竹叶三七片，煎至五分，去滓，不计时候温服，以利为度。

治伤寒，身面发斑，宜服大青散方。

大青（一两半）　川升麻（二两）　甘草（二两，炙微赤，锉）

右件药，捣筛为散。每服五钱，以水一大盏，入豉小半合，煎至五分，去滓，不计时候温服。

治伤寒斑疮欲出，脉洪大，心躁热，但令患人溺于纸上，如金色是也，宜服此方。

猪胆汁（一合）　酽醋（一合）　鸡子（一枚，打破去壳）

右件药，相和，煎三两沸，放温顿服。

治伤寒热毒不解，欲变成斑，解毒升麻散方。

川升麻　栀子仁　大青　黄芩　甘草（炙微赤，锉，以上各一两）石膏（二两）

右件药，捣粗罗为散。每服五钱，以水一中盏，入生地黄汁半合，煎至六分，去滓，不计时候温服。

治伤寒赤斑出不止，宜服犀角散方。

犀角屑　麻黄（去根节）　栀子仁　黄连（去须）　地骨皮　甘草（炙微赤，锉）　马牙消　郁金　（以上各一两）　石膏（二两）

右件药，捣粗罗为散。每服五钱，以水一大盏，煎至五分，去滓，不计时候温服，以差为度。

治伤寒黑斑出不止，宜服此方。

川升麻（一两）　黄芩（一两半）　川大黄（一两，锉碎，微炒）犀角屑（一两半）　川芒硝（一两）　栀子仁（一两）

右件药，捣细罗为散。每服，不计时候，煎甘豆汤放冷，调二钱服，以差为度。

治伤寒斑疮已出，心脏尚有余热，发歇烦躁，宜服天竺黄散方。

天竺黄（研）　川升麻　子芩　茯神　犀角屑　赤芍药　人参（去芦头）　铅霜（研，以上各半两）　麦门冬（一两，去心　焙干）　甘草（半两，炙微赤，锉）　栀子仁（一分）　黄连（一分，去须）

右件药，捣细罗为散，入研了药令匀。每服，不计时候，煎竹叶汤调下二钱。

治伤寒斑毒不解，宜服黄连散方。

黄连（一两，去须） 犀角屑（半两） 石膏（二两） 栀子仁（一两） 甘草（半两，炙微赤，锉）

右件药，捣粗罗为散。每服四钱，以水一中盏，煎至六分，去滓，不计时候温服。

治伤寒一二日及十余日，发黄疸斑出，皆主之方。

大青（二两） 甘草（半两，炙微赤，锉） 黄明胶（半两，杵碎，炒令黄燥） 豉（二两）

右件药，细锉和匀。每服半两，以水一中盏，煎至六分，去滓，不计时候温服。

治伤寒发豌豆疮诸方

夫伤寒热毒气盛，多发此疮。其疮色白或赤，发于皮肤，头作浆戴白脓者，其毒则轻；有紫黑色作根，隐隐在肌肉里，其毒则重；甚者五内七窍皆有疮，形如豌豆，故以名焉。

治伤寒毒气未散，发豌豆疮，宜服黄连饮子方。

黄连（一两，去须） 糯米（一合） 寒水石（二⑨两）

右件药，都捣碎，以水二大盏，煎至一盏半，去滓，不计时候，分温二服。

治伤寒壮热头痛，发疮如豌豆遍身。宜服大青散方。

大青 栀子仁 川大黄（锉碎，微炒） 犀角屑 川升麻 甘草（炙微赤，锉，以上各一两）

右件药，都捣筛为散。每服五钱，以水一大盏，煎至五分，去滓，不计时候四服。

治伤寒热毒未解，欲生豌豆疮，发热疼痛，宜服解肌出汗方。

葛根（一两，锉） 石膏（二两） 麻黄（一两，去根节） 黄芩（半两） 赤芍药（半两） 桂心（半两） 甘草（半两，炙微赤，锉）

右件药，捣细罗为散。每服，不计时候，以暖酒调下二钱。并三服，衣盖取汗。

治伤寒病发豌豆疮，未成脓，初觉，宜服此方。

黄连（一两，去须）

右捣碎，以水一大盏，煎至六分，去滓，不计时候，放温顿服。便消，不成脓也。

又方。

右以好蜜遍摩疮上。

又方。

木香（半两）

右捣碎，以水一大盏，煎至六分，去滓顿服之。

治伤寒发豌豆疮，欲出，宜服此方。

甘草（一两，炙微赤，锉）

右捣碎，以水一大盏，煎至六分，去滓，任食前后，细细服之，以防疮出，如已出即不服。

又方。

右以清油一小盏服之，即不生。

又方。

右以生羊血一小盏顿服，即不生。

又方。

牛乳（四两）　酥（一两）

右件药，先暖乳令微沸，即下酥，酥消尽，便空腹温温顿服，即不生。

治伤寒病，壮热头痛，发疮如豌豆遍身方。

豮猪胆（一枚）

右以醋半小盏，合猪胆汁煎一沸，放温为一服，不计时候服。

治伤寒白头疮，四边赤肿，欲发豌豆疮方。

麻黄（一两，去根节）　川大黄（一两，锉碎，微炒）

右件药，锉碎和匀。每服半两，以水一大盏，煎至五分，去滓，不计时候温服。

治伤寒发豌豆疮，未作脓方。

青黛（一两，细研）

右以新汲水不计时候调下一钱。

治伤寒鼻衄诸方

夫伤寒病衄血者，此由五脏结热所为也。心主于血，热邪伤于心，故衄血也。衄者，鼻出血也。肺主于气，而开窍于鼻，血随气行，所以从鼻出也。阳明病口燥，但欲漱水不欲咽者，必衄。衄者不可攻其表，汗出必额上急而紧，直视而不能眴，不得眠。失血者不可攻其表，汗出则寒栗而振，脉紧，发热，其身无汗，自衄者愈也。

治伤寒上焦壅热，心神烦躁，鼻衄不止，宜服黄芩散方。

黄芩（三分） 川大黄（二分，锉碎，微炒） 栀子仁（一分） 犀角屑（半两） 石膏（三分） 羚羊角屑（半两） 蓝叶（三分） 川朴硝（一两） 甘草（半两，炙微赤，锉）

右件药，捣筛为散。每服五钱，以水一大盏，煎至五分，去滓，不计时候温服，以差为度。

治伤寒心肺热毒，鼻衄不止，或兼唾血，宜服黄连散方。

黄连（三分，去须） 黄芩（一两） 栀子仁（半两） 甘草（半两，炙微赤，锉） 伏龙肝（三分） 淡竹茹（一两）

右件药，捣筛为散。每服五钱，以水一大盏，入生姜半分，煎至五分，去滓，入生地黄汁一合，乱发灰一钱，搅令匀，更煎三两沸，不计时候，放温频服之，以差为度。

治伤寒衄血及吐血，连日不绝，欲死，宜服艾叶汤方。

艾叶（半两，细锉，炒微黄） 生干地黄（半两） 阿胶（一分，杵碎，炒令黄燥，为末）

右件药，都和令匀，分为二服。每服，以水一中盏，煎至五分，去滓，下赤马通汁一合半，搅令匀，不计时候，放温频服，以差为度。

治伤寒衄血不止，宜服羚羊角散方。

羚羊角屑（三分） 犀角屑（二分） 牛黄（一分，细研） 人参（半两，去芦头） 白茯苓（一两） 麦门冬（二分，去心） 黄芪（三分，锉） 栀子仁（三分） 甘草（一两，炙微赤，锉） 紫菀（三分，去苗土） 丹参（半两） 玄参（三分）

右件药，捣筛为散。每服五钱，以水一大盏，煎至六分，去滓，入牛黄末一字，搅令匀，不计时候，放温频服之，以差为度。

治伤寒鼻衄不止，头痛壮热，宜服升麻散方。

川升麻（一两） 青蒿（半两） 犀角屑（半两） 鸡苏茎叶（一两） 麦门冬（一两，去心） 川朴硝（一两）

右件药，捣筛为散。每服四钱，以水一中盏，煎至五分，去滓，下地黄汁一合，更煎一两沸，不计时候，温温服之。

治伤寒鼻衄不止，兼唾血，宜服刺蓟散方。

刺蓟（一两） 黄连（三分，去须） 黄芩（一两） 栀子仁（三分） 乱发灰（一分） 紫苏茎叶（半两） 阿胶（二两，杵碎 炒令黄燥） 甘草（三分，炙微赤，锉） 羚羊角屑（三分）

右件药，捣粗罗为散。每服五钱，以水一大盏，煎至五分，去滓，下生地黄汁、生姜汁各半合，和令匀，不计时候服之，以差为度。

治伤寒发汗而汗不快，致内有蓄热，及鼻衄血不尽，内有余血者，面色黄，大便赤，消化瘀血，生干地黄散方。

生干地黄（四两） 赤芍药（一两） 牡丹（二两） 犀角屑（一两） 黄芩（一两） 茜根（一两）

右件药，捣筛为散。每服五钱，以水一中盏，煎至五分，去滓，不计时候温服。

治伤寒衄血数升不住者，飞雪汤方。

麻黄（三两，去根节） 石膏（三两，杵碎） 芫花（一两） 川大黄（二两）

右件药，都锉，以水一斗半，煮取七升，放冷，披发仰卧，以淋其囟，血住即止。

治伤寒鼻衄，苦参散方。

苦参（三两，锉）　黄连（二两，去须）　栀子仁（二七枚）　川大黄（一两，锉碎，微炒）　生干地黄（一两）　石榴花（半两，微炒）

右件药，捣筛为散。每服五钱，以水一中盏，煎至五分，去滓，不计时候温服，以差为度。

治伤寒鼻衄不止，心胸烦闷，宜服此蒲黄散方。

蒲黄（三分）　犀角屑（半两）　子芩（三分）　紫苏茎叶（半两）　侧柏叶（半两）　甘草（一分，炙微赤，锉）

右件药，捣粗罗为散。每服五钱，以水一大盏，煎至六分，去滓，以伏龙肝半两水浸，取清一合，相和令匀，不计时候，分为二服，以差为度。

又方。

生地黄汁（三合）　白药末（半两）　生藕汁（二合）　刺蓟汁（一合）

右件药，相和，煎三二沸，放温，不计时候分为三服。

又方。

甘草（一两，炙微赤，锉）　紫苏茎叶（一两）　淡竹叶（一握）

右件药，捣碎，以水一大盏半，煎至八分，去滓，不计时候，分为二服，以差为度。

治伤寒衄血不止方。

阿胶（一两，杵碎，炒令黄燥）　贝母（半两，煨令微黄）

右件药，捣筛为散。每服，不计时候，以温水调下一钱。

又方。

赤马粪（半两，烧为灰）　石耳（半两）　龙骨（半两）

右件药，捣细罗为散，更研令极细，取少许吹入鼻内，未定，相续用之。

治伤寒口鼻俱出血，可及三五升，宜服此方。

乱发灰（半两）　伏龙肝（一两）

右件药，同研令细。每服，不计时候，以新汲水调下二钱，频服，以差为度。

治伤寒鼻衄不止，鸡冠花散方。

鸡冠花（一两）　麝香（一分，细研）

右件药，捣细罗为散，与麝香同研令匀，以生地黄汁一合，冷水半盏，搅令匀，不计时候，调下二钱，频服，以差为度。

治伤寒，胸膈间有余热，衄血不止方。

牡蛎（二两，烧为粉）　石膏（二两）

右件药，捣细罗为散。每服，不计时候，以生姜汤调下二钱，频服，以差为度。

治伤寒，气毒热盛，鼻衄不止，宜服刺蓟散方。

刺蓟（半两）　土瓜根（半两）　子芩（半两）　蜡面茶（一分）　麝香（半钱，研）

右件药，捣细罗为散，入麝香研令匀。每服，不计时候，以冷蜜水调下二钱，以差为度。

治伤寒鼻衄，可及一斗以来，不止方。

黄药（一两）

右件药，捣细罗为散。每服，不计时候，以新汲水调下二钱。

治伤寒热毒攻眼诸方

夫眼者，脏腑之精华，肝之外候也。伤寒热毒壅滞，熏蒸于肝，上攻于目，则令目赤肿痛。若毒气盛者，眼生翳膜也。

治伤寒热毒气攻，眼昏暗及有热泪，睑下涩痛，渐渐至重，宜服麦门冬散方。

麦门冬（一两，去心）　羚羊角屑（一两）　防风（一两，去芦头）　赤茯苓（三分）　决明子（一两）　赤芍药（半两）　甘草（一两，炙微赤，锉）　蕤仁（半两）　地骨皮（三两）

右件药，捣筛为散。每服五钱，以水一大盏，煎至五分，去滓，不计时候温服。

治伤寒热毒气攻，眼赤涩浮翳，宜服此方。

川升麻（一两）　黄芩（三分）　甘草（三分，炙微赤，锉）　川朴硝（一两）

右件药，捣筛为散。每服五钱，以水一大盏，入竹叶三七片，煎至五分，去滓，不计时候温服。

治伤寒热毒攻眼，障翳赤肿，宜服蕤仁散方。

蕤仁　漏芦　黄芩　犀角屑　连翘　川升麻　甘草（炙微赤，锉）　川大黄（锉碎，微炒，以上各一两）　栀子仁（半两）　枳实（半两，麸炒微黄）

右件药，捣筛为散。每服五钱，以水一大盏，入竹叶三七片，煎至五分，去滓，不计时候温服。

治伤寒热毒气攻眼，障翳赤涩疼痛，宜服柴胡散方。

柴胡（三分，去苗）　地骨皮（三分）　玄参（半两）　黄芩（三分）　石膏（一两）　甘菊花（三分）　甘草（半两，炙微赤，锉）　羌活（半两）　防风（半两，去芦头）　川朴硝（一两半）

右件药，捣筛为散。每服五钱，以水一大盏，入竹叶三七片，煎至五分，去滓，不计时候温服。

治伤寒热毒攻眼，赤涩昏暗疼痛，宜服羚羊角散方。

羚羊角屑（一两）　栀子仁（半两）　决明子（一两）　芎䓖（一两）　羌活（一两）　石膏（一两）　柴胡（一两，去苗）　黄芩（一两）　人参（一两，去芦头）　川大黄（一两，锉碎，微炒）

右件药，捣筛为散。每服五钱，以水一大盏，入竹叶三七片，煎至五分，去滓，不计时候温服。

治伤寒热毒气攻眼，翳膜赤痛，宜服黄芩散方。

黄芩　黄连（去须）　决明子　玄参　柴胡（去苗，以上各一两）

右件药，捣筛为散。每服五钱，以水一大盏，入竹叶三七片，煎至五分，去滓，不计时候温服。

治伤寒热毒气攻眼，忽生赤翳，疼痛不可视明，或眼外浮肿，宜服秦皮散方。

秦皮　前胡（去芦头）　蕤仁　黄芩　川升麻　赤芍药　白薇　枳壳

（麸炒微黄，去瓤） 甘草（炙微赤，锉，以上各一两） 栀子仁（半两） 川大黄（二两，锉碎，微炒） 川芒硝（二两）

右件药，捣粗罗为散。每服五钱，以水一大盏，煎至五分，去滓，不计时候温服。

治伤寒热毒攻眼，生翳赤痛，不得见明，心神烦闷，宜用此方。

秦皮 川升麻 黄连（去须，以上各一两）

右件药，捣筛为散，以水三大盏，煎至一大盏，去滓，候冷，每用三合。仰卧，以绵缠筋[10]头取汤滴眼中，如屋漏状，尽三合止，须臾复用，日五六度乃佳。

治伤寒未解，热毒气上冲，头痛目赤涩，宜服石膏散方。

石膏（一两） 葛根（半两，锉） 赤芍药（半两） 柴胡（一两，去苗） 甘草（一分，炙微赤，锉） 黄芩（半两） 栀子仁（半两）

右件药，捣粗罗为散。每服四钱，以水一中盏，入生姜半分、葱白二茎、豉五十粒，煎至六分，去滓，不计时候温服。

治伤寒热毒气攻，眼生赤脉白翳，涩痛不可忍，宜服决明子散方。

决明子 川升麻 黄柏（锉） 秦皮 川芒硝 （以上各一两） 蕤仁（半两） 黄连（一两半，去须） 甘草（半两，炙微赤，锉）

右件药，捣粗罗为散。每服五钱，以水一中盏，煎至五分，去滓，不计时候温服。

治伤寒热毒攻眼，生翳，宜服升麻散方。

川升麻（一两） 黄芩（一两） 黄连（三分，去须） 青葙子（三分） 甘草（三分，炙微赤，锉） 川芒硝（二两）

右件药，捣粗罗为散。每服五钱，以水一大盏，煎至五分，去滓，不计时候温服。

治伤寒热毒攻眼，赤痛兼有翳晕，宜服青葙子圆方。

青葙子 川大黄（锉碎，微炒） 黄连（去须） 黄芩 川升麻 栀子仁 （以上各一两） 兔肝（三分，微炙） 川朴硝（二两） 苦参（三分，锉）

右件药，捣罗为末，炼蜜和圆如梧桐子大。每服，不计时候，以温浆水下三十圆。

治伤寒热毒气攻。眼生赤白翳，宜用此方。

乌贼鱼骨（一两，不用大皮）

右捣细罗为散。入少许龙脑，更研令细。日三四度，取少许点眼。

治伤寒大病后，热毒气攻眼方。

露蜂房（二两）

右以水三大盏，煎至二大盏，去滓，放温，洗眼，日三五度。

治伤寒，热毒攻眼生翳方。

豉（三七粒，烧为灰）

右细研如粉，以少许点翳上，日三四度即差。

治伤寒咽喉痛诸方

夫伤寒病，过经而不愈，脉反沉迟，手足厥逆者，以为下部脉不至，阴阳隔绝，邪客于足少阴之经，毒气上熏，故咽喉不利，或痛而生疮也。

治伤寒毒气攻，咽喉痛，心烦躁热，胸膈滞闷，大小便难，宜服射干散方。

射干　枳壳（麸炒微黄，去瓤）　川升麻　马牙消　木通（锉）　川大黄（锉碎，微炒）　玄参　（以上各一两）　犀角屑（三分）　甘草（半两，生用）

右件药，捣粗罗为散。每服四钱，以水一中盏，煎至六分，去滓，不计时候温服。

治伤寒毒气攻咽喉，窄塞痛疼不可忍，宜服马蔺子散方。

马蔺子（半两，微炒）　地骨皮（半两）　川升麻（半两）　黄芩（半两）　马牙消（二两）　犀角屑（半两）　甘草（半两，生用）　大青（半两）　苦竹叶（二两，锉）

右件药，捣筛为散，以水二大盏，煎至一盏，滤去滓，入蜜二合，同熬令稠，不计时候，取一茶匙含咽津。

治伤寒，咽喉闭塞不通，小便赤涩，宜服木通散方。

木通（一两，锉）　羚羊角屑（一两）　川升麻（一两）　射干（一两）　赤芍药（半两）　芦根（二两，锉）　甘草（一两，生用）

右件药，捣粗罗为散。每服五钱，以水一大盏，煎至五分，去滓，不计时候温服。

治伤寒热毒在心脾，口舌干燥，咽喉肿痛，宜服麦门冬散方。

门冬（半两，去心） 木香（一分） 川大黄（半两，锉碎，微炒） 汉防己（半两） 葛根（半两，锉） 滑石（半两） 玄参（半两） 木通（半两，锉） 甘草（一分，生用）

右件药，捣粗罗为散。每服五钱，以水一大盏，入生姜半分、葱白二茎，煎至五分，去滓，不计时候温服。

治伤寒，心胸气壅，闭塞不通，咽喉疼痛，宜服升麻散方。

川升麻 木通（锉） 羚羊角屑 前胡（去芦头） 桑根白皮（锉） 川大黄（锉碎，微炒，各半两） 马蔺根（一两） 川朴硝（一两）

右件药，捣粗罗为散。每服五钱，以水一大盏，煎至五分，去滓，不计时候温服。

治伤寒，咽喉疼痛，心神烦闷，宜服羚羊角散方。

羚羊角屑 木通（锉） 射干 川升麻 地骨皮 （以上各一两） 芦根（三两，锉）

右件药，捣粗罗为散。每服五钱，以水一大盏，煎至五分，去滓，不计时候温服。

治伤寒经数日，胸中妨闷，咽喉噎塞，痛不能饮食，宜服此方。

射干（三分） 川升麻（三分） 人参（三分，去芦头） 甘草（半两，生用） 陈橘皮（半两，汤浸去白瓤，焙）

右件药，捣粗罗为散。每服三钱，以水一中盏，入生姜半分，煎至六分，去滓，不计时候温服。

治伤寒三二日，咽喉痛，宜服桔梗散方。

桔梗（一两，去芦头） 甘草（二两，生用） 苦参（半两，锉）

右件药，捣粗罗为散。每服五钱，以水一大盏，煎至五分，去滓，不计时候温服。

治伤寒，毒气攻咽喉痛，宜服络石散方。

络石 玄参 川升麻 射干 子芩 木通（锉，以上各半两） 甘草（一分，生用）

右件药，捣粗罗为散。每服四钱，以水一中盏，煎至六分，去滓，不计时候温服。

治伤寒，舌坚强硬，黑色，咽喉闭塞肿痛，宜服金花硼砂圆方。

硼砂　马牙消　郁金　苦葫芦子　川大黄（锉碎，微炒）　鼠粘子（微炒）　白矾灰　黄药　栀子仁　甘草（生用）　黄芩　（以上各半两）

右件药，捣罗为末，炼蜜并沙糖和圆，如鸡头实大。每服一圆，用绵裹，含化咽津，以差为度。

治伤寒二三日，毒气攻咽喉痛肿，宜服甘草散方。

甘草（一两，生用）　川升麻（半两）　射干（半两）

右件药，细锉，都以水三大盏，煎至二盏，去滓，分为四服，日三服，夜一服。

【校注】

① 二：永正抄本作“三”。

② 三：永正抄本作“半”。

③ 三：永正抄本作“一”。

④ 二：永正抄本作“三”。

⑤ 字：计量单位。一钱的四分之一为一字。

⑥ 二：永正抄本作“一”。

⑦ 二：永正抄本作“三”。

⑧ 大：永正抄本作“火”，义胜。

⑨ 二：永正抄本作“三”。

⑩ 筋：据文义疑作“箸”。